Theodor Escherich

Die Darmbakterien des Säuglings und ihre Beziehungen zur Physiologie der Verdauung

Theodor Escherich

Die Darmbakterien des Säuglings und ihre Beziehungen zur Physiologie der Verdauung

ISBN/EAN: 9783742813480

Hergestellt in Europa, USA, Kanada, Australien, Japan

Cover: Foto ©Lupo / pixelio.de

Manufactured and distributed by brebook publishing software
(www.brebook.com)

Theodor Escherich

Die Darmbakterien des Säuglings und ihre Beziehungen zur Physiologie der Verdauung

DIE

DARMBAKTERIEN

DES SÄUGLINGS

UND IHRE

BEZIEHUNGEN ZUR PHYSIOLOGIE DER VERDAUUNG

VON

DR. THEODOR ESCHERICH,

EHEM. ASSISTENZARZT DER MED. KLINIK IN WÜRZBURG.

MIT 2 TAFELN UND 3 IN DEN TEXT GEDRUCKTEN HOLZSCHNITTEN.

STUTTGART.

VERLAG VON FERDINAND ENKE.

1886.

Inhalt.

		Seite
Vorwort und Einleitung . . .		VII
Literatur über Fäcesbakterien		1
I. Morphologische Untersuchung der Darmbakterien .		13
Methode der Kothentnahme		13
Mikroskopische Untersuchung des Mekoniumkothes .		14
„ „ des Milchkothes .		23
„ „ des Darminhaltes .		29
Bakteriologische Untersuchung . .		36
Culturmethoden und Nährböden		37
Colonienwachsthum auf verschiedenen festen Nährböden . . .		42
Specielle Methodik der Untersuchung des Milch- und Mekonium-		
kothes		50
Reinculturen der isolirten Bakterien. Allgemeines		52
A. Obligate Milchkotharten		57
I. Bacterium lactis aërogenes		57
II. Bacterium coli commune		63
B. Mekoniumbakterien		74
I. Proteus vulgaris (Hauser)		74
II. Streptococcus coli gracilis		77
III. Bacillus subtilis		79
C. Facultative Darmbakterien		83
I. Farbloser und grün fluorescirender verflüssigender		
Bacillus		83
II. Gelbwachsende verflüssigende Bacillen		84
III. Schleierbacillus . . . . :		85
IV. Grün fluorescirender festlassender Bacillus . .		86
V. Weissgelber verflüssigender Mikrococcus . . .		86
VI. Weisser verflüssigender Staphylococcus . . .		87
VII. Gelbe verflüssigende Staphylococcen		88
VIII. Micrococcus ovalis		89
IX. Porzellancoccus		90
X. Tetradencoccen		90

Seite

XI. Weisse Hefe (Torula) . . . 92
XII. Rothe Hefe 92
XIII. Kapselhefe 93
XIV. Monilia candida (Hansen) 94
Bakteriologische Fäcesuntersuchungen 96
Bakteriologische Untersuchung des Mekoniumkothes . . 97
„ „ des Milchkothes 100
„ „ des Darminhaltes . . 104
Uebersichtstabelle der Culturresultate 108
Einfluss des Wechsels der Nahrung auf die Bakterienvegetation
des Darmkanals 111
II. Untersuchung einiger biologischer Verhältnisse der Darmbakterien
und ihrer Beziehungen zur Darmfäulniss 113
Stoffverbrauch der Darmbakterien 113
Unterschiede im biologischen Verhalten der Milchkotharten und
der im Mekonium gefundenen Bakterien. Saccharolytische und
proteolytische Arten 116
Facultative Anaërobiose 121
Ist im Darmkanal freier Sauerstoff vorhanden? Obligate und
facultative Darmbakterien 137
Beziehungen der Darmbakterien zu den Gährungsvorgängen im
Säuglingsdarm 143
Art und Wege der Infection des Darminhaltes 148
III. Physiologie der Darmgährung beim Säugling 151
Fehlen der Eiweissfäulnissproducte 152
Säuregehalt des Säuglingsstuhls 156
Entstehung der Darmgase 160
Bedeutung der Bakterien für die Ernährung 166
IV. Klinisch-therapeutische Betrachtungen 173

Vorwort.

„Welchen Antheil nehmen die geformten Elemente an der normalen Verdauung und bis zu welchem Grade werden die Nahrungsstoffe durch sie im Darme zersetzt? Die moderne Physiologie und Pathologie, namentlich die letztere, die mit ängstlicher Sorge bei jeder Infectionskrankheit nach Pilzen sucht, hat diesen normal und in so grosser Menge im Thierkörper vorkommenden Organismen bis jetzt keine gebührende Beachtung geschenkt. Eine genaue Antwort auf obige Frage ist nicht möglich. Die Zersetzung der Nahrung im Darme durch die geformten Fermente wird abhängig sein von der Zusammensetzung, dem kürzeren oder längeren Verweilen des Speisebreis im Darmrohr und manchen anderen Umständen, deren Erforschung der Zukunft vorbehalten bleibt. Dass diese Schizophyten bedeutungslos seien, wird kein vorurtheilsfreier Beobachter behaupten können. Die Lehre von der Verdauung kann diese Thatsachen nicht mehr ignoriren."

(Nenki, Zersetzung der Gelatine etc. Bern 1876.)

Die Berechtigung, das Ziel und die Bedeutung der vorliegenden Studie für die Physiologie und Chemie der Verdauung ist in diesen Worten Nenki's in so zutreffender Weise ausgesprochen, dass ich demselben Nichts hinzuzufügen habe. Allein auch die junge Wissenschaft der Bakteriologie, welche die Bedeutung der Spaltpilze für den Organismus mit so glänzendem Erfolge erforscht, hat nicht geringeres Interesse an dem Studium und der Kenntniss der normaler Weise den menschlichen Darmkanal bewohnenden Mikroorganismen, welche zu einer steten und gefährlichen Fehlerquelle ihrer Untersuchungsresultate werden können. Seit sich durch das

Mikroskop eine neue Welt dem Auge des Forschers erschlossen hat, kennt man ihre Existenz; allein ihre Art, ihr Zweck, ihre Bedeutung ist noch heute wie damals im Dunkeln, obgleich die Physiologie und Pathologie in zahlreichen und wichtigen Fragen mit ihnen zu rechnen hat. Auch ist es nicht eigentlich Mangel an Interesse, welches der Forschung auf diesem Gebiete hindernd im Wege stand; allein bis vor wenigen Jahren war kein Mittel, keine Methode bekannt, welche in diesem unzählbaren Gewimmel das einzelne Individuum herausgreifen und der Untersuchung unterziehen liess. Seit der Einführung der Plattenmethode ist diese Schwierigkeit, ich kann nicht sagen überwunden, aber doch theilweise gehoben, und die glänzenden Erfolge, welche die Koch'sche Methode auf dem Gebiete der Darminfectionskrankheiten bereits errungen, zeigt, dass sie auch auf diesem Gebiete fruchtbringend zu wirken vermag.

Indem ich mich aus verschiedenen Gründen auf die Untersuchung des normalen Darmkanals des Neugeborenen und Säuglings beschränkte, fand ich mich vor einem ganz unbebauten Gebiete. In Verfolgung der ersten gewonnenen Resultate führten die Wege bald nach mehreren Richtungen auseinander; der Wunsch, einen gewissen Abschluss, den inneren Zusammenhang der stückweise erkannten Thatsachen zu finden, führte zu immer weiteren Aufgaben. Nachdem ich die Constanz in dem Vorkommen gewisser Arten erkannt, erhob sich die Frage, wodurch dieselbe bedingt. Und in dem Studium der Existenzbedingungen der Organismen im Darmkanal lag eingeschlossen die weitere, welche Bedeutung denselben durch die Zersetzung der Nährstoffe für die Ernährung des Organismus zukommt. Meiner ursprünglich von klinischen Gesichtspunkten ausgehenden Absicht endlich lag es nahe, die Beziehungen dieser Verhältnisse zur Pathologie wenigstens anhangsweise anzuschliessen. So entstanden vier Abschnitte, statt wie ursprünglich geplant war, die Untersuchung auf die morphologischen Verhältnisse zu beschränken.

Es wäre mir eine solche Ausdehnung der Arbeit nicht möglich gewesen ohne die freundlichste Unterstützung, die mir von allen Seiten zu Theil wurde, in erster Linie von Herrn Professor Bollinger und Herrn Obermedicinalrath von Voit, in deren Instituten die Arbeiten ausgeführt wurden, sowie namentlich deren Assistenten, Herren Dr. Frobenius und Dr. E. Voit, denen ich die Anleitung

in den bakteriologischen und chemischen Untersuchungsmethoden.
sowie steten Rath und Unterstützung verdanke. Ich spreche denselben auch an dieser Stelle meinen aufrichtigsten, wärmsten Dank
aus; insbesondere Herrn Dr. E. Voit, der mich auch in der Ausführung der chemischen Untersuchungen in der aufopferndsten Weise
unterstützte, so dass ich diesen Theil der Arbeit vielmehr als aus
gemeinsamer Thätigkeit stammend bezeichnen muss. Dessgleichen
bin ich Herrn Geheimrath Winckel, sowie Herrn Prof. Heinrich
Ranke, die mir das Material zu diesen Untersuchungen gütigst zur
Verfügung stellten, sowie Herrn Dr. Ch. Workmann für die An-
fertigung der Photogramme, Herrn cand. med. Kohler und noch
manchen anderen Herren zu Dank verpflichtet.

Es war mir trotz einer während fünf Vierteljahren diesem Thema
gewidmeten Arbeit nicht möglich, alle Theile des soweit auseinander
liegenden und mir bei bisher ausschliesslich klinischer Beschäftigung
grossentheils neuen Gebietes gleichmässig und erschöpfend zu be-
arbeiten, und ich bin mir wohl bewusst, dadurch der Kritik manche
Blössen gegeben zu haben. Allein ich wollte nicht in meinem, sondern
im Interesse der Sache, welche erst durch Heranziehung der chemischen und physiologischen Fragen ihre Bedeutung und inneres Verständniss gewann, nicht auf halbem Wege stehen bleiben und zog
es vor, die noch fehlenden Linien des Grundrisses lieber durch noch
nicht exact nachgewiesene Hypothesen anzudeuten, als den ganzen
Bau ohne Zusammenhang und unvollendet erscheinen zu lassen. Indem
ich dies bereitwilligst anerkenne und mich auch in der Darstellung
überall bemühte, streng zwischen dem thatsächlich Erwiesenen
und dem nur Hypothetischen zu unterscheiden, glaube ich meiner
Pflicht genügt zu haben. Die genauere Erforschung dieser Verhältnisse, welche in die verschiedensten Kapitel der Naturwissenschaften
einschlagen, kann nicht Sache eines Einzelnen, noch weniger einer
einzigen Arbeit sein. Ich hoffe, dass wie ich selbst, so auch Andere
an der Lösung der Aufgabe: die Physiologie und Pathologie der
Darmbakterien zu erforschen, rüstig weiter arbeiten, und dass dieselben in dem vorliegenden Versuche einigen Stoff zur Anregung
in der einen oder anderen Richtung finden mögen.

Der Verfasser.

Literatur über Fäcesbakterien.

Die Kenntniss von dem Vorkommen kleinster Lebewesen in den Stuhlgängen rührt von dem Entdecker der Infusorien überhaupt, dem Niederländer A. de Leeuwenhoek, her. Derselbe beschrieb in einem Briefe an R. Hooke: de ortu et defluvio capillorum . . . de vivis animalculis existentibus in excrementis [1]) sehr anschaulich das wimmelnde Leben, das er in seinen diarrhoischen Stühlen mittels seiner Linsen beobachtet. Wenn wir auch die einzelnen Dinge, die er damals vor Augen gehabt, nicht mit Sicherheit wiedererkennen, so kann doch darüber kein Zweifel sein, dass unter den „mehr als tausend lebenden Thierchen, die er in einem Raume nicht grösser als ein Sandkorn sich hin und her bewegen sah" nichts anderes als Bakterien zu verstehen sind, die er eben damals ebenso wie die von ihm beschriebenen und abgebildeten Bakterien der Mundhöhle [2]) für „animalcula" hielt. Ich theile die darauf bezügliche Stelle in der Anmerkung ausführlicher mit [3]). Dann schweigt die Forschung

---

[1]) Contemplationes Antonii de Leeuwenhoek. Opera omnia sive Arcanu naturae detecta ope exactissimorum microscopiorum. Tom. I, 1719. Epistola ad regiae Societatis Collegium Londinense Robertum Hooke.

[2]) Ibidem. Brief an Sir F. Anton: Ueber den Speichel. Tom. III, p. 40.

[3]) Er beginnt mit der Darlegung seiner körperlichen Verhältnisse. Pondus corporis mei conficit circiter 160 libras . . . et ordinario tempore matutino solidum habeo sedem. Sed aliquando antehac per duas, tres aut quattuor hebdomadas laxum habui ventrem adeo ut eundem bis ter quaterve de die

auf diesem Gebiete lange Zeit bis zur Mitte unseres Jahrhunderts, wo einzelne Forscher, wie Gros[1]) und Frerichs[2]), wieder auf diese halbvergessene Thatsache hinweisen, ohne ihr allerdings tiefere Bedeutung beizulegen. Frerichs, der auch als Physiologe den Standpunkt des Klinikers nicht aus dem Auge verlor, widmete der „Pilzbildung im Verdauungskanal" sogar einen besonderen Abschnitt in seinem Artikel über Verdauung und beschrieb die auffälligsten darin vorkommenden Formen. Ihre Bedeutung für die Verdauung hielt er jedoch für eine sehr geringe. „Sie greifen weder störend noch fördernd in die digestiven Processe ein, sondern sind harmlose Insassen, welche wachsen und gedeihen, weil sie einen für ihr Fortkommen günstigen Boden finden." In dem gleichen Sinne thun andere Autoren, wie Longet[3]), Frey[4]), derselben gelegentlich Erwähnung. Die Thatsache des Vorkommens von Bakterien im Darmkanal gewann erst Interesse von dem Momente an, als man nach den bahnbrechenden Arbeiten Pasteur's diese kleinsten Lebewesen als Erreger tiefgreifender chemischer Processe oder wie bei der

---

exonerarem ... Die mikroskopische Untersuchung stellte er eigentlich an, um zu constatiren, in welchem Zustande die eingenommenen Speisen wieder den Körper verlassen, sed observationes meas hic narrare nimis longum foret: saltem dico, perpetue me vidisse in excremento meo multas irregulares diversae magnitudinis particulas maxime inclinantes ad formam rotundam ... Diversis quoque temporibus globulos globulis nostri sanguinis majores vidi ac unumquemque eorum ex sex diversis globulis consistere: porro materiae esse immixtos globulos, quorum sex magnitudinem unius globuli nostri sanguinis aequabant (Coccen?): hi ultimi tanta erant magnitudine, ut tertiam partem totius materiae conficere viderentur; inerant quoque multi ac tam parvi globuli, quorum triginta sex magnitudinem unius globuli sanguinis conficerent. Omnes haec narratae particulae in clara ac pellucida jacebant materia, qua in materia temporibus quibusdam quaedam animalcula, venuste sese moventia, omnia unius ejusdem formae aliqua majora aliqua globuli sanguinis minora, vidi ... Er beschreibt alsdann mehrere Arten derselben, darunter auch eine in grosser Menge vorkommende Art, die, ähnlich den Vipern, ihren Leib schlängeln und sich lebhaft bewegen. Er schliesst seine Schilderung mit den oben angeführten Worten: ac mihi dicendum est, saepissime me judicasse, me in magnitudine unius arenae crassae plus quam mille viventia animalcula atque trium aut quattuor gentium inter sese moventia magna cum voluptate vidisse.

[1]) Observations et Inductions microscopiques sur quelques Parasites. Citirt bei Woodward.

[2]) Wagner's Handwörterbuch der Physiologie 1846, Bd. III p. 869.

[3]) Traité de physiologie 1861, 2me édition.

[4]) Citirt bei Woodward.

Entdeckung des Milzbrandes als Ursache gefährlicher Erkrankungen kennen gelernt hatte. Von dem letzteren Gesichtspunkte ausgehend, widmen Hausmann [1]), Klebs [2]), Billroth [3]) und Woodward [4]) den im normalen Stuhl und Darmkanal vorkommenden Bakterien ihre Aufmerksamkeit. Auch das von Hallier aufgestellte Pilzregulativ [5]) wäre hier zu erwähnen, kann jedoch nur historischen Werth beanspruchen. Genaue Angaben über die im normalen Stuhl befindlichen Bakterien macht Woodward. „Mit den stärksten Vergrösserungen erkennt man vorwiegend runde Elemente als durchsichtige, stark lichtbrechende Körper, die $\frac{1}{20000}$ bis $\frac{1}{50000}$ Zoll oder weniger Durchmesser haben und sich continuirlich in Bewegung befinden; ferner diesen ähnliche stäbchenartige Gebilde in grosser Menge. Dieselben erreichen $\frac{1}{8000}$ bis selbst $\frac{1}{5000}$ Zoll Länge ohne $\frac{1}{20000}$ Zoll Breite zu überschreiten. In der Regel besitzen sie nicht die active Bewegung der runden (?) Elemente; einzelne derselben besitzen jedoch Eigenbewegung." Der Schluss, zu welchem die genannten Autoren (Hausmann, Woodward) gelangten, ist, dass sich zwar Verschiedenheit, namentlich in Bezug auf Menge und Grösse der Bakterien zwischen normalen und pathologischen Stühlen auffinden lassen, dass jedoch bei der Gleichartigkeit der hier wie dort auftretenden Formen ein Schluss auf die Beziehung einzelner Formen zu bestimmten Erkrankungen nicht zulässig sei. Allerdings, meint Woodward, ist die Uebereinstimmung der Form nicht genügend, um die Identität derselben zu beweisen, und können ganz ähnlich aussehende Bakterien sehr verschiedene Wirkungen ausüben. Die ersten gut charakterisirten, aus dem Darminhalt gezüchteten Mikroorganismen, die auch wieder vom Darmkanal aus pathogene Wirkungen entfalten, sind bekanntlich in jüngster Zeit von Koch in Form der Commabacillen, sowie der Finkler-Prior'schen Spiralen, bei Cholera asiatica und Cholera nostras gefunden worden, deren Entdeckung und Geschichte wohl noch in aller Gedächtniss ist.

[1]) Inaug.-Diss. Berlin 1870. Ueber parasitäre Vibrionen.

[2]) Patholog. Anatomie 1869, Bd. I S. 271.

[3]) Untersuchungen über die Vegetationsform von Coccobacteria septica, 1874, S. 94.

[4]) The medical and surgical report of the war of the rebellion. Vol. I, Part II, p. 278, 1879.

[5]) Jena 1870 und Parasitologische Untersuchungen bezüglich auf die pflanzlichen Organismen bei Masern, Hungertyphus, Darmtyphus, Blattern, Kuhpocken, Cholera nostras. Leipzig 1868.

Die mehr von physiologischen Gesichtspunkten ausgehende
Forschung hat diese Frage bis vor Kurzem überhaupt nicht in Angriff genommen. Zwar sind gerade auf dem Gebiete der Spaltpilz-
gährungen in Verfolgung der Pasteur'schen Versuche eine grosse
Reihe hervorragender Arbeiten geschaffen worden, ich erinnere an
die Untersuchungen von Hoppe-Seyler und Nencki mit Schülern,
Fitz, Brefeld, Senator, Brieger u. A.; allein dieselben waren
nur zum Theil mit genügender Rücksicht auf Reinheit und Morphologie der Bakterien oder Berücksichtigung der Verhältnisse im Darmkanal angestellt. Wenn man auch durch dieselben ein zutreffendes
Bild vom Chemismus der Gährungsvorgänge erhielt, so schloss man
doch nur aus der Uebereinstimmung der Endproducte auf die Aehnlichkeit derselben mit den im Darmkanal vor sich gehenden Zersetzungen, und wenn in den modernen Lehrbüchern der Physiologie
(Landois 1884, IV. Auflage S. 340) von den Bakterien der Eiweissfäulniss, der Milch-, Buttersäure-, Essiggährung u. s. w., als normal
im Darmkanal vorkommenden Mikroorganismen gesprochen wird,
so muss man doch sich dessen bewusst bleiben, dass bisher (mit
Ausnahme des Bienstock'schen Eiweissbacillus) noch kein einziger
dieser supponirten Gährungserreger auch nur mit einiger Sicherheit
im Stuhl oder Darminhalt erkannt, geschweige denn daraus gezüchtet
worden wäre. Von den Zersetzungsvorgängen im Darmkanal gilt dasselbe, was Flügge [1]) von der Fäulniss im Allgemeinen sagt: „es pflegen
darin unzählige verschiedene Formen von Spaltpilzen zu vegetiren;
welche von denselben als mehr harmlose Ansiedler, welche als
Gährungserreger aufzufassen sind, und auf welche von den letzteren
wir die einzelnen Acte und Phasen des Fäulnissprocesses zu vertheilen
haben, darüber ist noch so gut wie nichts Sicheres bekannt."

Der erste Autor [2]), der meines Wissens den Versuch machte,
die einzelnen Formen der im Stuhl und Darminhalt gefundenen Mikroorganismen entsprechend den neueren physiologischen Anschauungen
mit bestimmten Gährungsvorgängen in Beziehung zu bringen, ist
Nothnagel [3]). Am Schlusse seiner wesentlich der morphologischen

[1]) Fermente und Mikroparasiten. Pettenkofer's Handbuch der Hygiene
1885, I. Th. S. 228.
[2]) Nächst einer kurzen Notiz über Bakterien und Pilze in der Inaugural-
dissertation von Szydlowski. Beiträge zur Mikroskopie der Fäces. Dorpat 1879.
[3]) Niedere Organismen in den menschlichen Darmentleerungen. Beiträge zur
Physiologie und Pathologie des Darmkanals. 1884 und Zeitschr. f. klin. Med. Bd. III.

Beschreibung der verschiedenen von ihm im Stuhl gesehenen Mikroorganismen gewidmeten Abhandlung spricht er die Vermuthung aus,
dass denselben auch eine physiologische Rolle zukommen möge und
vielleicht die Bacterium termo ähnlichen Formen für die Eiweissfäulniss, andere Arten (Clostridium butyricum u. a. m.) für Butter- und
Essigsäuregährung in Anspruch zu nehmen seien. Der Nachweis,
ob und in wie weit dies wirklich der Fall ist, konnte nur durch
die mit dem Stuhl oder Darminhalt angestellten Culturversuche entschieden werden.

Erst mit dem Aufschwunge der Bakteriologie durch Einführung
der Koch'schen Methoden war es möglich, mit Aussicht auf Erfolg
an diese schwierige und anscheinend wenig lohnende Aufgabe heranzutreten. Nur drei Autoren sind hier zu nennen. Brieger[1] hat
in Verfolgung anderer Zwecke Gelatineplattenculturen von normalen
Fäces angelegt und zwei der auf diese Weise isolirten Arten in
Bezug auf ihre chemische Wirksamkeit untersucht: einen den Pneumoniecoccen ähnlichen Spaltpilz, der Rohr- und Traubenzucker zu
Aethylalkohol vergährt und einen auf Gelatine in concentrischen
Ringen wachsenden Bacillus, der aus Traubenzucker Propionsäure
bildet. Die Frage, ob derselbe mit einem von uns gefundenen identisch, wird uns später noch beschäftigen.

Nächst diesen interessanten, aber nur cursorisch mitgetheilten
Befunden ist eine augenscheinlich in grossem Stile angelegte Arbeit
von Stahl, Hilfsarbeiter am Reichsgesundheitsamt, zu verzeichnen.
Leider blieb dieselbe durch zu frühen Tod des Verfassers unvollendet. Aus einer kurzen Mittheilung auf dem Congress für
innere Medicin[2] lässt sich nur entnehmen, dass derselbe etwa 20
verschiedene Arten: Bacillen, Coccen, Spross- und Schimmelpilze
gefunden und isolirt gezüchtet hat. Ueber die Beziehung dieser
Arten zu den Gährungsvorgängen hat sich Verfasser nicht geäussert.
In direktem Gegensatz zu den Ergebnissen dieser Arbeit stehen die
Schlüsse, zu welchen Bienstock[3] auf Grund einer durch eine Preis-

---

[1] Zeitschrift f. physiologische Chemie Bd. VIII u. IX. Ueber Spaltungsproducte der Bakterien.

[2] Mikroorganismen in den Darmentleerungen. Verhandl. des III. Con-
gresses f. innere Medicin. 1884.

[3] Ueber die Bakterien der Fäces. Vorläufige Mittheilung. Fortschritte der
Medic. 1883, und Zeitschrift für klinische Medicin 1884, Bd. VIII.

frage der Breslauer medicinischen Facultät angeregten bakteriologischen Untersuchung von 20 normalen Stühlen gelangt:

1. Die Bakterien der normalen Fäces sind weder Micrococcen
noch Bacterium termo, noch Spirochäten, sondern einzig und allein
Bacillen.

2. Die Ursache dieses Verhaltens sieht Verfasser in der Tödtung
aller organischen Keime durch die freie Säure des Mageninhaltes,
mit Ausnahme der Sporen, welche den Magen passiren und im Darme
zur Entwicklung gelangen.

3. In der normalen Stuhlentleerung des Erwachsenen finden
sich nur 4 Arten von Bacillen. Zwei grosse, dem Heubacillus ähnliche Bacillenarten mit deutlicher Sporenbildung und mangelnder
Eigenbewegung; eine ausserordentlich kleine, für Thiere pathogene
Stäbchenart, von der übrigens nicht angegeben wird, ob und in
welcher Weise sie Sporen bildet; endlich eine vornehmlich durch
charakteristische Wuchsformen (Rosenkränze, Trommelschläger) ge-
kennzeichnete Bacillenart, welche das Eiweiss unter Bildung der
bei der Darmfäulniss gefundenen Spaltungsproducte bis zu Ammoniak
und Kohlensäure zerlegt.

4. Dieser Bacillus tritt im Darmkanal erst mit Zufuhr gemischter Ernährung (nicht im Säuglingsalter) auf und ist die alleinige,
einheitliche Ursache der bisher mit dem Sammelnamen der Darmfäulniss bezeichneten Processe.

Bei der einschneidenden Wichtigkeit und Neuheit dieser Auf-
stellungen muss ich kurz auf dieselben eingehen. Was den ersten
Punkt betrifft, so befindet sich Verfasser darin mit allen Autoren
in direktem Widerspruche und zwar nicht nur mit denen, die nur
mikroskopische (Woodward, Nothnagel), sondern auch mit denjenigen, die bakteriologische Untersuchungen der Fäces angestellt
haben (Stahl, Brieger, Kuisl, meine eigenen). Eine so einseitige,
paradoxe Behauptung, welche der erste unbefangene Blick ins Mikroskop Lügen straft, war eben nur dadurch möglich, dass Bienstock
in dem Mikroskop nur einen „mehr nebensächlichen Controlapparat" [1]
erblickte und die Mannigfaltigkeit der Bakteriengattungen auf Grund
seiner Culturresultate für eine Täuschung hielt, während durch die
Untersuchungen von Buchner, Kuisl und mir gezeigt wurde, dass
ein grosser, ja der grösste Theil der im mikroskopischen Bilde vor-

[1] Zeitschrift f. kl. Medic. S. 2.

handenen Bakterien auf festem Nährboden eben nicht zur Entwicklung kommt.

Ad 2 ist zu bemerken, dass die von Bienstock ausgeführten Versuche, selbst wenn ihre Methodik eine tadellose [1]) wäre, schon deshalb nicht beweisend wären, weil eben der mit Speisen gefüllte Magen nicht während der ganzen Verdauungsdauer einer 0,1% Salzsäurelösung gleichzusetzen ist. Nachdem übrigens Koch auf der II. Choleraconferenz [2]) auf Grund speciell angestellter Versuche dargelegt, dass der menschliche Magen „sich wahrscheinlich sogar recht oft in dem Zustande befindet, dass sein Inhalt neutral oder selbst alkalisch reagirt", brauche ich hier wohl auf diesen Punkt nicht weiter einzugehen.

Doch selbst dies zugegeben, erscheint es mir völlig unverständlich, wie Verfasser damit seinen weiteren Befund vereinbart, dass im Darmkanal nur die vier von ihm beschriebenen Arten sich vorfänden. Ist er der Meinung, dass dieselben die einzigen sporenbildenden Bacillen vorstellten, oder weshalb sollen nicht andere, z. B. Heubacillensporen, den Magen ebenfalls passiren und im Darm sich entwickeln?

Die Beschreibung der isolirten Arten in ihrem Wachsthum auf den verschiedenen Nährböden lässt sehr viel von dem zu wünschen übrig, „woran wir durch die Exactheit der Koch'schen Arbeiten gewöhnt sind", und die sehr schematischen Zeichnungen vermögen das Fehlende nicht zu ersetzen. Ohne jedoch an dieser Stelle auf die Details einzugehen, komme ich zu jenem Punkte, der das Interesse des Verfassers in erster Linie fesselte und „geeignet sein dürfte, die bisher über die Aetiologie der Fäulniss und Gährung herrschende Ansicht total zu corrigiren". Ich möchte in keiner Weise den Werth und das Interesse der unter Röhmann's Leitung ausgeführten chemischen Untersuchungen antasten, welche den Nachweis liefern, dass die sämmtlichen von Nenki erhaltenen Eiweissfäulnissproducte in der That durch einen einzigen und zwar im Darmkanal vorkommenden Organismus erzeugt werden können; allein ich kann nicht anerkennen, dass nicht auch andere Bacillen das Eiweiss, wenn auch nicht vielleicht in dieser typischen Weise, so doch mit ähnlicher Intensität und Vollständigkeit zu zersetzen vermögen;

---

[1]) Vergl. Kuisl, Aerztl. Intelligenzbl. 1885, Nr. 36 S. 434.
[2]) Separatabdruck aus der Berl. klin. Wochenschrift 1885, Nr. 37 a u. b, S. 8.

noch weniger, dass der in der Natur vorkommende Fäulnissprocess
nur durch diesen Bacillus und in derselben Weise wie im Cultur-
glas hervorgebracht werde.

Auf diesen Grundlagen, ohne eigene Untersuchungen am menschlichen Darmkanal gemacht zu haben, entwirft B i e n s t o c k eine
Theorie von dem Ablauf der Darmfäulniss, die vielleicht für den
Darmkanal des Fleischfressers, niemals aber für den Verdauungs-
vorgang des gemischte Kost geniessenden Erwachsenen zutreffend
sein mag, indem zahlreiche andere Gährungen nebenherlaufen und
ausser Phenol, Indol und Scatol noch grosse Mengen von Milch-,
Butter- und Essigsäure gebildet werden. Es ist durchaus nicht
meine Absicht, den Werth der B i e n s t o c k'schen Arbeit herab-
zusetzen, deren Fehler im Wesentlichen in der allzu kühnen Ver-
allgemeinerung an sich richtig beobachteter Thatsachen beruhen;
allein nachdem die Angaben derselben bereits (als einziges Citat
über Darmbakterien!) in das Sammelwerk von C o r n i l und B a b e s [1]),
sowie in die Lehrbücher der Physiologie [2]) übergegangen, ist es
wohl nothwendig, die Aufmerksamkeit einmal auf diese in den
Referaten liebevollst übergangenen Punkte zu richten, um nicht
den Anschein entstehen zu lassen, als ob die Thesen B i e n -
s t o c k's von bakteriologischer Seite ohne Widerspruch anerkannt
würden.

Einer erst in der letzten Zeit erschienenen, unter H. B u c h n e r's
Leitung ausgeführten Arbeit von K u i s l: Beiträge zur Kenntniss der
Bakterien im normalen Darmtractus [3]) muss ich noch kurz Erwähnung
thun. Verfasser hat seine Aufmerksamkeit speciell der Methodik der
bakteriologischen Darmuntersuchungen (Verdünnungsmethode) und
dem Vorkommen gekrümmter Bacillen und Spiralformen zugewandt.
Die Beziehung der Bakterien zu den physiologischen Gährungsvorgängen sind darin nicht erörtert.

Die literarische Ausbeute ist demnach in Bezug auf wohl charak-
terisirte zymogene Bakterien eine äusserst geringe; sie beschränkt
sich eigentlich auf den noch sehr ungenügend beschriebenen Bienstock'schen Eiweissbacillus. Noch weiter entfernt sind wir von
der Kenntniss der im menschlichen Darmkanal sich abspielenden

[1]) Les bactéries et leur role etc. Paris 1885.
[2]) Landois' IV. Aufl.
[3]) Aerztl. Intelligenzbl. 1885, Nr. 36 u. 37, und Inaug.-Diss. München 1885.

Gährungsvorgänge, denen man trotzdem eine gewisse Gesetzmässigkeit nicht absprechen kann. Es war auch in der That ein kühnes und wenig aussichtsvolles Unternehmen, diese Untersuchungen, welche ohnehin die Leistungsfähigkeit der Plattenmethode übersteigen, gerade da zu beginnen, wo nach Allem, was wir darüber wissen, die Verhältnisse am complicirtesten lagen. Vielleicht war eher auf Erfolg zu rechnen, wenn man von dem keimfreien Zustand des Darmkanals beim Neugeborenen ausgehend die allmähliche Entwicklung derselben verfolgte. Der Gedanke erschien um so verlockender, da die Ernährungsverhältnisse alsdann während des Säuglingsalters (wenigstens bei Brustkindern) die denkbar günstigsten für eine solche Untersuchung waren: bakterienfreie und in ihrer chemischen Zusammensetzung ganz constante Nahrung. Dazu gesellte sich der Wunsch, durch das Studium und die Kenntniss der normalen Verhältnisse Anhaltspunkte für die Diagnostik und Therapie der im Säuglingsalter so verhängnissvollen Darmerkrankungen zu gewinnen. Diese Momente veranlassten mich, meine Untersuchungen beim Neugeborenen und Säugling zu beginnen.

Angaben über die im Milchkoth — und mit diesem haben wir es hier fast ausschliesslich zu thun — vorkommenden Mikroorganismen sind relativ reichlich in der Literatur zerstreut. Der Gedanke, durch die mikroskopische Untersuchung des Stuhles Anhaltspunkte über die Natur und die Localisation der Darmkatarrhe der Kinder zu erhalten oder in den Bakterien direkt die Ursache derselben zu erkennen, hat zahlreiche Forscher zur mikroskopischen Untersuchung der Stühle veranlasst. Allein vielleicht ist gerade diese Ideenverbindung der Grund, weshalb die Angaben über die normalen Verhältnisse um so spärlicher fliessen, und es immer wieder nöthig wurde, zu betonen, dass Bakterien normale und constante Vorkommnisse in den Stuhlgängen der Kinder sind. Die ersten Angaben, die sich speciell auf das Vorkommen pflanzlicher Parasiten im Darm und den Stuhlgängen von Kindern (es ist nicht zu ersehen, ob Säuglinge) beziehen, stammen von Löschner und Lambl[1]), die sich auch um die Kenntniss der Entozoen des kindlichen Darms so grosse Verdienste erworben. Leider beziehen sie sich auf hochgradig pathologisch veränderte Fälle und lässt sich aus der Beschreibung nicht recht erkennen, was sie vor Augen gehabt haben.

[1]) Aus dem Franz-Josephs-Kinderspital in Prag. 1860, Th. I.

Auf Tafel 18 entspricht Figur E, e noch am meisten den im normalen Darmkanal vorkommenden Formen. Indem ich eine Reihe kurzer und unbedeutender Notizen übergehe, erwähne ich noch der Befunde von Widerhofer [1]. Derselbe fand „fast constant" Spaltpilze, besonders Leptothrixformen; ausserdem noch den Soorpilz, der verschluckt wird und unverändert mit dem Stuhle abgeht, und die Sarcina ventriculi. Demme weist wiederholt in seinen Jahresberichten über das Baseler Kinderspital auf die „merkwürdige" Thatsache hin, dass auch in den Fäces ganz gesunder Kinder unverhältnissmässig grosse Mengen von Micrococcen, besonders Stäbchenformen, gefunden werden [2]. Trotzdem war dieses Verhalten noch so wenig zur allgemeinen Kenntniss gedrungen, dass Johnston [3] noch 1881 aus dem Vorkommen von Bakterien in den Stühlen der an Sommerdiarrhöe erkrankten Kinder der Stadt Leicester den Schluss zog, dass dieselben aus den Cloakenkanälen, in denen er sie ebenfalls ausserordentlich reichlich gefunden hatte, in die Luft gelangten und die Kinder inficirten. Die Bestrebungen, auf dem Wege der mikroskopischen und pathologisch-anatomischen Untersuchung eine Beziehung der Bakterien zur Aetiologie der Darmkatarrhe zu finden, sind in jüngster Zeit namentlich von Baginsky aufs Lebhafteste wieder aufgegriffen worden. Seine verdienstvolle Abhandlung über die Verdauungskrankheiten der Kinder [4] beweist besser als weitläufige Deductionen, dass es „a priori vergebliche Mühe sei, unter solchen Verhältnissen nach pathogenen Mikroorganismen zu suchen, ohne mit dem ganzen Rüstzeug der Koch'schen Methoden ausgestattet zu sein" [5], und wie ich hinzufügen möchte, ohne die unter normalen Verhältnissen im Darm vorkommenden Arten und ihre Lebensbedingungen im Darmkanal zu kennen. Gerade die Erforschung der physiologischen Verhältnisse und die Mikroskopie der normalen kindlichen Fäces sind in auffälliger Weise, wie auch Uffelmann [6] klagt, vernachlässigt worden. Die sorgfältige Arbeit des letztgenannten Autors ist das Einzige, das in der Pädiatrie auf dem

---

[1] Semiotik des Unterleibes. Jahrb. f. Kinderheilkunde 1871, Bd. IV, N. F.
[2] XVIII. Jahresbericht S. 20.
[3] Citirt nach Virchow-Hirsch's Jahresbericht 1881, Bd. II.
[4] Tübingen bei Laupp. 1884.
[5] l. c. S. 54.
[6] Untersuchungen über das Verhalten der Fäces natürlich ernährter Säuglinge. Ziemssen's Archiv XXVIII 1881, S. 442.

Gebiete der mikroskopischen Untersuchung der normalen Fäces geleistet worden ist. Bezüglich des Vorkommens der Spaltpilze bemerkt derselbe: Fadenpilze konnte ich in den frischen Entleerungen der Kinder nicht finden, wohl aber, und zwar ganz regelmässig, Hefepilze, welche häufig gelb gefärbt sind. Diese morphologischen Elemente liegen in einer Masse eingebettet, welche, wie man bei etwa 600-facher Vergrösserung erkennt, eine ausserordentlich grosse Masse von Coccen- und Stäbchenbakterien beherbergt, ja an einzelnen Stellen ganz aus solchen besteht. An Coccen findet man Einzelkügelchen, Zwillingscoccen, Tetracoccen, seltener Torulaformen. Noch viel zahlreicher sind die Stäbchenbakterien. Sie liegen an einigen Stellen in dichtem Gewirr, erscheinen der Mehrzahl nach als schmale Kurzstäbchen, die sich lebhaft bewegen. Mitunter haben sie gekrümmten Verlauf und zarte Einkerbungen. Ausser diesen gibt es auch längere Bacillen, sowohl schmale als breite und kettenförmig angeordnete Stäbchen. Köpfchenbakterien hat er nicht gesehen. Auf einer beigegebenen Tafel erkennt man neben einigen zoogläaartigen Coccenhaufen ausschliesslich kurze, der Form nach untereinander völlig übereinstimmende Bacillen, die ganz den später zu beschreibenden Verhältnissen entsprechen. Uffelmann hat diese Bakterienformen „bereits am 8. Lebenstage" angetroffen. Es scheint ihm eine Beobachtung Billroth's unbekannt gewesen zu sein, der in seinem Werke: Ueber die Vegetationsformen der Cocco-Bacteria septica[1]), S. 94 bemerkt: Das reine Mekonium enthält keine Spur von pflanzlichen Elementen. Doch schon der erste gelbgefärbte Stuhl des Neugeborenen ist sehr reich an Cocco-Bacteriavegetation mittlerer Grösse.

Endlich ist noch einer kurzen Notiz Bienstock's, den Milchkoth betreffend, in der vorläufigen Mittheilung[2]) Erwähnung zu thun, wonach in demselben die Reincultur eines einzigen Bacillus sich vorfinde, der ein specifisches Spaltungsvermögen für Kohlehydrate besitze. In seiner ausführlichen Arbeit kommt er auf diesen Punkt nicht zu sprechen.

Auch hier lagen demnach ähnlich wie beim Koth des Erwachsenen nur unbestimmte, zum Theil sich direkt widersprechende Angaben vor. Culturversuche waren überhaupt noch nicht angestellt

---

[1]) Berlin 1874.
[2]) Fortschritte der Medicin 1883.

worden. Von dem fötalen Zustande des Darmkanals ausgehend, untersuchte ich zunächst unter sorgfältiger Vergleichung der mikroskopischen Untersuchung mit den Resultaten des Culturverfahrens das allmählich zur Ausstossung gelangende Mekonium, später den Milchkoth.
Dabei stellten sich alsbald wesentliche Unterschiede in dem Ergebniss
beider Untersuchungsmethoden heraus in der Art, dass die Zahl und
Mannigfaltigkeit der im mikroskopischen Bilde vorhandenen Bakterien
eine erheblich grössere war als diejenige der in der Cultur erhaltenen.
Trotz aller Variationen des Nährbodens blieb das Resultat das gleiche,
und ich musste mir sagen, dass wenigstens mit den von mir ausschliesslich angewandten Methoden des festen Nährbodens das Ergebniss der Cultur nur im positiven, niemals im negativen
Sinne entscheidend sein könne. Das mikroskopische Bild wird uns
den festen, objectiven Rahmen liefern müssen, in welchen wir die
zunächst noch unvollständigen Ergebnisse der Culturmethoden ein-
zureihen haben. In der Anerkennung des Umstandes, dass eine
gründliche und objective mikroskopische Untersuchung dem Culturverfahren vorauszugehen hat, habe ich diesen Theil auch räumlich
vorangestellt und gebe zunächst die Darstellung der im Stuhl und
Darmkanal vorkommenden Bakterien, wie sie bei Untersuchung ge-
färbter Deckglaspräparate gefunden wird.

I. Morphologische Untersuchung der Darmbakterien.

Methode der Kothentnahme.

Da schon durch die Natur der Untersuchung bei Kindern ein so sorgfältiges Auffangen des Kothes und Entnehmen von Partikeln aus der Mitte desselben, wie es beim Erwachsenen möglich ist, ausgeschlossen war, so war es nothwendig, eine Methode zu suchen, welche zu jeder Zeit und unter allen Umständen die Kothentnahme gestattete. Ein Klysma würde zu diesem Zwecke vollkommen ausreichen. Allein die starke Verdünnung des Kothes mit Wasser ist abgesehen von der Umständlichkeit eine unangenehme Beigabe und so zog ich es vor, einfach den Ansatz der Spritze in Gestalt einer kurzen, bleiernen Röhre zu benützen. Es erwies sich ihre Einführung ins Rectum in den meisten Fällen als ausreichend, um eine spontane Entleerung des Kothes herbeizuführen; nöthigenfalls wurde durch tieferes Einschieben des Röhrchens und leicht rotirende Bewegungen mit demselben reflectorisch eine peristaltische Welle im Dickdarm hervorgerufen. Nur in seltenen Fällen gelang es nicht auf diese Weise eine für die Untersuchung genügende Menge Kothes zu erhalten.

Es hat diese Methode zunächst den Vortheil, willkürlich und zu jeder Zeit Koth entnehmen zu können; sie ist für das Kind bei sorgfältiger Ausführung und der Wahl einer kleinen Röhre schmerzlos, und auch die Mütter befreunden sich rasch damit, wenn man ihnen die Aehnlichkeit des Apparates mit der in der Kinderstube so hoch geachteten Klystierspritze und die Nothwendigkeit, die Ausleerung zu Gesichte zu bekommen, vorstellt; ein besonderer Vorzug dieser Methode aber besteht darin, dass sie sich sehr leicht zu einem Verfahren umwandeln lässt, durch welches eine absolut reine, von zufälligen Verunreinigungen freie Entnahme des Kothes ermöglicht wird: es wird die zuvor gut gereinigte und desinficirte Röhre in einem gewöhnlichen Reagensglase mit Watte verschlossen und nunmehr in strömenden Dampf oder im Trockenapparat bei 150 ⁰ nicht übersteigender Hitze durch 1—2 Stunden sterilisirt und alsdann in dem verschlossenen Glase nach dem Orte der Entnahme gebracht, die Analöffnung zuvor mit Wasser und Sublimat gut gereinigt, und dann die Röhre unter möglichst raschem Oeffnen des Glases entnommen und eingeführt. Wird sie alsdann möglichst rasch mit ihrem Inhalt in das Glas zurückgebracht, so kann dieses, mit Watte gut verschlossen, beliebig und ohne Gefahr weiterer Verunreinigung durch Luftkeime transportirt werden.

Mikroskopische Untersuchung des Mekoniumkothes.

Das Mekonium stellt nach den Untersuchungen von Förster [1]), Zweifel [2]) und Müller [3]) eine zähe geruchlose, im Dünndarm gelbrothe, im Dickdarm lauchgrüne Masse von schwach saurer Reaction dar. Dasselbe besteht aus abgestossenen, in regressiver Metamorphose befindlichen Darmepithelien, eingedickter Galle und den Bestandtheilen verschluckten Fruchtwassers. Mikroskopisch findet man darin unregelmässige, stark lichtbrechende Schollen, Wollhaare, Cholestearinkrystalle, Epidermiszellen, Darmepithelien, seltener auch Hämatoidinkrystalle. Seiner chemischen Zusammensetzung nach besteht es aus 80 % Wasser, ferner Gallenfarbstoff und Gallensäuren, Fetten und Cholestearin. Der Rest, 5 % der Trockensubstanz, sind Schleim und Epithelien. Die Untersuchung auf Eiweis, Pepton, Leucin und Tyrosin, sowie die später im Darmkanal auftretenden Fäulnissproducte, wie Indol, Phenol, Oxysäuren, gab ein negatives Resultat.

Ueber das Vorkommen von Spaltpilzen in demselben liegen keine direkten [4]) Angaben in der Literatur vor; doch hat man aus dem Fehlen der durch Bakterienwirkung entstehenden Eiweissfäulnissproducte den Schluss gezogen, dass im fötalen Leben kein Fäulnissvorgang im Darmkanal zu Stande komme. Wenn diese

---

[1]) Wiener med. Wochenschr. 1858.
[2]) Arch. f. Gynäkologie 1875, Bd. VII.
[3]) Zeitschrift für Biologie 1884. Ueber den normalen Koth des Fleischfressers.
[4]) Ogston, Micrococcus poisoning. Journal of Anatomy 1882, Bd. II, erwähnt S. 542 und 536, dass die Organe wie der Intestinaltractus des Neugeborenen und Fötus frei von Mikroorganismen sind.

Folgerung hier auch zutrifft, so ist sie an und für sich doch nicht ganz richtig und zutreffend, da es, wie wir später sehen werden, Bakterien gibt, welche ihren Stickstoffbedarf befriedigen, ohne das Eiweiss in diese Producte zu zerlegen, deren Anwesenheit demnach trotz des Fehlens dieser Stoffe möglich wäre.

Es handelt sich hier um die principiell wichtige Frage: „Sind in einem normalen Organismus Spaltpilze vorhanden?" — Wäre dies der Fall, so würde der eines organischen Lebens entbehrende Darminhalt des Fötus sicherlich der leichteste Angriffspunkt für ihre Thätigkeit sein. Es ist diese Frage durch die Versuche von Lister, Meissner, Rosenbach, Hauser und Anderen zur Genüge beantwortet, und auch die am Mekonium ausgeführten Untersuchungen haben die Keimfreiheit desselben, sowohl bei mikroskopischer Untersuchung als bei der Untersuchung mittels des Culturverfahrens, ergeben.

Es wurden bei drei während der Geburt gestorbenen, ausgetragenen Kindern wenige Stunden nach dem Tode das Abdomen eröffnet, eine oder mehrere Darmschlingen sorgfältig doppelt unterbunden und vom Darm abgetrennt. Aus dem Inhalte dieser letzteren wurde alsdann unter allen Vorsichtsmassregeln: — Abspülen der Oberfläche mit Sublimat, Oeffnen mit geglühtem Messer — auf Gelatine und flüssiges, sterilisirtes Blutserum verimpft. Die Gläser wurden durch mehrere Wochen im Thermostaten aufbewahrt, ohne dass Entwicklung eintrat. Zugleich wurden mikroskopische Präparate verfertigt, in denen sich eben so wenig Bakterien nachweisen liessen.

Indessen lässt sich die Möglichkeit nicht in Abrede stellen, dass in Fällen, bei welchen die Mutter zur Zeit der Gravidität an einer Infectionskrankheit litt, auch einmal im Mekonium des Fötus Keime sich vorfinden können. Der Uebergang einer Anzahl von Infectionskrankheiten, wie Syphilis, Tuberkulose, Malaria, von der Mutter auf den Fötus ist ausser Zweifel und, in unsere moderne Sprachweise übersetzt, heisst dies nichts anderes, als dass die specifischen krankheitserregenden Mikroorganismen aus dem mütterlichen Blute durch die Placenta hindurch in den fötalen Kreislauf eindringen.

Im extrauterinen Leben erfolgt die Infection des Darminhaltes mit Keimen viel rascher, als man wohl gemeiniglich angenommen. Breslau [1]) hat schon im Jahre 1866 sehr interessante Unter-

---

[1]) Zeitschrift für Geburtskunde 1866.

suchungen über die Art und Zeit der Infection des Mekoniums mit Keimen angestellt. Sobald die Lungenathmung beginnt, macht der Neugeborene Saug- und Schluckbewegungen, und so gelangt, wie man durch Percussion der Magengegend feststellen kann, schon nach wenigen Stunden, noch ehe Nahrung gereicht wird, Luft in den Magen und oberen Theil des Darmkanals. Von da erfolgt die Weiterbeförderung derselben durch die peristaltischen Bewegungen; nach 12 Stunden ist sie über den grössten Theil des Abdomens, nach längstens 24 Stunden im Dickdarm und Rectum nachweisbar. Breslau hat dieses Verhalten nicht nur mittels der Percussion, sondern auch durch eine Reihe von Sectionsbefunden von Kindern, die in dieser Zeit gestorben, festgestellt. Auch auf die mit der atmosphärischen Luft und dem verschluckten Speichel in den Darmkanal eingeführten und eindringenden Mikroorganismen hat er Rücksicht genommen, wenn er auch anscheinend keine mikroskopischen Untersuchungen gemacht hat. Ja er ist sogar Anhänger der Ansicht, dass durch das Eindringen der in der Luft enthaltenen specifischen Keime in den Darmkanal der Neugeborenen septische Erkrankungen derselben entstehen können. Zugleich konstatirte er, dass das Kindspech eine zur Fäulniss wenig geeignete Substanz sei, und dass die spontane Gasentwicklung im Darm erst mit Beginn der Milchnahrung einsetze, um von da an durch das ganze Leben hindurch fortzubestehen.

Die Art der Entstehung und des Fortschreitens der Infection ist hier so zutreffend geschildert, dass ich nichts hinzuzufügen habe. Nur muss ich bemerken, dass ich in mehreren Fällen schon 3—7 Stunden post partum Mikroorganismen in dem aus dem Rectum entnommenen Kothe mikroskopisch sowohl als in der Cultur beobachtet habe, also zu einer Zeit, in welcher eine Durchwanderung der Luft durch den ganzen Darmkanal noch nicht angenommen werden konnte. Auch liess sich dies durch das Resultat der Percussion geradezu ausschliessen. Ebensowenig kann man daran denken, dass, wie mir von anderer Seite eingewendet wurde, hier etwa während des Geburtsactes Keime in den Mund gelangt und verschluckt worden seien. Es scheint mir zur Erklärung dieser auffälligen Thatsache keine andere Möglichkeit, als ein Eindringen derselben per anum anzunehmen. Wenn wir bedenken, dass selbst der weit längere und besser verschlossene Weg der Harnröhre, ja selbst der Sphincter der normalen Brustdrüsengänge, wie einige Autoren

annehmen, von den einwandernden Organismen überwunden wird,
so stellt im Vergleich dazu jede Schleimhautfalte der Analöffnung
eine breite, bequeme Strasse vor, mit dem besten Nährmaterial be-
säet, auf der die Bakterien in das Innere des Rectums einzudringen
vermögen. Dass aber ein Vordringen der Bakterien nach innen,
auch entgegen der Bewegung der Fäces stattfinden kann, bedarf
wohl keines Beweises. Es lassen sich leicht Verhältnisse anführen,
unter denen, abgesehen von direkter Einführung des Fingers oder
von Instrumenten in den Anus, eine solche Infection stattfinden
könnte, so namentlich bei längerem Liegen der Kinder in ihrem
Kothe, wobei bei dem geringen Tonus der Sphincteren geradezu
eine direkte Communication der Kothsäule vorhanden sein kann.
Im Uebrigen wollte ich hier nur auf die Möglichkeit des Vorkommens zur Erklärung der erwähnten Beobachtung hinweisen; den
direkten Nachweis habe ich nicht erbracht und bin gern bereit, einen
anderen Infectionsweg anzunehmen, wenn ein solcher als wahrscheinlicher gefunden wird.

Ob indessen die Einwanderung der Bakterien per os oder per
anum erfolgt —, stets sind es aus der Luft des betreffenden Raumes
stammende Keime, die das Mekonium inficiren, und die Art und
Raschheit der Infection hängt wesentlich von der Art und Menge
der in der Luft enthaltenen Keime ab. So kommt es, dass nach
Ort, Jahreszeit und Temperatur die Untersuchungen beträchtliche
Schwankungen ergeben. Während ich in einzelnen Fällen schon
3—7 Stunden post partum einzelne Keime, namentlich Coccenformen
im Inhalte des Rectums vorfand, war in anderen nach 24 Stunden
kaum etwas zu entdecken. Wir haben schon angegeben, welche
Momente dafür von Wichtigkeit sind: in erster Linie die Menge der
in der Luft befindlichen Keime, dann das mehr oder weniger rasche
Vordringen der Mekoniumsäule durch den Darmkanal mittels der
peristaltischen Bewegung. Als Durchschnitt kann man annehmen,
dass bei warmer Temperatur (Sommer) und bei staubreicher Luft
nach 24 Stunden schon eine reichliche Bakterienvegetation im Mekonium sich entwickelt hat, die, wenn auch die Zahl der Einzel-
individuen noch hinter den Verhältnissen des Milchkothes zurücksteht,
doch an Mannigfaltigkeit der Formen dieselben weit übertrifft. In
der kälteren Jahreszeit dagegen finden sich nach 24 Stunden zwar
stets Bakterien, mikroskopisch wie in der Cultur nachweisbar; doch
sind sie sehr vereinzelt und meist .wird die Ausstossung des Meko-

niums zu einer früheren Zeit erfolgen, als es zur reichlichen Vermehrung derselben gekommen ist.

Nach dem Angeführten wird man in dem Mekonium ein Spiegelbild der in der Luft des betreffenden Raumes vorkommenden Mikroorganismen erwarten dürfen, so weit diese unter den gegebenen Verhältnissen Bedingungen für ihre Existenz finden. So fehlen die einer reichlichen Sauerstoffzufuhr bedürfenden Schimmelpilze (nur in einem einzigen Falle fand ich einen verästelten Mycelfaden), während Spalt- und Sprosspilze sich in grosser Zahl und Mannigfaltigkeit darin finden. Der Nachweis derselben wurde in der Art geführt, dass der in vorher beschriebener Weise entnommene Koth auf Deckgläschen aufgestrichen und mit Gentianaviolettlösung oder dem Löffler'schen Kalimethylenblau gefärbt wurde; in einzelnen Fällen wurde auch die Ehrlich'sche und die Gram'sche Färbemethode in Anwendung gezogen.

Es wäre ermüdend und zwecklos, die ganze Reihe der Einzeluntersuchungen, die sich auf über 60 Fälle erstreckt, hier anzuführen, zumal dieselben bei Anführung der Culturversuche zum Theil noch einmal erwähnt werden. Ich beschränke mich daher darauf, die Verhältnisse zu schildern, wie sie bei frühzeitig eintretender und rasch fortschreitender Bakterienentwicklung gefunden werden. Dass erhebliche Abweichungen, sowohl im zeitlichen Auftreten als in der Art und Menge derselben vorkommen können, habe ich bereits erwähnt. Untersucht man das Mekonium etwa 3—7 Stunden post partum, so erwies sich dasselbe entweder noch als steril, oder es fanden sich oft nur durch das Culturverfahren nachweisbare Coccenformen, meist in Gestalt grosser Diplococcen, manchmal noch eine Art runder Hefezellen in vereinzelten Exemplaren. Nach etwa 18 Stunden findet sich in den meisten Fällen schon mikroskopisch nachweisbare Bakterienentwicklung. Ausser den erwähnten Formen sind jetzt meist auch schon Stäbchenformen, den Kurzstäbchen angehörig, vorhanden. Nun schreitet die Vermehrung rasch vorwärts und am Ende des ersten und zu Anfang des zweiten Lebenstages findet man ein Bild, das durch eine Anzahl durch ihre Gestalt auffälliger und sich sehr häufig wiederfindender Arten ein, wenn ich mich so ausdrücken darf, typisches Gepräge erhält. Eine Abbildung habe ich in meinem Vortrage [1]) gegeben. Photogramm-

---

[1]) Fortschritte der Medicin 1885, Bd. III Nr. 17.

Tafel I, Abb. 1 ist demselben Präparate entnommen; dasselbe stammt von einem 27 Stunden alten Kinde aus der Münchener Gebärklinik. Der augenfällige Unterschied dieses Bildes gegenüber beispielsweise den später zu erwähnenden Verhältnissen beim Milchkothe liegt ausser in der erheblich geringeren Zahl der Individuen in der grossen Mannigfaltigkeit der Formen, unter denen namentlich die Coccen sehr zahlreich vertreten sind, und in dem Vorkommen gewisser sporentragender Bacillenarten. Die Coccenformen werden regelmässig und in relativ grosser Menge angetroffen. Sie sind von wechselnder Grösse und Anordnung: so werden in den meisten Fällen grosse Formen als Diplococcen und Tetraden gefunden, doch auch kleine, regelmässig kreisrunde (Tafel II, Abb. 5) und endlich in Ketten angeordnete (Taf. II, Abb. 14). Doch findet man nur selten im Präparat längere Kettenformen. An Stäbchen finden sich besonders mannigfache Formen: eine ganz kurze, häufig parallel gestellte Art; eine andere mit zugespitzten Enden, einem Weberschiffchen ähnlich; schlanke, meist zu zweien verbundene Kurzstäbchen (Bacter. coli. comm.) und endlich zwei sporentragende Arten, die schon durch ihre Form und Häufigkeit unsere Aufmerksamkeit in Anspruch nehmen. Die eine derselben gehört den sogen. Köpfchenbakterien an, wobei ich dieselben mit diesem Namen lediglich ihrer Form wegen belege. Sie bestehen aus einem 4—7 μ langen, sehr schlanken Stiele, auf dem eine glänzende Spore aufsitzt; dieselbe ist in der Richtung des Fadens längsoval, erreicht in diesem Durchmesser bis zu 1,5 μ. Bei einzelnen sporentragenden Formen ist der Faden nicht mehr gerade, sondern schlängelt sich unter Verjüngung seines peripheren Endes. Dass das helle glänzende Köpfchen als Spore zu deuten ist, ergibt sich aus dem Verhalten gegen Anilinfarben, indem es nach Behandlung mit concentrirter Schwefelsäure, sowie in heisser, concentrirter Farbstofflösung die Anilinfarben aufnimmt, während es bei der gewöhnlichen Färbemethode ungefärbt bleibt. Ausser den eben beschriebenen Formen finden sich auch noch Fäden mit kleinerem, intensiv färbbarem Köpfchen (Stadium der Sporenbildung), und endlich solche, an denen das letztere fehlt.

Es war mir lange Zeit nicht gelungen, die Deutung dieser eigenthümlichen, Spermatozoen ähnlichen Gebilde und ihren Zusammenhang mit anderen im Präparate befindlichen Formen aufzufinden. Dieselben besassen zweifelsohne die grösste Aehnlichkeit mit den in der Literatur mehrfach beschriebenen und abgebildeten Köpfchenbakterien, die Bienstock kürzlich als das einzige Charakteristikum seines Eiweissbacillus angesprochen hat. Es war mir trotz vielfacher Bemühungen niemals eine der dürftigen Beschreibung Bienstock's entsprechende Art gewachsen, und auch die Köpfchenbakterien hatte ich niemals in meinen Culturen angetroffen. Daraus erklären sich die negativen Angaben, die ich darüber in dem Vortrage in der morphologischen Gesellschaft zu München [1]) gemacht habe. Erst in der letzten Zeit sind mir sowohl die typischen Köpfchenbakterien als die Fäden mit färbbaren Köpfchen und ohne dieselben in einem Fleischkolben zu Gesicht gekommen, welchen ich mit einer aus dem Fleischkoth isolirten Bakterienart inficirt hatte. Wenn wirklich diesem Bacillus die beschriebene Art der Sporenbildung zukommt, was noch nicht mit Sicherheit feststeht, so würden die im Mekoniumkothe vorkommenden schlanken geschwungenen Fäden, Köpfchenbakterien und Sporen als in den Formenkreis einer mit dem Hauser'schen Proteus identischen Spaltpilzart gehörig zu betrachten sein [2]).

Von diesen Formen leicht zu unterscheiden sind dickere, cylindrische Bacillen (1,0—1,4 μ breit, 4 bis zu 10 μ lang) mit ziemlich scharfen Ecken. Die kürzeren Formen sind meist zu kettenförmigen Verbänden hintereinander angeordnet [3]) oder als Winkelstäbchen oder auch einzeln im Präparate vorhanden. Ausserdem finden sich manchmal lange geschwungene Scheinfäden, die eine Zusammensetzung aus einzelnen Bacillen nicht erkennen lassen. Einzelne derselben färben sich nur schlecht oder theilweise mit Anilinfarben. Nicht selten trifft man in die Mitte oder häufiger näher dem Ende in diese Stäbchen eingelagert helle, glänzende, stark lichtbrechende Sporen von längsovaler Gestalt, durchschnittlich 2—2,5 μ lang, 0,7 μ breit. Dieselben finden sich auch frei mit einer hellen Gallerthülle umgeben, die jedoch an den beiden Polen die Färbung etwas annimmt [4]), einzeln oder als Haufen gelblicher glänzender Körner im Präparate. In heissen concentrirten Farbstofflösungen, sowie nach Behandlung mit concentrirter Schwefelsäure (Buchner) nehmen sie die Färbung an; behalten dieselbe auch, wenn sie nach der Ehrlich'schen Methode (Entfärbung in Salpetersäure) gefärbt worden.

---

[1]) Fortschritte der Medicin 1885, Nr. 17 S. 3.
[2]) Vergl. übrigens Anmerkung S. 77.
[3]) Vergl. Mittheil. aus d. kaiserl. Gesundheitsamt Bd I, Taf. XIII, Nr. 75.
[4]) Vergl. Mittheil. Bd. I, Taf. XIII, Fig. 76.

während die Kapsel die Grundfarbe annimmt. Durch ihre Form und Grösse sind sie leicht von den viel selteneren, freien Sporen der Köpfchenbakterien (Taf. II, Abb. 8 u. 9) zu unterscheiden. Die morphologische Uebereinstimmung dieser sporentragenden Bacillenart mit den von Cohn, Buchner, Prazmowsky, Koch u. A. beschriebenen und abgebildeten Heubacillen ist augenfällig, und das Ergebniss der Culturversuche hat die Identität derselben mit dem Bacillus subtilis (Cohn) durchaus bestätigt.

An anderweitigen Formen sind noch grosse, runde Kugeln und elliptische Körner (Sprosspilze) anzuführen. Ich bin mir wohl bewusst, die Mannigfaltigkeit der im Mekoniumkothe gefundenen oder noch zu findenden Formen damit keineswegs erschöpft zu haben; auch halte ich es nicht für meine Aufgabe, auf diese zum Theil von unberechenbaren Zufälligkeiten abhängigen Verhältnisse einzugehen; indessen glaubte ich, die häufiger und in grosser Anzahl vorkommenden Arten näher schildern zu müssen, um anderen Beobachtern die Vergleichung ihrer Befunde zu ermöglichen. Da ich an zwei so weit getrennten Orten, wie München und Wien bei meinen Untersuchungen fast das gleiche Bild und in der Hauptsache die nämlichen Arten, speciell die Köpfchenbakterien, sporentragende Bacillen und die Coccenformen beobachten konnte, so scheint es mir nicht unwahrscheinlich, dass dasselbe Verhalten auch an anderen Orten gefunden wird. Es würde dies darauf hinweisen, dass neben dem zufälligen Moment der Luftinfection doch noch eine gewisse Beziehung zum Nährsubstrat besteht, welche eben nur gewissen Arten günstige Bedingungen zu ihrer Vermehrung darbietet. Jedoch habe ich bislang darüber keine speciellen Untersuchungen angestellt. Wir hätten dann ein Recht, von specifischen Mekoniumbakterien zu sprechen in demselben Sinne, wie dies im Folgenden von den Milch- und Fleischkothbakterien gezeigt werden soll. Dass wirklich für die grösste Zahl der im Mekoniumkothe vorkommenden Arten derartige innige Beziehungen zum Nährsubstrate bestehen, beweist in negativem Sinne das Verschwinden dieser reichen und wohlentwickelten Bakterienvegetation mit der vollendeten Ausstossung des Mekoniums.

Es geht dieser Wechsel in ganz unvermittelter Weise meist am 2. oder 3. Lebenstage vor sich. Man kann unter günstigen Umständen in einem Stuhle die letzten Reste des Mekoniums und den Beginn des Milchkothes nebeneinander erhalten. So hatte ich ein-

mal Gelegenheit, bei einem 22 Stunden alten Kinde einen Stuhl zu
erhalten, der theilweise von gelbroth honiggelber Farbe und zäh-
schleimiger Consistenz, theilweise von heller eidottergelber Färbung
und bröckeliger Consistenz war. Die ersteren Partikelchen erwiesen
sich auch mikroskopisch als dem Mekonium angehörig und zeigten
fast ausschliesslich Köpfchenbakterien, ausserdem noch spärliche,
schlankere Kurzstäbchen, Coccen u. s. f., während in den anderen,
dem Milchkothe angehörigen Theilen nirgends Köpfchenbakterien
oder andere, dem Mekonium angehörige Formen, sondern nur die
beim Milchkoth zu erwähnenden Arten in spärlicher Zahl getroffen
wurden. Uebrigens können sich auch noch in den ersten Tagen
nach Entleerung des Mekoniums einzelne demselben angehörige
Bakterien in anscheinend reinem Milchkothe finden (Taf. II, Abb. 5).
Es rührt dies wohl von dem Zurückbleiben kleiner Partikelchen im
Darmkanal her, auf welchen dieselben noch eine Zeitlang ihr Dasein
fristen. Bei lebensschwachen und hereditär-syphilitischen Kindern,
bei denen die Ausstossung des Mekoniums langsam vor sich geht,
bleiben die geschilderten Verhältnisse entsprechend länger bestehen.

Diese auffällige und so leicht zu constatirende Thatsache des
Wechsels der Bakterienvegetation mit dem Beginne der Milchnahrung
ist von grosser Bedeutung für die Erkenntniss der bei der Darmfäulniss obwaltenden Verhältnisse. Sie ist meines Wissens der erste
direkte Nachweis der Abhängigkeit der Bakterienvegetation des Darmkanales von der chemischen Zusammensetzung des Inhaltes beim
Menschen. Während man bisher entweder den Darmkanal für den
Tummelplatz aller möglichen Bakterienarten gehalten hat oder die
richtig erkannte Constanz und beschränkte Anzahl der Arten durch
Vernichtung der nicht Sporen tragenden Keime zu erklären versuchte,
stehen wir hier dem Verschwinden einer ganz specifischen und
in zahlreichen Individuen im Darmkanal vorhandenen Bakterienvegetation gegenüber. Der einzige erkennbare Grund ist die Ausstossung des Mekoniums, auf dem sich jene entwickelte. Die nunmehr in den Darmkanal eintretende Milch enthält zwar alle Bestandtheile, welche zur Entwicklung jener nothwendig sind, aber dennoch
verschwinden sie aus dem Darm und räumen anderen Arten das
Feld. Die Ursache dieses Verhaltens, das Studium der nunmehr
erscheinenden Milchkothbakterien und die Beziehungen derselben
zum Nährsubstrat sind das eigentliche Ziel dieser Untersuchung.

Mikroskopische Untersuchung des Milchkothes.

An die Stelle des Mekoniumkothes tritt nunmehr der von den Resten der inzwischen aufgenommenen Milchnahrung herrührende Milchkoth. Das von dem Kothe der Erwachsenen sehr verschiedene Verhalten desselben hat ihn von jeher zum Gegenstande zahlreicher Untersuchungen gemacht, so dass wir über seine Zusammensetzung gut orientirt sind. Ausser den Arbeiten von Forster [1]), Biedert [2]) und Wegscheider [3]) verdanken wir Uffelmann [4]) sehr gründliche Untersuchungen über das chemische und mikroskopische Verhalten desselben. Die Menge der täglichen Fäces ist im Säuglingsalter eine sehr wechselnde; sie schwankt von einigen wenigen bis zu 40 gr. Auf 100 gr Nahrung sollen etwa 3,0 gr Fäces entleert werden. Die normale Farbe ist die eidottergelbe, von unverändertem Gallenfarbstoff herrührend, die Consistenz die einer weichen Salbe, die Masse anscheinend homogen; doch finden sich darin regelmässig sogen. Gerinnsel von gelbweisser Farbe, die aus Fett, Kalksalzen oder Pilzhaufen bestehen. Der Geruch ist etwas säuerlich, niemals fötid, die Reaction schwach sauer und zwar durch freie Milchsäure (Uffelmann).

Der Wassergehalt der Säuglingsstühle beträgt im Durchschnitt 84—86 %, ist somit im Vergleich zu dem des Mekoniums und des Kothes von Erwachsenen vermehrt. Entsprechend der guten Verdaulichkeit der Milch finden sich nur geringe Mengen der eingeführten Nahrung im Kothe wieder. Eiweiss ist, wenn überhaupt nachweisbar, nur in ganz geringer Menge vorhanden, nach Uffelmann etwas Pepton und Spuren unverdauter Proteïnsubstanz.

Das Fett nimmt mikroskopisch wie chemisch als Neutralfett, Fettsäure und Seife einen hervorragenden Antheil an der Zusammensetzung des Stuhles (zwischen 10—20 %, im Mittel 13,9 %).

Von Kohlehydraten finden sich nur Zersetzungsproducte, namentlich Milchsäure; die Probe auf Zucker fällt stets negativ aus. In der Asche des Milchkothes finden sich alle in der Muttermilch vor-

[1]) Aerztl. Intelligenzblatt 1879.
[2]) Jahrb. f. Kinderheilkunde und Kinderernährung Bd. XIV.
[3]) Ueber die normale Verdauung bei Säuglingen. 1875.
[4]) Uffelmann, Ziemssen's Archiv f. klin. Medicin Bd. XXVIII, und Ueber den Fettgehalt der Fäces gesunder Brustkinder. Arch. f. Kinderheilk. Bd. II S. 4.

kommenden Salze wieder und zwar vorwiegend Kalksalze (ca. 30 %
der Gesammtasche).

Ausserdem sind Epithelien, Schleim, Gallenfarbstoff und Gallensäuren aus den Darmsecreten beigemengt. Die Angaben über das
Vorkommen der gewöhnlichen Eiweissfäulnissproducte sind nicht übereinstimmend. Uffelmann will in einzelnen Fällen Leucin und
Tyrosin nachgewiesen haben, Baginsky niemals. Jedenfalls sind
sie nicht als normales Vorkommniss zu betrachten. Indol, Phenol
und Scatol wurden stets vermisst.

Die genauesten Angaben über die mikroskopische Untersuchung
der Säuglingsfäces finden sich in der erwähnten Arbeit von Uffelmann. In einer feinkörnigen, homogenen Masse liegen als augen-
fälligster Bestandtheil zahlreiche, meist in Haufen gruppirte Fetttropfen von sehr verschiedener Grösse; ausserdem findet man isolirt
oder in Schleim eingebettet Lymphkörperchen, Pflaster- und Cylinder-
epithelien, intensiv gelb gefärbte Schollen, endlich eine Reihe von
charakteristischen Krystallen — Cholestearin, Fett, Fettsäuren und
Seifen. Uffelmann erwähnt noch als häufigeren Befund Krystalle
aus phosphorsaurer Ammoniak-Magnesia, „die aber von beigemengtem
Urin herrühren können". Bei meiner Methode, den Stuhl zu entnehmen, wobei eine Verunreinigung mit Urin ausgeschlossen war,
habe ich diese Krystalle, wie überhaupt Anzeichen einer ammoniaka-
lischen Gährung niemals gefunden, so dass ihr Vorkommen wohl
auch in jenen Fällen als Verunreinigung aufzufassen ist.

Die ungenauen und vielfach sich widersprechenden Angaben
über die im Milchkothe vorkommenden Bakterien haben wir schon
oben angeführt. Und doch sind gerade hier die Verhältnisse so
einfach und schematisch als möglich. Nur durch die geringe Beachtung, welche man ihnen schenkte, durch mangelnde Vorsicht
beim Auffangen des Kothes scheint es erklärlich, dass eine so auffällige und leicht zu constatirende Thatsache nicht schon früher die
Aufmerksamkeit der Untersucher auf sich gelenkt hat. Betrachtet
man ein Partikelchen des frisch entnommenen Kothes ungefärbt bei
400facher Vergrösserung, so gewahrt man schon am Rande der
dichteren Partien einzelne, geringe Eigenbewegung zeigende, schlanke
Kurzstäbchen. In dünneren Stühlen können sie sich so massenhaft
finden, dass sie an den durchsichtigen Stellen des Präparates eine
helle, gegitterte oder gestrichelte Zeichnung hervorrufen. Färbt
man das Präparat mit Gentianaviolettlösung in der gewöhnlichen

Weise und betrachtet es mit stärkerer Vergrösserung, so löst sich
auch ein grosser Theil der vorher homogen erschienenen Massen zu
dichten Bakterienhaufen auf, so dass hier in der That der Spruch
zur Wahrheit wird, dass der grösste Theil der Fäcalsubstanz aus
Bakterien bestehe. Soweit diese Objecte sich vergleichen lassen,
scheint die Zahl der Bakterien hier noch grösser als im Kothe der
Erwachsenen, erheblich vermehrt gegenüber dem Mekoniumkoth.
Ich möchte die Ursache dieser Erscheinung in dem begünstigenden
Einflusse des normal höheren Wassergehaltes beim Säuglingsstuhle
gegenüber den anderen suchen.

Noch überraschender als diese Erscheinung ist jedoch die Beobachtung, dass diese zahllose Masse von Bakterien unter sich so
ähnliche Verhältnisse und Formen aufweist, dass sie auf den ersten
Blick als Reincultur einer Art von schlanken Bacillen imponirt.
Man trifft dieselben meist als deutlich abgesetzte wie durch ein unsichtbares Band noch zusammenhängende Doppelstäbchen in durchaus regelloser Anordnung bald in kleinen Gruppen (Taf. II, Abb. 1)
oder Schwärmen (Taf. II, Abb. 2), in denen die Stäbchen mit der
Längsachse meist parallel gestellt erscheinen, bald ohne erkennbare
Gruppirung wie ein Netzwerk das ganze Gesichtsfeld erfüllend.
Manche dunkler gefärbte Stellen des Präparates bestehen ausschliesslich aus einem dicht durcheinandergewirrten Haufen dieser Bacillen.
An den meisten Exemplaren ist ihre Stäbchennatur gut ausgesprochen;
der Längendurchmesser übertrifft um ein Bedeutendes die Breite, die
Ecken, wenn auch etwas abgeschrägt, doch deutlich vorhanden. Ihre
Länge schwankt zwischen 1—5 μ, ihre Breite ist 0,2—0,4 μ und
darüber. Kettenbildung, Scheinfäden, endogene Sporen habe ich
niemals in Stuhlpräparaten an denselben beobachtet. Ihr mikroskopisches Aussehen, das eines schlanken Kurzstäbchens, bietet
demnach wenig Charakteristisches dar; ja es kann dasselbe bei den
weiten Grenzen, in denen Längen- und Breitendurchmesser schwanken,
ein so wechselndes sein, dass erst die Cultur uns die Ueberzeugung
gibt, dass wir es mit denselben Bakterien zu thun haben. Es ist
dies namentlich bei Stuhluntersuchungen an verschiedenen Kindern
der Fall, während die Bakterienvegetation desselben Kindes und noch
mehr derselben Entleerung ein mehr übereinstimmendes, gleichartiges
Aussehen darbietet. Die Ursache dieser Erscheinung liegt wohl
darin, dass diese Unterschiede durch kleine, mehr weniger constante
Verschiedenheiten in den Ernährungs- und Wachsthumsbedingungen

im Darmkanal des betreffenden Säuglings hervorgerufen sind, die
auf die Bakterienvegetation desselben Stuhles natürlich in gleichem
Sinne einwirken. So findet man manchmal auffällig kurze Formen
meist einzeln oder nur mit Einschnürung versehen und mit stärker
abgerundeten Ecken, die wohl auf eine lebhafte Vermehrung und
rasche Abschnürung schliessen lassen. Am häufigsten in normalen
Stühlen sind die mittelgrossen Bacillen (1,5—3 μ. lang), meist deutlich
abgesetzte, gerade oder seltener winkelig gebogene Doppelstäbchen.
Die Breitendurchmesser derselben (Taf. II, Abbild. 1 u. 2) können
jedoch erheblich schwanken, woran indess wohl auch die Präpa-
rations- und Färbungsmethode von Einfluss sein kann. In anderen
Stühlen endlich sieht man gestreckte, um fast das Doppelte längere
Formen, an denen eine Einschnürung oder Theilung nicht zu be-
merken ist (Taf. II, Abb. 1). Dieselben zeigen nicht selten eine
leichte Krümmung und ungefärbte Stellen im Verlaufe des Stäbchens.
Den eigenthümlichsten Anblick gewähren jedoch die in Taf. II,
Abb. 3 dargestellten, gleichsam „punktirten" Bacillen, bei denen der
kleine färbbare Rest des Zellprotoplasmas sich in eine einzige in
der Mitte gelegene Kugel zusammengezogen hat, während die distalen
Enden wie leere Hüllen nur mehr die Contour erkennen lassen. Bei
Doppelstäbchen liegt der gefärbte Punkt an den sich berührenden
Enden, ja in manchen Fällen hat es den Anschein, als ob inmitten
des gefärbten Stückes Einschnürung und Theilung in gewöhnlicher
Weise vor sich gingen. Seltener begegnet man Formen wie den
in Taf. II, Abb. 11 nach einem Culturpräparat wiedergegebenen
(8 Formen) oder einem regelmässigen Abwechseln der gefärbten und
ungefärbten Stellen im Verlaufe des Stäbchens. Baginsky[1]) hat
ähnliche Formen als bei Cholera infantum vorkommend abgebildet.
Das in Taf. II, Abb. 3 gezeichnete Präparat stammt aus dem normalen Kothe eines gesunden, niemals erkrankten Brustkindes, das
bei wiederholten Untersuchungen stets denselben Befund gezeigt
hatte (vergl. Culturversuche Stuhl XV u. XVI). Auch in anderen
normalen Stühlen und im Darminhalt habe ich sie jedoch weniger
reichlich und gut entwickelt angetroffen, so dass ich denselben durchaus keine pathognomonische Bedeutung zumessen kann. Im Gegen-
theile sprechen meine Beobachtungen dafür, dass es sich um den

---

[1]) Verdauungskrankheiten der Kinder. Beitr. zur Kinderheilkunde 1884,
Taf. II, Abb. 5 u. 6.

normalen Milchkothbakterien sehr nahestehende, wenn nicht identische Formen handelt (vergl. S. 64).

Die soeben geschilderten Stäbchen finden sich in vielen Präparaten in solcher Ueberzahl, dass man im Gesichtsfelde kaum einige Mikroorganismen auffinden kann, die sich schon durch ihr mikroskopisches Aussehen von jenen scharf unterscheiden. Doch gelingt es meist, jedoch nicht immer, noch eine zweite Art von Bacillen zu differenziren, die sich durch ihre kürzeren, dickeren, plumperen Formen auszeichnet. Sie finden sich meist vereinzelt (Taf. II, Abb. 2) oder als eingeschnürte Stäbchen, seltener in Gruppen oder kürzeren Ketten (Taf. II, Abb. 1) in den Präparaten. Ihre Zahl ist wechselnd, oft so gering, dass sie nur nach langem Suchen entdeckt werden, manchmal reichlicher in kleinen Haufen, aber stets unter normalen Verhältnissen weit hinter den schlanken Kurzstäbchen zurückstehend. Ihre Grössenmaasse wechseln weit weniger — Länge 0,8—1,5 μ, Breite 0,6—1,0 μ. —, gehören also noch zu der Gattung Bacterium der alten Nomenclatur. Ihre Unterscheidung von den ersterwähnten Bacillen ist namentlich den kürzeren Formen derselben gegenüber schwierig und nicht immer mit Sicherheit zu machen, während sie von den längeren Formen durch ihre kürzere, breitere und gedrungenere Gestalt und die abgerundeten Ecken leichter zu trennen sind. Sichere Unterscheidung ist nur durch die Cultur möglich.

Mit diesen beiden Stäbchenarten ist die Zahl der normal und constant im Milchkothe vorkommenden Mikroorganismen erschöpft, und man wird bei dem Vergleiche von Stuhlpräparaten vom Säugling und Erwachsenen die erstaunliche Gleichförmigkeit der Bacillen des ersteren gegenüber der Mannigfaltigkeit der in dem letzteren vorkommenden Bakterienformen leicht constatiren können. Den Angaben, dass grosse Mengen von Coccen und namentlich Hefezellen in jedem normalen Stuhl enthalten seien, muss ich entschieden widersprechen. Allerdings sind die beiden Bacillenarten selten oder nie in wirklicher Reincultur vorhanden. In der Regel sind noch andere Arten vorhanden, namentlich Coccenformen werden fast nie ganz vermisst, jedoch finden sich dieselben meist in so geringer Zahl, dass sie den oben geschilderten Gesammteindruck des mikroskopischen Bildes nicht stören.

Auch in diesen inconstant im Milchkothe vorkommenden Bakterien lässt sich eine gewisse Auswahl, ein häufigeres Vorkommen gewisser Arten nicht verkennen. So finden sich im Anschluss an die Ausstossung des Mekoniums in der Regel einige Coccenarten, die schon beim Mekonium erwähnt wurden, so relativ häufig die grossen Tetradenformen, seltener Kettencoccen und andere, in Gruppen oder paarweise geordnete Coccen (Taf. II, Abb. 5). Bei älteren Kindern finden sich häufiger dickere Fäden und in seltenen Fällen auch Sprosspilzformen. Lange, sporentragende Fäden und freie Sporen [1], mit Jod sich färbende Bacillen, Spiralen oder commaförmig gekrümmte Formen habe ich unter normalen Verhältnissen nicht beobachtet.

Ich will gleich hier anschliessen, dass meine Untersuchungen hauptsächlich an Brustkindern der ersten Lebenswochen, also unter den günstigsten Ernährungsverhältnissen gemacht sind. Es sind mir freilich auch unter diesen ausgewählten Fällen Präparate zu Gesicht gekommen, in denen man das oben beschriebene typische Bild nur mit Mühe noch zu erkennen vermochte, obgleich keine Verdauungsstörung nachweisbar war. Allein wir dürfen nicht vergessen, dass die mikroskopische Untersuchung vielleicht ein viel feineres Reagens auf den normalen Ablauf der Verdauungsvorgänge darbietet als unsere bisherigen klinischen Hilfsmittel. Die im folgenden Abschnitte aufgeführten Darmbefunde illustriren diese Behauptung (Darminhaltuntersuchung VII u. VIII). Desgleichen können im Anschluss an einen Darmkatarrh Verhältnisse bestehen bleiben, welche, auch wenn die Stühle anscheinend wieder normal geworden, noch ein erhebliches Abweichen vom typischen Bilde bedingen. Ich habe deshalb bei Culturversuchen nur Kinder berücksichtigt, welche bis dahin noch nicht an einer Darmaffection gelitten hatten. Auch künstlich mit Kuhmilch aufgezogene Kinder bieten meist schon etwas complicirtere Verhältnisse dar, die ich indessen lediglich den bei künstlicher Ernährung leichter eintretenden Verdauungsstörungen zuschreibe. Mit dieser Einschränkung gilt jedoch für sie dasselbe wie für die Brustkinder. Den Wechsel der Verhältnisse bei Beinahrung und in der Ablactationsperiode habe ich nicht in den Kreis meiner Untersuchungen gezogen. Man wird mir nicht einwenden dürfen, dass dann unter Umständen viele Säuglinge auch bei vollkommenem Wohlbefinden Abweichungen von dem geschilderten normalen Verhalten in Bezug auf die im Stuhle vorkommenden Bakterien aufweisen. Es handelt sich

---

[1] Es sind hierunter nur jene sporenähnlichen Gebilde verstanden, welche bei der gewöhnlichen Färbemethode Anilinfarben nicht annehmen.

hier zunächst um die Erkenntniss der typischen Verhältnisse, wie sie oben nur bei den günstigsten Bedingungen klar zum Ausdrucke kommen. Die zahlreichen allmählichen Uebergänge, die zwischen diesen und pathologischen Veränderungen bestehen, werden später noch bei Erwähnung der klinischen Stuhluntersuchungen besprochen werden.

Mikroskopische Untersuchung des Darminhaltes.

Der im Stuhl zu Tage tretende Darminhalt stellt jedoch nur den letzten Act der bei der Verdauung ablaufenden Vorgänge dar, und es wäre durchaus unzulässig, die bei demselben gefundenen Verhältnisse mit den im ganzen Darmkanal vorhandenen zu identificiren. Um die in den einzelnen Phasen des Verdauungsprocesses thätigen Bakterien kennen zu lernen, musste die Untersuchung auf die einzelnen getrennten Abschnitte im Verlaufe des Darmkanals ausgedehnt werden. Derartige methodische Untersuchungen sind am menschlichen Darmkanal bisher noch nicht ausgeführt. Zwar finden wir bei verschiedenen Autoren, wie Klebs, Nothnagel, Billroth (an den oben angeführten Stellen), gelegentliche Notizen, aus denen aber nichts weiter hervorgeht, als dass im Magen keine oder doch nur sehr wenige, im Dünndarm mehr und im Dickdarm am zahlreichsten Bakterien vorhanden sind. Genauere Angaben hat Nenki[1]) über die Mikroorganismen im Darmkanal des Hundes gemacht. Derselbe fand bei sämmtlichen untersuchten Thieren übereinstimmende Befunde: in den oberen Theilen vom Pylorus an nur wenige Gebilde, fast nur Micrococci. Im Verlaufe nach unten treten zahlreiche Kügelchen und Stäbchen auf, und in den unteren Darmpartien vermisst man neben den Stäbchen auch die längeren, dünnen Bacillenfäden nie. Mit ihrer Zunahme, die das Maximum im Dickdarm erreicht, wächst der stinkende fäcale Geruch.

Die Untersuchungen am Säuglingsdarm zeigten damit insofern eine gewisse Uebereinstimmung, als auch hier der mikroskopische Befund in allen normalen Fällen untereinander gut übereinstimmte und die Bakterienvegetation vom Pylorus nach dem Rektum zu an Zahl und Grösse der Formen stetig zunahm. Dagegen waren die hier gefundenen Arten und Formen von jenen wesentlich verschieden.

---

[1]) Ueber die Zersetzung der Gelatine und des Eiweisses. Bern 1876.

Es wurden zu diesen Untersuchungen die Leichen in möglichst frischem Zustand benutzt, eventuell dieselben auf Eis aufbewahrt. Die zu untersuchenden Darmpartien wurden doppelt unterbunden dem Körper entnommen und erst unmittelbar vor der mikroskopischen Untersuchung vorsichtig eröffnet. Die Präparate wurden womöglich dem im Darmlumen enthaltenen Speisebrei entnommen und mit Anilingentianalösung gefärbt, in mehreren Fällen überdies Culturen aus dem Darminhalt gemacht, deren Resultate S. 104 angeführt sind.

Kind I (Münchener Gebärklinik). 36 Stunden alt, hat angeblich an der Brust nicht getrunken. Todesursache: Lebensschwäche. Section 27 Stunden p. mortem.

Im Magen und Oesophagus findet sich eine schaumige milchweisse Flüssigkeit von schwachsaurer Reaction (Speichel + Milchreste). Mikroskopisch vorwiegend Schleim, Epithelien, Fetttropfen, nur sehr wenige Mikroorganismen, ausschliesslich den Kurzstäbchen angehörig.

Inhalt des Duodenums besteht ausschliesslich aus Schleim und desquamirten Epithelien, weder Nahrungsreste noch Bakterien. R. schwach sauer.

Anfang des Jejunum: reichlich Fetttropfen, Kurzstäbchen und ovalen Coccen ähnliche Formen in zoogläaartigen Haufen.

Mitte des Dünndarms: zahlreiche Fetttropfen; kürzere und etwas längere Stäbchen, eingeschnürte Bakterien, letztere zum Theil in Zooglüen. R. sauer.

Colon: Milchreste mit Mekonium gemengt, kleine Gasblasen; dieselben Bakterienformen.

Epikrise. Die Bakterienvegetation war auf jene Stellen beschränkt, an denen Milchbestandtheile nachweisbar, bestand aus untereinander wenig verschiedenen Kurzstäbchen (Milchsäurebakterien?), oft in zoogläaartigen Haufen. Ausstossung des Mekoniums war schon grösstentheils vor sich gegangen, ohne dass die sonst darin vorhandenen Formen zur Entwicklung gekommen wären.

Kind III (Münchener Gebärklinik). Frühgeburt mit 30 Wochen. Geboren 7. X., gestorben 11. X. 1884. Todesursache Haematoma durae matris. Wurde, da es zu schwach war, die Warzen zu fassen, mit Kuhmilch ernährt.

Section am 13. X. Morgens. Im Magen reichlich schlanke und plumpere Stäbchen, zum Theil in langen Schwärmen, Coccen fehlen oder sind doch ganz spärlich vorhanden. R. sauer.

Ende des Duodenums finden sich neben den in geringer Anzahl vorhandenen Kurzstäbchen etwas längere und breitere Formen, deren Zellleib nur stellenweise die Farbe angenommen hat. Namentlich an den Enden, seltener in der Mitte, sind ungefärbte Stellen (8 Formen), bei anderen geradezu in regelmässigen Zwischenräumen. Ausserdem finden sich in geringer Zahl runde und ovale Bakterien.

Mitte des Dünndarms: eingeschnürte Stäbchen, schlanke kurze Bacillen, und jene zuletzt angeführte, stellenweise gefärbte Bacillenart.

Dickdarm am S romanum: die beim Milchkoth beschriebenen Kurzstäbchen in grosser Zahl, viel spärlicher die oben beschriebenen Bacillen mit ungefärbten Stellen. Ferner finden sich spärlich Köpfchenbakterien, cylindrische lange Fäden mit glänzenden Sporen eingelagert, freie Sporen mit Kapsel sowie in ganz geringer Anzahl coccenähnliche Gebilde.

Epikrise. Der auffälligste Befund waren hier die stellenweise ungefärbten Bacillen, wohl identisch mit den auch gelegentlich im Stuhle gefundenen (Taf. II, Abb. 3). Ihre Deutung ist nicht sichergestellt, doch wahrscheinlich eine Degenerationsform der normal vorhandenen Bakterien (vergl. S. 64). Im Dickdarm fanden sich noch dem Mekoniumkothe angehörige Formen.

Kind IV. 3½ Tage alt. Todesursache Haematoma durae matris. Section 11 Stunden p. mortem.

Mageninhalt intensiv gallig gefärbt, dickschleimig, Caseïnflocken erkennbar, zahlreiche Fettkugeln.

Spärliche Bakterienentwicklung, fast ausschliesslich kurze, dicke, zum Theil eingeschnürte Stäbchen; einzelne feine Coccen und Tetradenformen.

Duodenum ohne Speisereste, enthält nur ganz spärlich die oben erwähnten Kurzstäbchen.

Jejunum oberer Theil: Kurzstäbchen, eingeschnürte Bacillen mit ungefärbten Stellen (8 Formen), stellenweise in zoogläaartigen Haufen, ferner in geringer Zahl runde und ovale Formen, zum Theil zu Ketten angeordnet.

Ileum: Die schlanken Milchkothbacillen überwiegen mehr und mehr, 8 Formen spärlich.

Coecum: Der bis dahin hellgelb gefärbte Speisebrei ist hier dunkler, stellenweise deutlich mit Mekonium gemengt. Neben den eben erwähnten Arten finden sich nun grosse runde Hefezellen, Köpfchenbakterien, lange cylindrische Fäden und freie Sporen; Coccen spärlich in Semmel- und Kettenform. — Mitte des Dickdarms: die gleichen Verhältnisse. — Rectum: überwiegen mehr die normalen Milchkothbacillen.

Epikrise. In dem zum grössten Theile wohl aus den oberen Darmpartien stammenden Mageninhalt, wie im Duodenum, waren fast ausschliesslich die dicken eingeschnürten Stäbchen vorhanden, in den tieferen Partien neben den bekannten schlanken Milchkothbacillen. Im Coecum auf zurückgebliebenen Mekoniumresten die denselben typische Bakterienvegetation; im Rectum wieder Milchkoth vorwiegend.

— 32 —

Kind V. 5 Monate alt, gut entwickelt, ausschliesslich an Mutter-
brust genährt. Wurde an linksseitigem Empyem operirt. Exit. let.
4 Tage nach der Operation, 1. II. 85, Abends 8 ½ Uhr.

Section am 2. II. Mittags 3 Uhr. Leiche hart gefroren. Magen mit Gas gefüllt. Auf dem Epithel eine Schicht glasigen Schleimes, die vorwiegend grosse,
von Hof umgebene Tetradencoccen enthält, ferner in spärlicher Anzahl lange
Bacillen. R. sauer.
Duodenum enthält nur wenig goldgelben Speisebrei. R. sauer. Im ge-
färbten Präparat spärliche schlanke, längere und kürzere eingeschnürte Stäbchen, die erwähnten Kapselcoccen und einige sprosspilzähnliche Formen.
Mitte des Dünndarms, ebenso am unteren Ende desselben überwiegen die
längeren schlanken Formen spärliche eingeschnürte Stäbchen, Kapsel- und
Kettencoccen.
Coecum enthält etwas grünlich gefärbten Speisebrei von saurer Reaction,
darin dieselben eben erwähnten Formen, sowie lange, zum Theil geschwungene
Fäden; Coccen in geringer Zahl.
Rectum: Die schlanken Milchkothbacillen vorherrschend, nur einzelne
längere Fäden, Kapselcoccen und Ketten.

Epikrise. Als Complication des schweren Allgemeinleidens war
finem versus ein acuter Magenkatarrh mit starker Schleimsecretion
und vermuthlich mangelnder Salzsäureausscheidung eingetreten. Daher
die starke Entwicklung von Tetradencoccen (zum Theil mit Kapsel
versehen) und Fäden im Magen, deren Formen durch den ganzen
Darmkanal hindurch aufzufinden waren. Im Uebrigen ziemlich normales Verhalten.

Kind VIII (aus dem Wiener Findelhause). 5 Monate alt, ausschliesslich an der Brust genährt. Todesursache: acute, lobuläre
Pneumonie beider Unterlappen. Gest. 6. III. 85. Section 7. III. 85.

Mageninhalt gallig gefärbt. Im Duodenum geringe Mengen Speisebrei,
vorwiegend Darmsecret und Epithelien. Darin nur spärliche Bakterien, ovale
Formen, Diplococcen ähnliche Gebilde, eingeschnürte Stäbchen, kurze Bacillen.
Mitte des Dünndarms: Noch immer spärliche Bakterien derselben Art.
Die Stäbchenformen etwas reichlicher.
Unteres Ende des Dünndarms: Stäbchenformen noch reichlicher, man
unterscheidet jetzt deutlich längere, schlanke Kurzstäbchen, welche die grössere
Zahl ausmachen, und spärlichere dicke, kürzere Formen mit abgerundeten
Ecken, oft mit Einschnürung versehen. Ovale und runde Formen fast ganz
verschwunden.
Anfang des Rectums: Die schlanken Kurzstäbchen haben sich so sehr ver-
mehrt, dass die anderen Formen ganz zurücktreten. Zugleich erscheinen sie
länger und schlanker als in den oberen Darmpartien. Das Bild entspricht vollkommen den beim normalen Milchkoth geschilderten Verhältnissen.

Epikrise. Die im Darmkanal gefundenen Bakterien scheinen ausschliesslich dem Formenkreis der im normalen Milchkoth vorkommenden Milchsäure- und Colonbakterien anzugehören. In den oberen Darmpartien finden sich zahlreiche eingeschnürte Stäbchen und im Ganzen die kürzeren, mehr abgerundeten Formen der Stäbchenarten, im unteren treten die kurzen, eingeschnürten Stäbchen zurück bis fast zum völligen Verschwinden; es finden sich fast ausschliesslich schlanke, deutlich cylindrische Formen.

Kind IX (aus der III. geburtshilfl. Abth. des Wiener allgem. Krankenhauses). 3 Tage alt. Todesursache: Lues congenita.

Im Magen blutig-schleimiger Inhalt. Mikroskopisch ziemlich reichlich Bakterien, vorwiegend kurze, plumpe Stäbchen.

Duodenum: Blutig-gallertiger Inhalt, spärliche Bakterien wie oben.

Ende des Dünndarms: Speisereste, reichliche Bakterienentwicklung, kurze dicke und längere schlanke Stäbchen.

Cöcum hat noch syrupösen, grüngefärbten Inhalt (Mekonium). Mikroskopisch nur geringe Bakterienvegetation der im Mekonium vorkommenden Arten (Köpfchenbakterien, Sporen u. s. w.).

Epikrise. Im Dünndarm hatten sich bereits die der Milchnahrung entsprechenden Verhältnisse entwickelt, noch ehe das Mekonium völlig entleert war. Eine verspätete Ausstossung des Mekoniums wird übrigens gerade bei mit Lues congenita behafteten Kindern in besonders auffälliger Weise beobachtet.

Bei der Verwerthung der Resultate dieser Untersuchungen sind jedoch mehrere Punkte zu berücksichtigen, welche man bei der Uebertragung derselben auf die im normalen Darmkanal während des Lebens bestehenden Verhältnisse zu beachten hat. So könnte man einmal einen Theil derselben als erst nach dem Tode mit dem Eintritt der Fäulnisserscheinungen entstanden betrachten. Obgleich diese Möglichkeit nicht ausgeschlossen ist, so kommt ihr doch gerade in diesen Fällen keine zu grosse Bedeutung zu, da die Untersuchungen ausschliesslich im Winter 1884/85 meist bei strenger Kälte ausgeführt wurden, und die zwischen dem Tode und der Section verstrichene Zeit, wenigstens in einigen Fällen, nur etliche Stunden betrug. Misslich ist ferner der Umstand, dass fast zu allen schwereren, zum Tode führenden Erkrankungen des Säuglingsalters sich dyspeptische Erscheinungen und Darmkatarrhe hinzugesellen. Obgleich die vorstehenden Untersuchungen unter einer grösseren Anzahl von Sectionen ausgewählt wurden, so zeigen doch die meisten derselben patho-

logische Veränderungen und sind demnach in dieser Richtung zu
corrigiren. Endlich wirkt noch die gerade bei Kindern besonders
heftig in agone auftretende peristaltische Darmbewegung störend,
insofern sie den Inhalt des Darmkanals dislocirt. Indess gestatten
die Resultate dennoch, sich ein annähernd richtiges Bild von den
fraglichen Verhältnissen zu machen.

Die Verschiedenheit der im Mekonium und im Milchkoth gedeihenden Bakterien bestätigt sich wie im Stuhl so auch bei der
Untersuchung des Darmkanals, indem selbst in nebeneinander-
liegenden Darmabschnitten die Trennung eine scharf ausgesprochene
bleibt. Bei den normal entwickelten Verhältnissen des reinen Milch-
darms (Kind VIII) findet sich im Magen eine spärliche, vorwiegend
aus Stäbchen bestehende Vegetation. In den obersten Partien des
Duodenums oder selbst des Dünndarms finden sich überaus wenige
und kleine, runde oder ganz kurze, stäbchenartige Formen. Erst
am Ende des oberen Drittels wird die Bakterienvegetation etwas
reichlicher. Es finden sich diplococcenähnliche, dickere eingeschnürte
und kürzere schlanke Stäbchen. Die Zahl und Länge der letzteren
nimmt nun im Verlauf des Dünndarms rasch zu, während die der
eingeschnürten Formen sich nicht weiter vermehrt. Im Cöcum finden
sich bereits weit überwiegend und sehr zahlreich die im Milchkoth
beschriebenen schlanken Kurzstäbchen, und es scheint an dieser
ersten Station der Speisen im Darmkanal eine geradezu sprung-
weise Vermehrung der Bakterienvegetation im Vergleich zum Dünndarm einzutreten. Im Verlaufe des Colons kommt es dann noch zu
weiterer Vermehrung, die jedoch nicht mehr so deutlich sich verfolgen lässt, namentlich aber zu einem ausgesprochenen Ueberwiegen
der längeren Formen. Die einzelnen Stäbchen strecken sich und
nehmen die Form der im Stuhlpräparat beschriebenen, schlanken Bacillen an; zugleich nimmt die Zahl derselben so sehr zu, dass sie
alle anderen, namentlich die im oberen Theil des Dünndarms in
grosser Menge vorhandenen dickeren, eingeschnürten Stäbchen fast
vollständig verdrängt.

Die Zahl der in den einzelnen Darmabschnitten gefundenen
Bacillen scheint demnach abhängig in erster Linie von der Menge
des im Darme enthaltenen Speisebreis und der Dauer seines Aufenthaltes in demselben. Diejenigen Darmabschnitte, welche mit
Secreten gefüllt (Kind VII), und in denen keine oder nur Spuren
von Speiseresten vorhanden waren, erwiesen sich wenigstens für

die mikroskopische Untersuchung als ganz oder fast ganz frei
von Mikroorganismen. Man braucht deshalb nicht an eine anti-
septische (antiputride) Wirkung der Galle im Sinne der früheren
Autoren zu denken. Es handelt sich hier wohl nur um den Effect
der Vermischung einer grossen Menge bakterienfreier Secrete mit
einer geringen Quantität bakterienhaltigen Speisebreis, wie sie eben
im Duodenum und den oberen Dünndarmpartien stattfindet. Im Colon,
wo ein Theil der Darmsekrete resorbirt und die Menge des Speisebreis
überwiegend ist, ist von einer solchen scheinbaren Einwirkung nichts
mehr zu sehen.

Von nicht geringerer Bedeutung ist der zweite Punkt: die Dauer
des Aufenthaltes im Darmkanale. Nehmen wir an, wie es ja für
die Mehrzahl der Fälle wohl Geltung hat, dass entweder keimfreie
Nahrung zugeführt, oder die mit derselben in den Magen gelangenden
Keime durch die freie Salzsäure des letzteren getödtet werden, so
gelangt in der Norm bakterienfreie oder doch nur wenige Keime
enthaltende Nahrung in das Duodenum. Indem sie sich dort mit
den von der letzten Verdauungsperiode herrührenden Keimen inficirt, kommt es zu einer raschen Vermehrung der Bakterien in
dem denselben zusagenden Medium. Allein indem die Peristaltik
des Dünndarms den Inhalt rasch nach unten befördert, kommt die
Entwicklung der Formen nicht über das Vermehrungs- und Jugend-
stadium hinaus und erst im Cöcum, wo der Speisebrei länger verweilt, kommt es zur reichlicheren Entwicklung und Ausbildung der
typischen Wuchsformen. Die im Laufe des Colons noch zunehmende
Länge der Stäbchen kann man entweder als Ueberwiegen älterer,
ausgebildeter Formen oder als Zeichen der zunehmenden Erschöpfung
des Nährbodens auffassen (Buchner). Uebrigens besteht, wie
später bei Besprechung der Culturversuche ausgeführt werden wird,
zwischen der Bakterienvegetation in den oberen und den unteren
Darmpartien nicht nur ein Unterschied in Bezug auf Zahl und
Grösse, sondern auch in Bezug auf die Art der Mikroorganismen,
der allerdings im mikroskopischen Bilde weniger deutlich hervor-
tritt. Es ist in mehreren Stellen der Protokolle darauf hingewiesen,
dass die Zahl der kurzen, dickeren, eingeschnürten Stäbchen, die im
Stuhl eine verschwindend kleine ist, in den obersten Darmpartien,
im Duodenum und Dünndarmanfang erheblich vermehrt erscheint und
im Verlaufe des Darmkanals in umgekehrtem Verhältniss zum Auftreten der schlanken Kurzstäbchen stetig bis zum fast völligen Ver-

schwinden abnimmt. Ihre Erkennung im mikroskopischen Bilde
und die Differenzirung derselben von den kurzen im oberen Darm-
abschnitt überhaupt vorhandenen Bakterienformen ist übrigens eine
sehr schwierige und unsichere, so dass eigentlich erst das Culturverfahren uns darüber sicheren Aufschluss gibt.

Das namentlich in Fall V erwähnte Auftreten anderer Formen,
exquisiter Coccen (Tetraden) und Kapselhefe, ist sicher als Folge
einer auch pathologisch-anatomisch constatirten Veränderung aufzufassen, und sind dieselben offenbar von dem katarrhalisch afficirten
Magen aus eingedrungen.

Schliesslich erwähne ich noch, dass die Untersuchung des
Darmkanals von ausschliesslich mit Milch genährten Thieren (Katzen)
ganz ähnliche Verhältnisse ergeben hat.

Bakteriologische Untersuchung der Fäces und des Darminhaltes.

Nachdem wir uns lediglich an der Hand der mikroskopischen
Untersuchungen ein objectives Bild von den typischen Verhältnissen
der Bakterienvegetation in Stuhl und Darmkanal construirt haben,
gehen wir über zu den Ergebnissen der angestellten Culturen. Die
Erfahrungen der modernen Bakteriologie haben zur Genüge gezeigt,
dass die morphologische Uebereinstimmung durchaus noch nicht zum
Nachweis der Identität der Bakterien genügt, und es war sehr wohl
möglich, dass die scheinbare Einfachheit der Verhältnisse nunmehr
in ein Gemenge biologisch sehr verschiedener Pilze sich auflöste.
Andererseits durfte man darauf gefasst sein, nur einen unbestimmt
grossen Bruchtheil der im mikroskopischen Bilde vorhandenen Bakterien sich entwickeln zu sehen. Jedenfalls musste, um nicht auf
Einseitigkeiten zu gerathen, stets die Controle mittels des Mikroskops geübt werden; ich habe, um Wiederholungen zu vermeiden,
in den Culturversuchen, wo möglich, auf den im vorigen Abschnitt angegebenen Befund verwiesen, wo nicht, denselben mit
Bezugnahme auf die dortigen genaueren Ausführungen mit wenigen
Worten skizzirt. Zunächst jedoch sehe ich mich veranlasst, einige
allgemeine Bemerkungen einzuschalten über Beobachtungen, die mir
im Laufe dieser in mehrfacher Beziehung von dem gewöhnlichen
Gang und Zweck abweichenden bakteriologischen Untersuchungen
aufstiessen, und die ich, um sie nicht an den verschiedenen Stellen
wiederholen zu müssen, hier vorwegnehme.

Die Aufgabe, welche die Culturmethoden bei der vorliegenden Untersuchung zu lösen hatten, war eine zweifache:

1. In dem im Stuhle vorhandenen Bakteriengemenge die einzelnen Keime zu trennen, jeden isolirt zum Wachsthum zu bringen und durch weitere Untersuchungen seine Identität resp. Verschiedenheit von den übrigen in demselben oder einem anderen Stuhle gefundenen Bakterien nachzuweisen.

2. Durch Constatirung von Differenzen in der Art des Colonienwachsthums auf den verschiedenen festen (und flüssigen) Nährböden einen wichtigen Beitrag zur Charakteristik der betreffenden Art gegenüber anderen morphologisch derselben ähnlichen zu liefern.

Der erste Punkt fällt im Wesentlichen zusammen mit der Beschreibung der

Culturmethoden und Nährböden.

In erster Linie kam die Plattenmethode nach Koch, wie er sie in dem Berichte der ersten Choleraconferenz angegeben, zur Verwendung. Ein kleines Partikelchen des in der früher beschriebenen Weise entnommenen Kothes wurde direkt in Nährgelatine vertheilt, dann von diesem Glas durch Impfung mit dem zum Umrühren dienenden sterilisirten Glasstabe 2 bis 3 Verdünnungen hergestellt, so dass im Ganzen 3 bis 4 Platten gegossen wurden. Wenn auch die erste und selbst die zweite Verdünnung noch recht dicht gedrängte Colonien aufwiesen, die zum Abimpfen noch wenig geeignet waren, so gaben sie doch ein werthvolles Uebersichtsbild über gewisse, nicht unwichtige Verhältnisse, so das Vorkommen und das Mengenverhältniss der verflüssigenden zu den festlassenden Colonien. Aus diesem Grunde habe ich die anfangs angewandte Verdünnung des Kothpartikelchens mit Wasser wieder aufgegeben, dagegen bediene ich mich derselben mit Vortheil zur Anlegung von Platten aus Culturen, wobei es nur auf möglichste Isolirung der Keime ankommt. Man impft aus der Cultur in ein ungefähr 5 cm sterilisirtes Wasser enthaltendes Reagensglas, in welchem die gleichmässige Vertheilung der Keime rascher und sicherer geschieht als in der immer etwas dickflüssigen Gelatine, und aus diesem mit einer Platinöse von bekanntem Cubikinhalt 3, 2 und 1mal in je ein verflüssigtes Gelatineglas. Ganz in gleicher Weise wurden die Agarplatten angelegt.

Die Zusammensetzung der Nährgelatine war die bekannte, vom Reichs-Gesundheitsamte aus in Gebrauch gebrachte, bestehend aus:

Fleischinfus [1]) (1 Kilo Fleisch : 1 Liter Wasser) 1000
Pepton. puriss.   10
Kochsalz   5
Gelatine . . . . 80—100
Soda bis zur schwachen Alkalescenz.

Agar-Agar kam 1—1,5 % zur Verwendung und hatte entweder die gleiche Zusammensetzung oder statt des Fleischinfuses 0,5 % Fleischextract [2]).

Ich hatte in der Absicht, einen Nährboden herzustellen, der der chemischen Zusammensetzung nach den Verhältnissen im Darmkanal möglichst ähnlich sich verhalte, verschiedene anders zusammengesetzte Gelatinen verwandt. Zunächst Milchserumgelatine, die ich durch Abpressen des Serums nach Ausfällung des Caseïns oder spontaner Säuregerinnung und Mischen mit Gelatine herstellte. Die Bakterien wuchsen auf derselben jedoch langsamer als auf der gewöhnlichen, was ich mit dem Mangel an gelösten, eiweissartigen Körpern in Verbindung brachte. Um diesem Uebelstand abzuhelfen, musste ein Theil des Caseïns in eine lösliche Form übergeführt werden, und so entstand die Caseïnpeptongelatine. Eine grössere Quantität Milch wurde mit Labferment in der Wärme (40 °) gefällt, das Serum abgepresst und das fein zerschnittene Caseïn theils mit Pepsin und Salzsäure, theils mit Pankreatin und Sodalösung zur Digestion angesetzt. Nach der Lösung desselben, die in der Pankreatinprobe erheblich rascher vor sich ging, wurde filtrirt, das trübe Filtrat sorgfältig sterilisirt und wieder mit dem Serum vereinigt. Nach Zufügung der entsprechenden Menge Gelatine und Filtrirung war somit ein fester Nährboden dargestellt, der die zur Bakterienernährung dienenden Producte der Darmverdauung in günstigster

---

[1]) Es empfiehlt sich, das Fleischinfus vor dem Zusatz der anderen Ingredienzien zu neutralisiren und durch längere Zeit zu kochen, um alle durch Hitze fällbaren Eiweisskörper zur Ausscheidung zu bringen, dann zu filtriren und hierauf mit der klaren Brühe wie gewöhnlich zu verfahren.

[2]) Es wurde ausschliesslich die in Form bandartiger weisser Streifen in den Handel kommende Agarsorte verwendet, die bei einer Temperatur von 40 ° C. vollkommen unverändert bleibt. Ein anderes Präparat (die einfach getrocknete Alge selbst) gibt zwar leichter und bei geringerem Verbrauch an Brennmaterial eine tadellos durchsichtige Gallerte, hat jedoch einen viel niedrigeren Schmelzpunkt und die unangenehme Eigenschaft, Anilinfarbstoffe noch begieriger aufzunehmen als die Bakterien, so dass die Untersuchung in Deckglaspräparaten sehr erschwert ist.

Form enthielt. Dennoch wurden mit dieser Gelatine zwar ebenso gute, doch keine besseren, jedenfalls keine abweichenden Resultate erzielt als mit der gewöhnlichen Fleischinfuspeptongelatine, die demnach, wenigstens für die Cultur der Milchkothbakterien, allen Anforderungen, welchen der feste Nährboden überhaupt zu genügen vermag, gerecht wird.

Während eine Differenz zwischen der Zahl der geimpften und der sich entwickelten Keime beim Milchkoth zwar vielleicht vorhanden, aber wegen der Gleichartigkeit der morphologischen Elemente weniger in Erscheinung tritt, gibt die gleiche Culturmethode, bei Mekoniumkoth angewandt, die ungenügendsten Resultate. Von der grossen Zahl und Mannigfaltigkeit der im mikroskopischen Bilde vorhandenen Bakterien sehen wir in der Regel nur eine kleine Zahl von Keimen zur Entwicklung gelangen, gleichviel ob die Cultur in Gelatine oder in Agar angestellt wurde. Es fehlen vor Allem die so charakterischen Arten der Köpfchenbakterien, des sporentragenden Bacillus, der zugespitzten Formen u. s. w., und die Platten sind fast ausschliesslich mit Coccenarten und namentlich den in Gelatine vorzüglich gedeihenden Colonbakterien besetzt. Die Ursache dieses merkwürdigen und erst in den neuesten Untersuchungen von Buchner [1] und Kuisl berücksichtigten Umstandes sehe ich mit diesen Autoren in einer gewissen Schwächung der Lebensenergie eines Theiles der im Darmkanal vorhandenen Spaltpilze durch auf dieselbe einwirkende schädliche Einflüsse. Jedoch ist diese „Schwächung" nach meinen Erfahrungen durchaus nicht für alle Spaltpilze und an allen Theilen des Verdauungskanals gleichmässig vorhanden. Wie ich später zeigen werde, kommen, auch wenn die mannigfaltigsten Keime per os eingeführt werden, bei normaler Verdauung je nach der chemischen Zusammensetzung des Darminhaltes nur eine gewisse und sehr beschränkte Zahl von Keimen und auch hier in den verschiedenen Darmabschnitten verschiedene zur Vermehrung. Es ist kein Grund einzusehen und wohl auch keiner vorhanden, weshalb Keime, die im Darmkanal vollständig lebenskräftig sind und sich vermehren, sich nicht auf Gelatine gleich anderen entwickeln sollten. Dagegen scheint es mir allerdings sehr wahrscheinlich, dass jene Keime, denen im Darmkanal überhaupt oder an der gerade untersuchten Stelle

---

[1] Archiv f. Hygieine 1885. Beiträge zur Kenntniss des Neapler Cholerabacillus und einiger demselben nahestehender Spaltpilze, S. 399.

die zu ihrer Vermehrung nothwendigen Bedingungen gefehlt haben,
sich in einem „geschwächten" Zustande befinden, so dass sie, wenn
auch nicht lebensunfähig, so doch unter den nicht eben günstigen
Verhältnissen des festen Nährbodens nicht mehr zur Entwicklung
kommen. Dazu kommt noch ein anderer, die Bakterienentwicklung
im Allgemeinen schädigender Umstand, der namentlich bei der Stuhluntersuchung der Erwachsenen in Betracht zu ziehen ist. Buchner [1])
hält die Absonderung der normalen Darmfermente für ein solches
und glaubt, dass bei Diarrhöe dieses Moment wegfalle und es deshalb zur reichlicheren Entwicklung von Spaltpilzen in der Cultur
dünner Stühle komme. Ich kann dem nicht zustimmen einmal, weil
gerade bei Diarrhöe die Absonderung der Darmsecrete und wohl
auch der Darmfermente meist eine gesteigerte ist, und dann, weil
eine schädliche Einwirkung derselben auf die Bakterien (abgesehen
von der Salzsäure des Magens) nach den Untersuchungen Falk's
überhaupt nicht besteht. Ich sehe das begünstigende Moment in
diesem Falle vielmehr in dem vermehrten Wassergehalt der
diarrhoischen Stühle. Normaler Weise findet im Verlaufe des Dickdarms eine erhebliche Wasserresorption und Eindickung der Kothmasse statt, die zur Bildung des geformten Kothes führt. Die Bakterienentwicklung ist aber in hervorragendem Maasse abhängig von
dem Wassergehalt des Nährsubstrates und schon auf etwas ein-
getrockneter Gelatine, die frisch noch ca. 92 % Wasser [2]) enthält,
geht das Wachsthum derselben nur langsam oder gar nicht von
statten. Es wird daher schon aus diesem Grunde, abgesehen von
der Erschöpfung der Nährstoffe und der Anhäufung bakterien-
feindlicher Stoffe (Phenol) eine Vermehrung vieler Arten im unteren
Theile des Dickdarms überhaupt nicht mehr möglich sein, und es ist
sehr wohl verständlich, dass sie dabei denjenigen Grad der ihnen
unter günstigen Lebensbedingungen in den oberen Darmpartien zukommenden Wachsthumsenergie, der sie befähigt, sich auf festem
Nährboden zu entwickeln, einbüssen, während sie unter günstigeren
Umständen, z. B. in geeigneten Flüssigkeiten, sich noch vermehren
können. Da wo diese Verhältnisse wegfallen, wie bei der Diarrhöe, oder

---

[1]) l. c. S. 400.

[2]) Flügge (l. c. S. 191) gibt an, dass Spaltpilze gleich gut auf Nährböden mit ca. 70 % Wasser und in Flüssigkeiten gedeihen. Ich glaube, dass
die untere Grenze für den geringsten Wassergehalt brauchbarer fester Nährböden erheblich höher gesetzt werden muss.

in geringerem Grade vorhanden sind, wie beim Säuglingskoth (Wassergehalt 85 %), finden wir mikroskopisch und in der Cultur Bakterien
in erheblich grösserer Menge. Im Koth der Erwachsenen sowohl
als im Mekonium (80 % Wasser) sind sie in geringerer Zahl und
entschieden geschwächtem Zustande vorhanden[1]). Dass der verminderte Wassergehalt dabei die hauptsächlichste Ursache ist, kann man
erkennen, wenn man, wie schon Hausmann[2]) gethan, Partikel von
dem festen Kothe unter aseptischen Cautelen in steriles Wasser
bringt. Es kommt hier zur üppigsten Entwicklung und Vermehrung
gleichwie in den diarrhoischen Stühlen.

In demselben Grunde, dem relativen Wassermangel, sehe ich
den Grund der ungünstigeren Erfolge, welche die Methode des festen
Nährbodens bei Untersuchungen normaler Stühle gegenüber der Iso-
lirungsmethode in Flüssigkeiten ergibt, wenn ich auch nicht ganz
so schlechte Erfahrungen gemacht habe wie Buchner und Kuisl,
welch Letzterer auf seinen mit Cöcuminhalt angelegten Fleisch-
peptongelatineplatten „trotz reichlicher Aussaat von mikroskopisch
nachweisbaren Keimen merkwürdigerweise überhaupt keine Spalt-
pilzcolonien erhielt" [3]). Die im Prinzip des festen Nährbodens liegende Fixation der Keime an eine Stelle bedingt, dass nur die beschränkte, in nächster Umgebung der Colonie befindliche Flüssigkeits-
menge ihren Gehalt an löslichen Nährstoffen an dieselbe rasch abgeben
kann, und von da an dieselben nur sehr langsam und beschränkt
auf dem Wege der Diffussion herbeigeschafft werden können. Derselbe Umstand macht sich geltend bei der Entfernung der vom Pilz
producirten und in stärkerer Concentration sein Wachsthum hemmen-
den Excrete. Man kann die allmählige Vertheilung derselben durch
die Gelatine z. B. sehr schön an der Verbreitung des in Wasser
löslichen Farbstoffes des grünen festlassenden Bacillus studiren. Der
verminderte Wassergehalt resp. die höhere Procentirung der Gelatine
ist nur aus diesem Grund ein die Entwicklung der Spaltpilze hindern-
des Moment.

Kehren wir zu der vorliegenden Frage zurück, so ergibt sich,
dass an den schlechten Resultaten der Plattenmethode beim Mekonium-

---

[1]) Schon Leeuwenhoek hat dies beobachtet, indem er in seinem Stuhl,
„dum solidum habebat sedem", die beschriebenen animalcula nicht mehr finden
konnte.

[2]) l. c. S. 29.

[3]) Kuisl, l. c. S. 17.

kothe einestheils der geringere Wassergehalt desselben, dann aber auch die absolut schlechte, an löslichen Eiweissverbindungen, Kohlehydraten u. s. w. arme Beschaffenheit des Nährsubstrates, die auch in der Neigung der Bacillen zur Sporenbildung ihren Ausdruck findet, Schuld tragen. Jedenfalls lassen sich mit der von Buchner für diese Zwecke empfohlenen Verdünnungsmethode bessere Resultate erzielen. Indess war mir die Isolirung aller einzelnen im Mekonium vorkommenden Arten nur von nebensächlicher Bedeutung, so dass ich die ungenügenden Resultate meiner Untersuchungen gerade hier leichter verschmerzen kann.

Von besonderem Interesse erschien mir anfänglich die Cultur etwaiger anaërober Arten, die vielleicht gegen Contact mit Sauerstoff sehr empfindlich und so den gewöhnlichen Untersuchungsmethoden entgangen sein könnten. In Ermanglung der von Koch empfohlenen Glimmerplatte übergoss ich eine in der gewöhnlichen Weise hergestellte Gelatine- oder Agarplatte ganz oder theilweise mit einer zweiten Schicht Gelatine, welche die direkte Einwirkung der Luft auf die oberflächlich gelegenen Colonien der unteren inficirten Platte hindern sollte (überschichtete Platten). Jedoch ergab sich kein abweichendes Resultat. Ueber die Culturversuche, die in mit Stuhl inficirten und dann unter Quecksilberabschluss gehaltenen Flüssigkeiten angestellt wurden, wird später berichtet werden; ebenso negativ war ein Versuch, in welchem die athmosphärische Luft durch Kohlensäure ersetzt war. Verwendung von Culturen im Innern von Eiern gab ebenfalls negatives Resultat (bei Milchkoth), und es scheint mir nach diesen Versuchen nicht wahrscheinlich, dass im Säuglingsdarm sich Organismen befinden, die nur bei Sauerstoffabwesenheit zu leben vermöchten, wie mir überhaupt in Uebereinstimmung mit Hüppe die Existenz solcher Wesen sehr fraglich zu sein scheint.

Colonienwachsthum auf verschiedenen festen Nährböden.

Dem zweiten Theil der Aufgabe, welche das Culturverfahren zu lösen hat: dem Studium der Wachsthumsform der Colonien auf den verschiedenen Nährböden zum Zwecke der Differenzirung morphologisch ähnlicher Spaltpilzarten ist bislang nur geringe Aufmerksamkeit zugewandt worden. Ich will nicht davon sprechen, dass von den wenigsten der in der Literatur beschriebenen Pilze das

Wachsthum auf den verschiedenen Nährböden bekannt ist. Es fehlte namentlich an allgemeinen Gesichtspunkten und einer geeigneten Nomenclatur zur Bezeichnung und Gruppirung gewisser allgemeiner Wachsthumstypen. Die Unmöglichkeit, bei Stuhluntersuchungen von jeder einzelnen auf der Platte befindlichen Colonie abzuimpfen, hat schon seit Langem mich veranlasst, diesem Punkte besondere Aufmerksamkeit zuzuwenden, um schon aus der Betrachtung der Form der Colonien auf der Platte eine gewisse Gruppirung und Differenzirung der Arten vornehmen zu können. In jüngster Zeit hat Buchner [1]) einen bemerkenswerthen Schritt in dieser Richtung gethan. Wenn meine Anschauungen sich nicht ganz mit der von Buchner dort aufgestellten Gruppirung decken, so liegt dies im Wesentlichen an der Verschiedenheit des für jeden Arbeiter verschiedenen und naturgemäss beschränkten Formenkreises, aus welchem er seine Schlüsse zieht. Die im Nachfolgenden ausgeführten Gesichtspunkte sind demnach zunächst nur für die hier abgehandelten Verhältnisse aufgestellt, und erst die weitere Erfahrung kann lehren, inwiefern die hier zu Grunde gelegten Momente auf allgemeinere Verhältnisse anwendbar sind.

Das vorzüglichste Material zu einer möglichst weitgehenden Differenzirung scheint die Gelatine zu sein, die stets als Fleischinfuspeptongelatine und 8 %ig in Anwendung gezogen wurde. Zunächst sind hier auf der Plattencultur die tiefen und die oberflächlichen Colonien zu unterscheiden. Die ersteren bieten für ihre weitere Differenzirung keine sicheren Anhaltspunkte. Zwar zeigen sie in der Grösse, hellerem oder dunklerem Aussehen bei durchfallendem Lichte, in der Form: rund, oval, elliptisch, wetzsteinförmig, gewisse Unterschiede, die jedoch von zufälligen Verhältnissen hervorgerufen sind (Ernährungsbedingungen, Wachsthumsenergie, Spaltungen in der Gelatine). Manchmal sieht man concentrische Zeichnung oder Differenzirung von Peripherie und Centrum mit einer hellen, homogenen Zone in der Peripherie, dunklem, strahligem oder körnigem Centrum, so dass Aehnlichkeit mit einem Tänienei entsteht. Manche verflüssigende Arten zeigen hier schon unregelmässige Contouren, Strahlenkranz u. s. w. Doch ist dies nicht constant und nur in positivem Falle verwendbar. Das Hauptinteresse wendet sich demnach den oberflächlichen Colonien zu. Bei den ganz auf der Ober-

---

[1]) l. c. S. 364.

fläche aufsitzenden Colonien kann in der That die Möglichkeit einer aus der Luft stammenden Verunreinigung in Frage kommen, nicht jedoch bei jenen festlassenden Colonien, welche durch einen zapfenartig in die Tiefe dringenden Fortsatz verrathen, dass sie ursprünglich innerhalb der obersten Gelatineschichten gelegen. Die hyperkritische Bemerkung Bienstock's, der alle oberflächlichen Colonien als der Gefahr der Luftverunreinigung für verdächtig erklärte, ist bei einigermassen sorgfältiger Arbeit und Beachtung der Zahlenverhältnisse der Colonien durchaus unberechtigt.

Die durchgreifendste und gewiss seit Einführung der Plattenmethode gebräuchliche Eintheilung der oberflächlichen Colonien ergibt sich aus dem Verhalten derselben gegenüber der Gelatine. Ein Theil derselben lässt dieselbe fest und breitet sich entweder flächenförmig über dieselbe aus oder bildet eine dann in der Regel etwas eingesunkene, kuppenförmige Colonie: festlassende Arten; andere Colonien verflüssigen das Nährsubstrat: proteolytische [1]) Arten. Dies letztere erfolgt, wie man sich bei der schiefen Betrachtung einer Platte leicht überzeugen kann, unter Bildung einer kleinen Vertiefung unter das Niveau der Gelatineoberfläche, eines „Trichters", der wahrscheinlich als Verdunstungserscheinung [2]) zu erklären ist, indem das

---

[1]) Dieser dem direkt beobachteten Vorgange der „Lösung von festen Eiweissstoffen" entsprechende Name scheint mir der sonst gebräuchlichen, auch von Buchner angewandten Bezeichnung der „peptonisirenden" Arten vorzuziehen, so lange der Nachweis noch nicht erbracht ist, dass es sich bei der Verflüssigung wirklich um die Entstehung von Peptonen handelt.

[2]) Aehnliches sehen wir bei der verflüssigten und festgebliebenen Gelatine im Reagensglase eintreten. Bei total verflüssigten Culturen, die längere Zeit durch mehrere Wochen und Monate bei Zimmertemperatur gestanden, erkennen wir aus einer am Glase angebrachten Marke, dass das Flüssigkeitsniveau erheblich, um mehrere Centimeter gesunken ist; im Wesentlichen zweifellos durch Verdunstung von Wasser. Bei festgebliebener Gelatine bildet sich durch Verdunstung in den obersten Schichten nur eine dellenförmig eingesunkene, glänzend trockene Oberflächenschicht, welche die darunter liegende Gelatine einigermassen vor weiterem Wasserverluste schützt und durch „Springen" zu erkennen gibt, dass sie eine starke Oberflächenspannung besitzt. Wird die letztere beseitigt, indem man die Gelatine vorher schmilzt und dann wieder erstarren lässt, so kann man allerdings das „Springen" vermeiden, allein die Gelatine bleibt deshalb nicht minder wasserarm, und ich pflege daher bei in dieser Weise eingetrockneten Gläsern die Vertiefung bis zum Rande mit sterilem Wasser zu füllen und die Gläser alsdann nochmals in den Dampfapparat zu geben. Eine andere auf den ersten Blick befremdende Erscheinung, welche gleichfalls

Wasser aus verflüssigter Gelatine rascher verdunstet als aus den fest
gebliebenen Partien. Die Randbegrenzung dieses Trichters, sowie
das Verhalten der verflüssigten Gelatine in demselben, bietet einige
weitere leicht erkennbare und verwerthbare Unterschiede dar. So
zeigen unter den im Nachfolgenden beschriebenen Arten der
Hauser'sche Proteus und der Bacillus subtilis einen scharfen, in die
Gelatine wie eingeschnittenen Rand, an dem man mit schwacher Vergrösserung einen wie aus feinen Haaren bestehenden Besatz, den
namentlich von Hauser genauer beschriebenen Strahlenkranz, erkennt. Die im Innern des Trichters befindliche Gelatine erscheint
weisslich getrübt, opalisirend durch zahllose Schwärme der lebhaft
beweglichen Bacillen, die sich in derselben umhertummeln. Die
Contouren der centralen Colonie werden undeutlich verschwommen,
auf der Oberfläche bilden sich eigenthümlich geformte Zoogläen und
Netze, während sie sich in der Peripherie rasch ausbreitet. In
einem gewissen Gegensatz zu diesen Erscheinungen steht das Bild,
das bei den verflüssigenden Coccenarten erhalten wurde. Die centrale
Colonie behält hier (entsprechend der Buchner'schen Gruppe 1)
ihre runden, scharf begrenzten Contouren. Ein Ausschwärmen in
die verflüssigte Gelatine findet nicht statt; dieselbe bleibt klar und
ungetrübt. Der Rand des Verflüssigungstrichters ist undeutlich begrenzt, geht allmählich in das Niveau der Gelatineoberfläche über, so
dass dieselbe ein welliges, hügeliges Relief erhält. Die Ausbreitung
der Colonien erfolgt langsamer und in der Art, dass die centrale
Colonie sich nur unwesentlich vergrössert, dagegen immer weitere
Kreise der Gelatine wie durch Fernwirkung zur Verflüssigung bringt.
Die Unterschiede der beiden beschriebenen Colonienformen sind
sicherlich augenfällige und typische. Sie sind, worauf ich besonderes
Gewicht legen möchte, wenigstens zum Theil bedingt durch die
Beweglichkeit resp. Unbeweglichkeit der Arten, indem sowohl Proteus

---

durch die raschere Verdunstung und stärkere Volumverminderung der verflüssigten Gelatine hervorgebracht wird, ist folgende: Man sieht manchmal bei
sonst rasch verflüssigenden Arten statt des gewöhnlichen Untersinkens der
Colonie in der verflüssigten Gelatine eigentlich überhaupt keine Verflüssigung,
sondern die Bildung eines Trichters oder eines Hohlraumes in der Gelatine,
dessen Wandungen mit den Pilzcolonien bekleidet sind. Es rührt dies davon
her, dass die Verflüssigung aus irgend einem Grunde langsamer vor sich geht
und die verflüssigte Partie in derselben Zeit wiederum verdunstet wird, somit
als solche gar nicht zur Erscheinung kommt.

als Bacillus subtilis lebhafteste Eigenbewegung zeigen. Gerade aus diesem Grunde scheinen mir die angeführten Unterschiede allgemeinere Beachtung zu verdienen, wenn es auch nicht angeht, etwa den scharfen Rand des Trichters oder die Trübung der Gelatine als sicheres Merkmal der Beweglichkeit für die proteolytischen Arten aufzustellen [1]).

Dasselbe Merkmal erwies sich auch bei der Gruppirung der festlassenden Colonien brauchbar, indem hier die unbeweglichen Arten runde, kuppenförmig gewölbte Colonien mit glattem, steil abfallendem Rande, die beweglichen dagegen flachen, seitlich ausgebreiteten Typus zeigten. Die Ursache dieser Erscheinung liegt auf der Hand. Das Wachsthum unbeweglicher Arten (vorwiegend Coccen, doch auch der unbeweglichen Bacillenarten) führt, da die seitliche Ausdehnung nur durch den Druck der nachwachsenden Generationen erfolgt, zu einer Ausdehnung der Colonie nach Fläche und Höhe; dagegen besitzen die beweglichen Arten eben durch ihre Eigenbewegung Mittel und Tendenz zu seitlicher Ausbreitung und so erfolgt die Vertheilung der Bacillen entweder in einer rein flächenhaften oder einer terrassenförmig von dem Centrum nach der Peripherie abfallenden Colonie [2]), deren Contour in der Regel unregelmässig gezackt gelappt nur selten kreisrund angetroffen wird. Uebrigens ist dieses Kennzeichen nur in dem Sinne entscheidend, als seitliche Ausbreitung über weitere Strecken niemals (wenn nicht Verschwemmung der Keime stattgefunden) bei unbeweglichen Arten gefunden wird; während unter nicht näher bekannten Umständen die sonst vorhandene seitliche Ausbreitung beweglicher Arten fehlen kann.

Die erstere, eine unendliche Zahl von Arten umfassende Gruppe gibt nur wenige weitere Anhaltspunkte zur Unterscheidung; so die

---

[1]) So zeigen namentlich die mit Eigenbewegung versehenen Finkler'schen Vibrionen ein von dem Typus der beweglichen Gruppe abweichendes Verhalten.

[2]) Buchner hat wohl von ähnlichen Beobachtungen ausgehend eine Trennung der nicht peptonisirenden Colonien in isodiametrische und anisodiametrische vorgeschlagen, die trotz äusserer Aehnlichkeit sich nicht mit meiner Unterscheidung in kuppenförmige und ausgebreitete Formen deckt. Ich kann die Richtigkeit der Buchner'schen Angabe, dass die erstere den Coccen, die letztere den Bacillen zukommt, wohl in Uebereinstimmung mit der Wuchsform, wie Buchner glaubt, nicht für alle Fälle anerkennen, da auch unbewegliche Bacillen, so der Milchsäurebacillus exquisit isodiametrische Formen der Colonien zeigen und sogar bei ausgebreiteten Colonien beweglicher Arten unter Umständen ausgesprochen isodiametrische Formen gefunden werden.

Intensität des Wachsthums, die manchmal bei stark wachsenden Arten zu Tropfen- und Pyramidenform der Colonien Veranlassung gibt, und die Eigenfarbe der Colonie, die am besten bei auffallendem Lichte (Einlegen von sehr engen Blenden) und weiter Focaldistanz untersucht wird.

Die zweite Gruppe ist durch die erwähnte seitliche Ausbreitung charakterisirt, die meist unregelmässig contourirt, nicht selten jedoch auch gleichmässig rund sein kann. In dieser Fläche fällt sehr oft ein centraler Knopf oder „Nabel" auf, der demjenigen Punkte entspricht, an welchem die ursprünglich in den obersten Gelatineschichten gelegene Colonie nach der Oberfläche durchgebrochen. Derselbe erreicht manchmal eine merkwürdig starke Entwicklung, so dass er steil über die Gelatine (manchmal mehrere Millimeter hoch) hervorragt. In vielen Fällen kann man direkt beobachten, wie die seitliche Ausbreitung gleich einer gefälteten Krause sich an den centralen Theil ansetzt und allmählich über die Gelatine hinkriecht. Die Zeichnung dieser oberflächlichen Ausbreitung bietet manchmal auf den ersten Blick höchst frappante Verschiedenheiten dar. Abgesehen von der Verschiedenheit der Färbung in den centralen und peripheren Partien, die wohl im Wesentlichen von der Dicke der Bacillenschicht herrührt, findet sich bald eine homogene Beschaffenheit, bald eine rissige, unregelmässig zerklüftete Zeichnung mit moiréeartig gezeichnetem Rande, dann wieder zierlich gefaltete und gegitterte Oberfläche oder sternförmig ausstrahlende und concentrisch angeordnete Figuren. Jedem unbefangenen Beobachter werden diese verschiedenen Wachsthumstypen den Eindruck machen, dass es sich hier um verschiedene Arten handelt. Allein die von verschieden aussehenden Colonien abgeimpften Bacillen erwiesen sich mikroskopisch wie in der Cultur auf anderen festen Nährböden und im Thierexperiment als übereinstimmend. Ich machte von einer typisch aussehenden Colonie Plattenculturen und erhielt anfangs in der Regel denselben Typus wieder jedoch mit Ausnahmen; setzte ich dies aber durch sechs und sieben Plattengenerationen hindurch fort, so hatte sich bei der dritten und vierten, längstens der sechsten oder siebten Generation bereits die typische Zeichnung verloren und einer anderen, meist der homogenen, gleichmässig gekörnten Form der Ausbreitung Platz gemacht. Nach meiner Erfahrung kann demnach die Zeichnung der Oberfläche nicht als ein constantes Merkmal betrachtet und zur Unterscheidung von Spaltpilzarten nicht verwandt werden. Die Untersuchungen sind übrigens auf der gewöhnlichen 8 %igen Gelatine angestellt, auf welcher man bei genügender Disseminirung der Keime sehr deutliche Zeichnungen zu Gesicht bekommen kann. Möglich, dass diese Verhältnisse auf anders zusammengesetzter Gelatine constant und deutlich zur Erscheinung kommen, wie Buchner meint. Es scheint mir nicht unmöglich, dass die im Späteren als Colonbakterien zusammengefassten Spaltpilze, welche diese verschiedenen Coloniezeichnungen zeigen, im Uebrigen aber auf Kartoffel, Agar, Blutserum, sowie im Thierexperimente sich durchaus gleich verhalten, durch die von Buchner ausgearbeitete Methode der chemischen Differenzirung sich noch in mehrere Arten trennen lassen.

Die etwas weitläufige Auseinandersetzung erscheint deshalb nicht unnöthig, weil bei Weitem die grösste Zahl der im Milchkoth sich findenden Colonien dieser Gruppe angehört, und die Trennung der Colonien der beweglichen von denen der unbeweglichen festlassenden Arten schon auf der Platte eine der wichtigsten und schwierigsten Aufgaben des Untersuchers ausmacht. Ich erwähne übrigens, dass die sichere Trennung überhaupt nicht in jedem Falle, und dann stets nur an dünn besäten Platten möglich ist.

Dieselben Reflexionen liessen sich bei Besprechung der Culturen im Reagensglas wiederholen. Indem ich die uns erst in zweiter Linie interessirenden verflüssigenden Arten übergehe, möchte ich für die festlassenden Bakterien betonen, dass bei der Beschreibung der Culturen stets Oberflächen- und Tiefenwachsthum im Stichkanal geschieden werden muss. Schon dadurch lassen sich werthvolle Unterschiede finden, indem bei den einen dieses, bei den anderen jenes vorwiegend oder selbst ausschliesslich vorhanden ist. Die plastischen Eigenschaften der Gelatine gestatten weitere Unterscheidungen, indem die kräftig und ohne grosses Sauerstoffbedürfniss wachsenden Arten im Stichkanal eine Reihe von kugeligen Ausbuchtungen bilden, die sich perlschnurartig aneinander reihen, oft mit kräftiger, knopfartiger Endanschwellung. Andere zeigen zartes Astwerk oder Wolken vom Stichkanal ausgehend und anderes mehr. Betreff der oberflächlichen Ausbreitung gilt dasselbe, was über die oberflächlich wachsenden Colonien der Platte gesagt wurde. Die viel besprochene Nagelform ist der Ausdruck für die erste, die bekannte Wachsthumsart der Typhusbacillen für den zweiten Typus. Doch habe ich in der Form und Zeichnung der oberflächlichen Ausbreitungen noch

weniger charakteristische Verhältnisse gefunden, wenn auch manche
Unregelmässigkeit durch Wasserniederschläge auf der Oberfläche
und dadurch bedingte Verschwemmung der Keime sich erklären
mag. Als Hilfsmomente können dann sekundäre Veränderungen,
wie Gasentwicklung, Bräunung, wolkige Trübung der Gelatine
(namentlich bei Säure bildenden Arten) und anderes mehr verwandt
werden.

Gegenüber den Vorzügen der Gelatine zur Differenzirung der
Arten treten die anderen Nährböden sehr zurück. Recht brauchbare Resultate gab gerade für die den Darm bewohnenden Arten
die Cultur auf Kartoffeln. Farbe, Glanz, Ueppigkeit der Colonie,
Ausbreitung und Wachsthumsgeschwindigkeit bei den verschiedenen
Temperaturgraden gaben recht prägnante Unterschiede. Doch muss
ich auf einen Umstand aufmerksam machen, der meines Wissens in
der Literatur noch keine Erwähnung gefunden, dass nämlich nicht
nur das Aussehen derselben Cultur auf alten und jungen Kartoffeln
ein verschiedenes sein kann, sondern dass bei derselben Art (Colonbakterien) auf alten Kartoffeln das Wachsthum ganz oder fast ganz
ausbleiben kann, während sie auf jungen üppige, gelbe Colonien
bildet. In dritter Linie wäre das Blutserum zu nennen, das durch
Verflüssigung, Farbe, weniger durch die Art des Wachsthums zur
Differenzirung dienen kann; an letzter das Agar, das weder verflüssigt wird noch ein typisches Wachsthum im Stichkanal gestattet.
Dazu kommt der unangenehme Umstand der Wasserausscheidung,
so dass die meisten Colonien diffuse weisse Decken auf der Oberfläche bilden. Die von Bienstock merkwürdiger Weise gewählte
Beschreibung des Wachsthums seiner Pilze in diffuser oder traubiger
Ausbreitung vom Impfstrich aus ist, wenn sie überhaupt constant
und nicht Product der Wasserausscheidung ist, jedenfalls eine wenig
nachahmenswerthe Methode der Differenzirung.

Von flüssigen Nährmedien habe ich zu diesem Zwecke lediglich Milch und weinsaure Ammonlösung [1]) verwandt, da Bouillon,
das Universalnährmittel, zur Differenzirung nicht brauchbar erscheint.
Die Milch gibt durch Ausbleiben, früheres oder späteres Eintreten
der Gerinnung des Caseïns, sei es durch Säurebildung oder durch
labähnliches Ferment, werthvolle Aufschlüsse. Die Ammonsalzlösung

---

[1]) Nach Nägeli: Normalflüssigkeiten für Spaltpilze. I. Zusammensetzung
siehe S. 120.

erwies sich für eine Reihe von Arten als Nährmittel, für andere nicht und hatte somit auch eine gewisse, differenziell diagnostische Bedeutung.

Specielle Methodik der Untersuchung des Milch- und Mekoniumkothes.

Bei den eigenartigen Schwierigkeiten, die sich gerade bei den Untersuchungen über Stuhlbakterien zeigen, muss einer sicheren Isolirung und der raschen Differenzirung der einzelnen Colonien besonderes Augenmerk zugewandt werden. War es eine undenkbare Aufgabe, vor der Entdeckung der Koch'schen Plattenmethoden an die Isolirung der einzelnen Keime heranzutreten, so wäre es heute noch ein Ding der Unmöglichkeit, jede einzelne der auf den Platten wachsenden Colonien gesondert mikroskopisch und auf den verschiedenen Nährböden zu untersuchen, um ihre Uebereinstimmung resp. Verschiedenheit mit den anderen zu constatiren. Es muss hier nothwendig zunächst eine Gruppirung der Colonien nach den oben im Allgemeinen angeführten Kennzeichen vorgenommen, die relative Zahl der jeder einzelnen Gruppe angehörigen ungefähr bestimmt und von jeder Gruppe ein oder mehrere Vertreter des Näheren untersucht werden. Die Vorzüge der Gelatine gerade für diesen Zweck, gegenüber dem Agar, habe ich schon früher hervorgehoben. Zum Glücke gestalteten sich die Verhältnisse bei Milchkoth-Untersuchungen überraschend einfach, insofern entsprechend dem mikroskopischen Befunde im Wesentlichen nur zwei Arten von Colonien auftreten, die beide die Gelatine festlassen und sich in ihrem Colonienwachsthumstypus verschieden verhalten. Bei Weitem die grösste Zahl gehört dem seitlich ausgebreiteten, nur ganz wenige dem kuppenförmigen Typus der festlassenden Colonien an. Wo diese Unterscheidung nicht mit Sicherheit gelingt (und es bedarf dazu einiger Uebung, sie ist auch nicht in allen Fällen möglich), bietet sich in der Kartoffelcultur ein ungemein bequemes und sicheres Differenzirungsmerkmal dar. Anderweitige festlassende und verflüssigende Bakterien sind nur inconstant und in geringer Zahl im Milchkoth vorhanden und zur Bestimmung dieser muss der gewöhnliche Weg der Impfung auf Gelatinereagensglas u. s. w. eingeschlagen werden. Da ich mit zur Controlle angesetzten Culturen auf Agar keine verschiedenen Resultate erzielte, so habe ich später ausschliesslich Gelatine verwandt.

Als die beste und einfachste Methode zum Studium der Milchkothbakterien kann ich demnach folgendes Verfahren empfehlen:

Von einem frisch abgesetzten oder unter den angeführten Vorsichtsmassregeln entnommenen Stuhle wird soviel als an einer Platinöse hängen bleibt, in ein verflüssigtes Glas mit Gelatine gebracht, von diesem Stammglas werden 2 oder besser 3 Verdünnungen hergestellt, sämmtliche Gläser zu Platten ausgegossen. Nach spätestens zwei Tagen mikroskopische Controlle der Platten mit schwacher Vergrösserung. Es wird notirt, ob auf den dichter gesäten Platten verflüssigende Colonien aufgetreten sind und in welchem Verhältniss im Vergleich zu den anderen. Auf den stärkeren Verdünnungen wird der Wachsthumstypus der festlassenden oberflächlichen Colonien und ihr Zahlenverhältniss bemerkt und von denselben, ebenso wie von etwa vorhandenen verflüssigenden unter Controlle des Mikroskops abgeimpft und eine Anzahl von Deckglaspräparaten angefertigt. Es empfiehlt sich, die stärksten Verdünnungen längere Zeit aufzubewahren, da oft dann erst die Entwicklung und Zeichnung der seitlich ausgebreiteten Colonien deutlich wird. Nachdem noch die Wachsthumsform der Pilze in den Gelatinegläsern constatirt worden, wurde von diesen auf Kartoffeln verimpft und, wenn auch hier die später zu beschreibenden typischen Wachsthumsformen der beiden Milchkotharten sich entwickelten, der Identitätsbeweis für abgeschlossen erachtet; wenn nicht, so wurden dieselben durch nochmalige Plattencultur, Impfung auf die verschiedenen Nährböden u. s. w. näher untersucht und als besondere Arten classificirt.

Weit weniger günstig gestalteten sich die Verhältnisse bei der Untersuchung des Mekoniums. Es wurde vorwiegend die Gelatinemethode angewandt, da ich auch hier einen wesentlichen Unterschied zwischen dem Ergebniss der Gelatine und Agarculturen nicht finden konnte. Die Zahl der sich entwickelnden Colonien war stets eine unverhältnissmässig geringe im Vergleich zu den eingeimpften Keimen, die Mannigfaltigkeit der auf den Platten sich entwickelnden Arten eine viel grössere als beim Milchkoth, ein bestimmtes Verhältniss der verflüssigenden zu den festlassenden nicht mehr vorhanden. Unter den festlassenden Colonien überwog der Typus der kuppenförmigen Colonien nicht selten den der ausgebreiteten (umgekehrt beim Milchkoth) und unter den ersteren zeigte sich mikroskopisch wie im weiteren Culturverfahren ein beträchtlicher und ziemlich willkürlicher Wechsel der Arten. Die Culturresultate, welche ich unter Anwendung des festen Nährbodens bei Mekoniumuntersuchungen erzielt habe, sind demnach ungenügend, insofern nur eine sehr geringe Zahl der im Mekonium enthaltenen Mikroorganismen in der Cultur wieder erhalten wurde. Von dem Gedanken ausgehend, dass die Eintrocknung das die Entwicklungsfähigkeit schädigende Moment sei, habe ich in einem Versuche bakterienhaltigen Mekoniumkoth mit sterilisirtem Wasser gemengt und, bei Brüttemperatur aufbewahrt, nach 24 Stunden davon Platten angelegt, es trat reichliche Vermehrung der Bacillen ein, die Cultur blieb jedoch ohne bessern Erfolg. Vielleicht würde sich Bouillon besser eignen.

Zu einer vollständigen Untersuchung der im Mekoniumkothe (wie auch im normalen Stuhl des Erwachsenen) vorkommenden Bakterien, soweit es sich um die Isolirung aller überhaupt noch lebensfähigen Keime handelt, sind die derzeitig gebräuchlichen Culturmethoden auf festen Nährboden nicht ausreichend und bleibt kein anderer als der von Buchner und Kuisl eingeschlagene Weg der Verdünnungsmethode in Nährlösungen.

Reinculturen der isolirten Bakterien.

Allgemeines.

Im Interesse des besseren Verständnisses und der kürzeren Ausdrucksweise in der Beschreibung der Culturresultate ziehe ich es vor, die Schilderung der isolirten Arten schon an dieser Stelle einzufügen. Ich schicke diesem Abschnitte einige Worte über den Zweck und die Ziele dieser Untersuchungen voraus. Die wichtigste und schwierigste Aufgabe war eine rasche und sichere Orientirung über die Gruppirung der in zahlloser Menge vorhandenen Keime resp. Colonien. Ich habe deshalb neben der mikroskopischen Unterscheidung, welche sehr bald im Stich lässt, den grössten Nachdruck gelegt auf die Beschreibung und Differenzen des Colonienwachsthums auf festen Nährboden, in erster Linie Gelatine und Kartoffel, in zweiter Blutserum, Agar und Milch, und die Uebereinstimmung der mikroskopischen Wuchsform, sowie des Colonienwachsthums auf den genannten Nährboden, das ich für das bequemste Unterscheidungsmittel halte, für genügend erachtet zur Identificirung. Es ist nicht ausgeschlossen, dass durch Untersuchungen, wie sie Buchner „bei den Neapler Bakterien und einigen demselben nahestehenden Spaltpilzarten" [1]) eine

---

[1]) Archiv f. Hygieine 1885.

weitere Differenzirung, beispielsweise der Colonbakterien, noch möglich ist. Allein gegenüber der verwirrenden Zahl und Mannigfaltigkeit der Darmbakterien schien es mir wichtiger, zunächst wohlcharakterisirte Gruppen zusammengehöriger und biologisch jedenfalls sich sehr nahestehender Arten aufzustellen, als die Beschreibung zu sehr zu zersplittern.

Da es voraussichtlich eine unabsehbare und wenig dankbare Arbeit wäre, alle einzelnen bei den verschiedenen Untersuchungen gefundenen Spaltpilzarten zu züchten und gleich ausführlich zu beschreiben, so war ich von vornherein bemüht, die constant und in grosser Zahl im Darmkanal vorkommenden Arten zu trennen von denjenigen, welche nur seltener und in geringer Menge in demselben gefunden wurden. Die ersteren stehen, wie später gezeigt wird, in einer engeren Beziehung zu den jeweiligen Gährungsvorgängen im Darmkanale und sind je nach der chemischen Zusammensetzung des Darminhaltes verschieden. Ich habe sie als „obligate Darmbakterien" bezeichnet und von den inconstant vorkommenden „facultativen" Arten getrennt. Betreffs der genaueren Begründung und Definirung dieser Ausdrücke muss auf den zweiten Theil dieser Arbeit verwiesen werden. Im Säuglingskothe fanden sich nur zwei constant vorkommende Arten, die obligaten Bakterien der Milchnahrung: das Bacterium lactis aërogenes und die Colonbakterien. Von den im Mekonium gefundenen habe ich einige der häufig vorkommenden und gut charakterisirten Arten, die auch im Darmkanal des Fleischfressers gefunden werden, als „Mekoniumbakterien" ausführlicher geschildert: eine mit dem Hauser'schen Proteus identische Bacillenart, einen kettenbildenden Coccus und den Bacillus subtilis.

Unter der endlosen Zahl der facultativen Darmbakterien habe ich nur einzelne der häufiger vorkommenden Arten und Gruppen genauer geschildert. Wir werden unter denselben im Gegensatz zu den obligaten Darmbakterien einer überwiegenden Zahl von Coccen begegnen. Die in dieser Rubrik noch aufgeführten Stäbchen- und Sprosspilzarten stammen von Kindern, die schon an leichten Störungen der Verdauung litten oder gelitten hatten. Ob diese Formen in ätiologischer Beziehung zu der Erkrankung standen? Aus anderweitigen Gründen erscheint es ja sehr wahrscheinlich, dass gewisse Darmerkrankungen der Säuglinge durch bestimmte Mikroorganismen hervorgerufen werden und dass unter den fakultativen Darmbakterien auch solche sich finden werden, die vom Darmkanal aus krankheitserregend wirken. Doch wird selbstverständlich erst die systematische Untersuchung geeigneter klinischer Fälle und das Thierexperiment uns darüber Aufklärung verschaffen können.

Da die Untersuchung dieser Verhältnisse zunächst noch nicht im Plane dieser Arbeit lag, so kommt dem Thierexperiment in der folgenden Schilderung nur eine untergeordnete Bedeutung zu, mehr dem Zwecke der Charakterisirung der Arten dienend als der Untersuchung der Wirkungen, welche sie vom Darmkanal aus auf den kindlichen Organismus ausüben können. Ich habe dementsprechend den bei Darmerkrankung so wichtigen Infectionsmodus durch Verfüttern der Keime nur in wenigen Fällen benutzt, sondern mich vorwiegend der gewöhnlichen Methoden: intravenöse Injection in die Vena jugularis oder die Ohrvene, intrapulmonale, subcutane und intraperitoneale Application bedient. Betreffs eines anderen wiederholt von mir angewandten Infectionsmodus: der intrabronchialen Injection will ich einige Worte zur Erklärung vorausschicken. Dieselbe wurde in der Art ausgeführt, dass an dem aufgespannten Thiere, Meerschweinchen oder Hasen, die Trachea blossgelegt und dann bei vertikaler Haltung des Brettes die Spritze zwischen zwei Knorpeln in der Richtung nach unten gegen die Bifurcation zu eingestochen und der Inhalt langsam in die Trachea injicirt wurde. Das Thier erholte sich rasch von der unmittelbar darnach entstehenden Dyspnoe. Es ist diese Methode meines Wissens zuerst von Küssner[1]) angewandt und von Hüppe in seinem Lehrbuch der Bakterienforschung erwähnt. Ihre Wirkung wird eine ähnliche doch energischere und sicherere sein wie die einer lange fortgesetzten Inhalation. Die specielle Veranlassung, diese sonst nicht geübte Methode wieder aufzugreifen, war die Arbeit von Peiper[2]), der in Bestätigung der Experimente von Wasbutzky eine ganz bedeutende Resorptionsfähigkeit von Seiten der Lunge und feinen Bronchialverzweigungen nachgewiesen hat. Was noch merkwürdiger und für die Frage des Eindringens von Bakterien von den Luftwegen aus überaus wichtig erscheint: er hat den Nachweis geliefert, dass auch zähflüssige Körper und solche, die nicht in Wasser löslich waren, wie die Fettkügelchen der Milch an dieser Stelle rasch resorbirt werden und schon nach Ablauf der

---

[1]) Deutsche medic. Wochenschrift 1883.
[2]) Zeitschrift f. klin. Medicin 1884, S. 293.

ersten Minute zahlreich im Blute nachweisbar waren. Es sind diese Untersuchungen geeignet, die in der letzten Zeit unterschätzte Bedeutung der Athemwege für das Eindringen organisirter Krankheitskeime wieder ins richtige Licht zu setzen. Zwar sind die bis jetzt erzielten Resultate der Annahme eines raschen Ueberganges der Keime in die Körpersäfte nicht gerade günstig, doch denke ich darüber mit anderen mehr geeigneten Arten noch genauere Versuche anzustellen. Dagegen habe ich den durch die Bakterien bewirkten chemischen Veränderungen, ihrem Gährvermögen und der Frage des Sauerstoffbedürfnisses entsprechend den hier in erster Linie verfolgten physiologischen Zwecken besondere Aufmerksamkeit zugewandt und die Besprechung derselben einem besonderen Capitel vorbehalten.

Es bleibt heut zu Tage Niemand, der sich mit Bakteriologie beschäftigt, erspart, in der leidigen Streitfrage über die Constanz resp. den Wechsel der Wuchsformen bei derselben Spaltpilzart Stellung zu nehmen. Indem ich vorausschicke, dass ich meine Aufmerksamkeit diesem Punkte durchaus nicht speciell gewidmet, bemerke ich, dass meine Beobachtungen in Uebereinstimmung mit den meisten neueren Autoren, denen sich ja nunmehr auch Hüppe [1]) angeschlossen hat, einen wenngleich für jede Art beschränkten und constanten Wechsel der Wuchsformen sowohl nach dem Entwicklungsstadium als nach dem Nährboden, auf welchem der Spaltpilz gezüchtet wird, constatirt haben, so bei den Colonbakterien alle Uebergänge von runden oder ovalen Formen zu Kurz- und Langstäbchen. Den grössten Formenkreis habe ich bei der von Hauser beschriebenen Proteusart gefunden, welche ich unabhängig von ihm und schon vor dem Erscheinen seiner Arbeit aus Mekonium und Fleischkoth gezüchtet. Das Vorkommen von Kurz- und Langstäbchen, Spirulinen und gewundenen Zoogläaformen auf geeigneten Nährböden kann ich vollauf bestätigen. Ich brauche mich, indem ich dies statuire, wohl nicht ausdrücklich zu verwahren, dass ich damit die Constanz der Arten keineswegs anzugreifen gesonnen bin. Indem angesichts der Anerkennung dieser Verhältnisse die Trennung der Wuchsform von der Artbezeichnung [2]) eine Nothwendigkeit geworden, ist zu erwarten, dass wir vor einer gründlichen Reform der Nomenclatur der Spaltpilze stehen. Ich

---

[1]) Deutsche medic. Wochenschrift 1884, Nr. 50 und Fortschritte der Medizin 1885, Nr. 17.

[2]) Vergl. H. Buchner, Zur Nomenclatur der Spaltpilze. Sitzungsber. der Ges. f. Morphologie u. Physiologie zu München. Sitzung vom 23. VI. 1885.

habe in Erwartung dieses erfreulichen Ereignisses die Bezeichnung entsprechend der jetzt am meisten gebräuchlichen Nomenclatur in der Art gewählt, dass Arten, bei welchen runde bis ovale Formen erschienen, als Coccen, solche in deren Entwicklung es zu einer deutlichen Verschiedenheit zwischen Länge und Breitendurchmesser kommt, als Bacillen bezeichnete; das Wort Bakterium dagegen als Sammelname entsprechend dem deutschen Worte „Spaltpilz" gebrauchte. Die Coccen sind des Weiteren nach ihrer Anordnung resp. Theilungsrichtung als Mono- und Diplococcen, Tetraden, Staphylo- und Streptococcen unterschieden.

Ebenso unzureichend wie die Nomenclatur ist die alte Cohn'sche Eintheilung nach der hervorstechendsten Wirkungsweise derselben in pigmentbildende, gährungserregende und pathogene Arten. Es ist bekannt, und im Nachfolgenden finden sich zahlreiche Belege dafür, dass diese Eigenschaften je nach dem Nährsubstrat, auf welchem die Arten zur Entwicklung gelangen, und je bei verschiedenen Thiergattungen derselben Art zukommen oder fehlen können. Im Folgenden ist auch der, wie mir scheint, nicht uninteressante Nachweis geführt, dass ein exquisit gährungserregender Pilz wie der im Darmkanal vorkommende Milchsäurebacillus für gewisse Thiere in hohem Grade pathogen sein kann und somit eigentlich in beiden Gruppen anzuführen wäre. Ich habe deshalb die Gruppirung der zu schildernden Arten aus rein praktischen Gründen in der Art vorgenommen, dass ich zuerst die obligaten Darmbakterien der Milchnahrung, dann die im Mekonium vorkommenden und endlich die facultativen Spaltpilzarten mit den zugehörigen Sprosspilzen abgehandelt habe.

Ich bemerke noch, dass die im Folgenden gemachten Grössenwerthe, wo nichts Besonderes bemerkt ist, an in Canadabalsam eingeschlossenen Präparaten mit dem Ocularmikrometer bei 970facher Vergrösserung (Zeis' homog. Immersion $\frac{1}{18}$ Ocul. 5) gemessen sind. Die Zeitangaben für Culturen beziehen sich für Gelatine auf Zimmertemperatur (ca. 20 °C.), bei Kartoffel-, Blutserum-, Agar- und Flüssigkeitsculturen dagegen auf Körpertemperatur (38 ° C.).

A. Obligate Milchkothbakterien.

I. Bacterium lactis aërogenes.

Es fand sich diese bisher noch nicht beschriebene Art nach meinen Erfahrungen constant und in grosser Zahl im Darmkanal mit Milch genährter Thiere und Menschen, in geringerer in den Fäces derselben. Einmal habe ich sie auch aus der ungekochten Milch, wie sie aus der Milchhandlung bezogen, in grösserer Zahl gefunden, in den meisten Untersuchungen dagegen ebenso wie unter den aus der Luft stammenden Keimen vermisst. Doch möchte ich auf Letzteres kein grosses Gewicht legen, da die Cultur desselben auf Gelatine und das mikroskopische Aussehen nichts Charakteristisches darbietet und daher einer nicht speciell auf diesen Punkt gerichteten Untersuchung entgehen wird. Seinem Vorkommen nach kann derselbe als „Darmmilchsäurebacillus" bezeichnet werden; der kürzeren Ausdrucksweise halber wird derselbe jedoch im Folgenden kurzweg als „Milchsäurebacillus" angeführt werden.

Der entwickelte Typus seiner Wuchsform ist das Kurzstäbchen, Bakterium im Sinne der alten Cohn'schen Eintheilung. In Reinculturen an gut ausgebildeten Exemplaren gemessen beträgt seine Länge im Durchschnitt 1—2 µ, die Breite 0,5—1,0, so dass es als ein kurzes, dickes, gedrungenes Gebilde erscheint (Taf. II, Abb. 10 und 12). Die Ecken sind stark abgerundet, so dass bei den ganz kurzen Formen ovale. ja runde [1]) Formen bis zu 0,5 µ Durchmesser herab erscheinen können. Namentlich aber ist dies der Fall, wenn wie an den meisten Exemplaren die Mitte des Stäbchens eine centrale Einschnürung zeigt. Das Gebilde ähnelt dann namentlich bei den etwas kleineren, verkümmerten Formen, wie man sie auf älteren Gelatineculturen erhält, täuschend einem Diplococcus (Taf. II, Abb. 10). Auf Kartoffelculturen ist etwas deutlichere stäbchenförmige Ausbildung zu erkennen (Taf. II, Abb. 12). In einzelnen der grösseren Bacillen gewahrt man runde, ungefärbte Stellen; indess habe ich mich weder durch die Färbung noch die anderen Methoden überzeugen können, dass es sich hier um eigentliche Sporenbildung handelt, wofür ich es anfangs gehalten. Das Gleiche gilt von dem, was ich in meiner

---

[1]) Ich bin mir dabei wohl bewusst, dass man gegen jede runde Form im Präparate den Einwand erheben kann, es handle sich um ein der Sehaxe parallel gerichtetes Stäbchen. Doch scheint mir eine solche Annahme eben nicht unter allen Umständen gerechtfertigt.

vorläufigen Mittheilung über das Vorkommen derselben in Zuckerlösungen gesagt. Bei der Cultur in Flüssigkeiten (Milch) trifft man
manchmal auch kurze Ketten von eingeschnürten Stäbchen, wie sie
im Stuhlpräparat (Taf. II, Abb. 1) gezeichnet sind. Die grössten
und entwickeltsten Formen finden sich in intensiv gährenden Flüssigkeiten (Milch mit CO_3Ca). Das Photogramm (Taf. I, 3) ist nach
einem solchen Präparat angefertigt, in welchem einzelne Stäbchen
eine Länge bis zu 3 μ erreicht hatten. Im hängenden Tropfen untersucht sind die Bacillen unbeweglich; Degenerationsformen sowie
längere Fadenbildung habe ich nie in Reinculturen beobachtet. Mit
allen Anilinfarben werden sie leicht und intensiv gefärbt, verlieren
die Farbe jedoch sehr rasch bei Behandlung mit Jod und Alkohol
(Gram'sche Methode).

Die Cultur dieser Bacillen gelingt ungemein leicht; sie sind vor
vielen anderen Bakterien durch ein besonders üppiges und rasches
Wachsthum auf Gelatine ausgezeichnet. Auf der Platte sieht man
schon nach 24 Stunden bei 22 °C. kleinste weisse Pünktchen. Dieselben bilden, soweit oberflächlich gelegen, runde, gewölbte, saftig
glänzende Colonien (kuppenförmiger Typus). Mit 80 facher Vergrösserung erscheint die Oberfläche homogen, ohne Zeichnung; ist
im durchfallenden Lichte dunkel, im auffallenden weisslich schimmernd. Die Colonie zeigt, wenn sie nicht durch Wasserniederschläge
auf die Platte verschwemmt wurde, beschränkte seitliche Ausbreitung, entwickelt sich vorwiegend in die Höhe, so dass sie manchmal tropfenartig mit steil abfallenden, ja überhängenden Rändern
sich gestaltet. Die tiefen Colonien erreichen in den ersten 4 bis
6 Tagen eine verhältnissmässig bedeutende Entwicklung und stellen
runde, undurchsichtige Kugeln dar; nachdem sie eine gewisse Grösse
erreicht, entwickeln sie sich nicht weiter.

Im Gelatine-Reagensglas zeigt sich ebenfalls bald ein deutliches,
weisses, nicht verflüssigendes Wachsthum im Stichkanal. Es bilden
sich im Verlaufe desselben kleine kugelige Ausbuchtungen (perlschnurartiges Wachsthum) und am Ende eine deutliche knopfförmige
Anschwellung. Die oberflächliche Ausbreitung beschränkt sich auf
die Umgebung der Einstichöffnung, indem sie sich gleichmässig nach
allen Seiten ausdehnt und dabei manchmal ein exquisit nagelförmiges
Wachsthum (Photogramm Taf. I, 4) oder doch eine dicke, saftig
glänzende Decke darbietet. Namentlich in älteren Culturen bildet
sich oft, jedoch nicht in allen Fällen, eine nebelartige Trübung der

oberen Schichten der Gelatine. Mehrmals habe ich das Auftreten zahlreicher Gasblasen beobachten können, namentlich wenn aus intensiv gährenden Flüssigkeiten (Milch mit kohlensaurem Kalk) auf Gelatine verimpft wurde.

Auf Agar entwickelt sich ebenfalls ein üppiges, saftiges Oberflächenwachsthum, während der Stichkanal wie bei allen Agarculturen schwach bewachsen ist. Auf Blutserum bildet sich eine erhabene, feuchtglänzende weisse Leiste. Sehr charakteristisch ist wieder das Wachsthum auf Kartoffel, das ich nur bei den Pneumoniecoccen von Friedländer und Frobenius in ähnlicher Weise beobachtet habe. Auf alten Kartoffeln hat sich bei Brüttemperatur nach 24 Stunden eine weissgelbliche, mehrere Millimeter dicke Auflagerung von breiiger Consistenz entwickelt, an deren Peripherie schon deutliche bis stecknadelkopfgrosse Gasblasen in grösserer Zahl sich vorfinden. Nach 2 bis 3 Tagen ist die Colonie erheblich über die ursprüngliche Impfstelle hinausgewachsen, zeigt eine feuchtglänzende weisse Oberfläche mit leichtem Stich ins Gelbliche, unregelmässig gebuchtete Contouren und namentlich an der Peripherie bis linsen- und erbsengrosse Gasblasen in grösserer Zahl. In der Regel breitet sich dann die Colonie über die ganze Kartoffelfläche aus und bildet eine rahmartig zerfliessende, von Blasen durchsetzte Masse. Von diesem Verhalten bietet jedoch die Cultur auf jungen Kartoffeln erhebliche Unterschiede dar. Auch hier üppiges Wachsthum in Form einer dicken, weissen oder leicht gelblichen Colonie, allein dieselbe ist nun mehr von ziemlich trockener Consistenz, der Rand scharf abfallend, Contour unregelmässig gebuchtet. Die Oberfläche ist glatt, feuchtglänzend und zeigt erst nach einigen Tagen und dann nicht immer die eine oder andere oder auch mehrere bis zu 6 und 10 kleine stecknadelkopfgrosse Glasblasen. Der Unterschied in dem Wachsthum auf jungen und alten Kartoffeln, der sich auch bei den meisten anderen Arten bemerkbar macht, ist wohl nur dahin zu erklären, dass gewisse lösliche oder gelöste Nährstoffe (Eiweiss und Kohlehydrate), die in der jungen Kartoffel noch enthalten, aus den alten während der Lagerung ausgelaugt oder verbraucht worden sind. Während bei jungen Kartoffeln das beschriebene Wachsthum vorwiegend auf die Oberfläche beschränkt bleibt, kann man auf einem Durchschnitte durch die älteren sofort erkennen, dass die Pilzmasse ziemlich tief in das Innere derselben eingedrungen ist (diastatisches Vermögen).

Auf sterile Milch verimpft bringt sie dieselbe unter Säurebildung zur Gerinnung, wobei das Casein sich unter Abscheidung eines klaren Serums zu grossen Klumpen zusammenballt. Die dabei entstehende Säure ist Milchsäure. Die Bacillen besitzen ausserdem noch Gährvermögen auf Milch-, Rohr- und Traubenzucker und vermögen auf Flüssigkeit, in welcher diese Zuckerarten enthalten, sich auch ohne Luftzutritt zu entwickeln.

Thierversuche.

Eine weisse *Maus* erhielt ein etwa erbsengrosses Stück einer Kartoffelcultur in sterilem Wasser suspendirt subcutan am Rücken injicirt 15. V. 3 Uhr Nachmittags.

† in der Nacht auf 16. V.

Section ergab mikroskopisch keine deutlichen Veränderungen.

Zwei mit kleinen Mengen subcutan geimpften Mäuse blieben gesund, ebenso zwei mit je 3 Theilstrichen in die Lunge injicirte.

Meerschweinchen I erhielt eine erbsengrosse Menge einer 4 Tage alten Kartoffelcultur in 1 ccm Wasser suspendirt in die Trachea injicirt 8. IX. 85.

9. IX. Thier hat hochgradigste Dyspnoe. † 11 Uhr Vormittags. Sofort Section: Lungen grösstentheils luftleer, Ränder emphysematös. Milz und Nieren nicht verändert. Darmkanal zeigt im Bereich des Duodenums und oberen Theiles des Dünndarms ausgesprochene Injection und rosige Färbung. Schleimhaut im Bereich der injicirten Stellen geschwellt, Inhalt dünnflüssig, stark mit Schleim gemengt von alkalischer Reaction. Die Plaques im Verlaufe des Dünndarms stark geschwellt, schimmern als resistente, blaurothe Stellen durch die Serosa hindurch. Oberflächlich Epithelverlust, einzelne Blutpunkte, retikulirtes Aussehen.

Im Herzblut wurden keine Bacillen gefunden.

Impfungen auf Gelatine aus Herzblut, Milz und Nieren blieben steril.

Meerschweinchen II erhielt die Aufschwemmung eines 2 Erbsen grossen Stückes in die rechte Vena jugularis 15. V. 9 Uhr.

† 15. V. 3 Uhr Nachmittags. Bacillen im Blute mikroskopisch und in der Cultur nachweisbar; keine deutlichen Veränderungen bei der Section.

Hase (Kaninchen) *I*, kräftiges Thier, erhielt ein über erbsengrosses Stück einer Kartoffelcultur in 2 ccm Wasser suspendirt in die Ohrvene 16. V. 85.

18. V. Anscheinend munter, fühlt sich jedoch heisser an als gewöhnlich.

19. V. Morgens todt gefunden. Bei Eröffnung des Abdomens fällt sofort das verschiedene Verhalten des Darmtractus auf, der in den oberen Dünndarmpartien deutliche Hyperämie und rosige Verfärbung aufweist, während die übrigen Theile normal sind. Schon äusserlich schimmern an dem ersteren die geschwellten Follikel durch. Dünndarmschleimhaut im Bereich der injicirten Stellen geschwellt, Inhalt dünnflüssig-schleimig. Die Follikel zeigen exquisit retikulirtes Aussehen und stellenweise Hämorrhagien. Auch die am Uebergang ins Cöcum befindlichen Plaques intensiv sammtartig geschwellt. Am Wurmfortsatz wieder Hyperämie, Schwellung der Schleimhaut mit dickem zähen Schleimbelag. Im Rectum keine Veränderung.

Uebrige Organe etwas blass, blutleer, doch normal. Im Herzblut spärlich Bacillen.

Hase II, kleines Thier, wird am 28. V. 5 Uhr Abends mit 9 Theilstrichen einer Aufschwemmung einer etwa linsengrosse Menge Milchsäurebacillen (5 Wochen alt von Gelatinecultur) in die Vena jugularis injicirt.

29. V. Morgens noch munter, wird um 12 Uhr Mittags todt gefunden. Section 2 Uhr Nachmittags.

Am Darmtractus ähnliche, jedoch nicht so weit vorgeschrittene Veränderungen, Schwellung der Schleimhaut und Follikel, im Cöcum ringförmige Hämorrhagien (Embolien?). Uebrige Organe nicht verändert. Aus dem Herzblut werden die Bacillen in Reincultur wieder erhalten.

Hase III, kräftiges, ausgewachsenes Thier. Derselbe erhält von einer 2 Tage alten Kartoffelcultur eine über erbsengrosse Menge in 1 ccm Wasser in die Trachea injicirt 11. IX. 85.

Keine Veränderung, bleibt gesund.

Die pathogenen Eigenschaften dieser Art stimmen, soweit aus den wenig zahlreichen Versuchen ein Schluss erlaubt ist, so vollständig mit denen der Colonbakterien überein, dass ich dieselben bei der Besprechung mit jenen zusammenfasse.

Die Differenzialdiagnose dieses Bacillus ist namentlich gegenüber den von Pasteur[1]), Lister[2]), Hüppe[3]) u. A. beschriebenen Milchsäureorganismen zu stellen. Indem ich betreffs der Angaben der beiden ersten Autoren auf die ausführliche historische Darstellung in der Arbeit des letzterwähnten Autors verweise, beschränke ich mich auf die Besprechung des von Hüppe geschilderten Bacillus, indem nur von diesem letzteren genügend morphologische und biologische Verhältnisse bekannt sind, um eine genauere Vergleichung zu gestatten. Abgesehen von den übrigens schwankenden Grössenverhältnissen, wofür Hüppe etwas kleinere Zahlen angibt, scheinen sich die beiden Arten in ihrem mikroskopischen Aussehen sowie dem Wachsthum auf Gelatine[4]) ziemlich gleich zu verhalten. Dagegen besteht ein wesentlicher Unterschied derselben in ihrer Beziehung zum Sauerstoff. Während bei den von Hüppe beschriebenen der Luftsauerstoff unbedingt zum Zustandekommen der Milchsäuregührung erforderlich ist und die Menge der gebildeten Säure direkt proportional der Sauerstoffzufuhr wächst, vermögen die hier geschilderten

[1]) Compt. rend. Bd. 45 u. 86.

[2]) Transactions of the pathological Society of London 1878, p. 425.

[3]) Mittheilungen aus dem kaiserl. Gesundheitsamte 1884, Bd. II. Untersuchungen über die Zersetzung der Milch durch Mikroorganismen.

[4]) Vergl. Hüppe, Bakterienforschung 1885, Taf. I.

Bacillen auf Milch, Milch- und Traubenzuckerlösungen sich anärob
zu vermehren und Gährwirkung auszuüben. Es geht dieser Process
unter Entwicklung von CO_2 und H constant im Darmkanale bei Milchnahrung vor sich, wie später ausführlicher erörtert werden soll. Es
scheint mir ein so differentes biologisches Verhalten allein schon
genügend zur Trennung der beiden Arten und habe ich, um den
Differenzpunkt schon im Namen hervorzuheben, den von mir gefundenen als Bacterium lactis aërogenes i. e. gasbildenden Milchsäurebacillus bezeichnet. Uebrigens scheinen sie sich auch in dem
Punkte der Sporenbildung, die ich noch nicht mit Sicherheit beobachten konnte, zu unterscheiden, während sie allerdings in zahlreichen anderen Punkten: Mangel peptonisirender Eigenschaften,
Wachsthum auf weinsaurer Ammonlösung, Begünstigung der Gährwirkung durch Sauerstoffzutritt sich als biologisch sehr nahestehende
Arten charakterisiren. Ob auch das Wachsthum auf anderen Nährböden speciell auf Kartoffel und die pathogenen Eigenschaften
für beide Arten gleich sind, vermag ich nicht zu entscheiden,
da ich eine Cultur zur Vergleichung von Hüppe nicht erhalten
konnte. Da durch die neueren Arbeiten [1]) dieses Autors nachgewiesen wurde, dass eine ganze Reihe von Spaltpilzen Milchzucker
ziemlich rasch in Milchsäure zu spalten vermögen, so kann von
einem einheitlichen, specifischen Organismus der Milchsäuregährung,
von dem früher (noch in der ersten Arbeit von Hüppe) gesprochen wurde, nicht mehr die Rede sein und es müssen in jedem
besonderen Falle die die Gerinnung der Milch verursachenden Bakterien nachgewiesen werden. Wie schon Eingangs erwähnt, wurde
das Bacterium lactis aërogenes einmal in grösserer Zahl bei einer
Milchuntersuchung gefunden, während es in den anderen vermisst
wurde. Es scheint sonach für gewöhnlich an der spontanen Milchsäuregährung wenigstens unter den hiesigen Verhältnissen nicht betheiligt zu sein, wenn es auch ausnahmsweise bei derselben gefunden
werden kann.

Von anderen Spaltpilzarten, mit welchen dasselbe in Bezug
auf Aussehen und Wachsthumsverhältnisse Aehnlichkeit hat, ist in
erster Linie der Pneumoniecoccus resp. Bacillus zu erwähnen. Sowohl die mikroskopische Form als das Wachsthum auf Gelatine
und Kartoffel bieten die grösste Aehnlichkeit dar. Doch scheint bei

---

[1]) Deutsche medic. Wochenschrift 1884. Nr. 49.

genauerer Vergleichung die Nagelform bei Milchsäurebakterien etwas weniger ausgesprochen, auch die Gasentwicklung auf Kartoffel schwächer. Die bei alten Pneumonieculturen auftretende Bräunung habe ich bei Milchsäure nie beobachtet. Weiterhin lässt sie sich von den Pneumoniecoccen unterscheiden durch das Wachsthum auf Zuckerlösungen bei Luftabschluss [1]) und das Thierexperiment, indem von Mäusen die Injection von 3 Theilstrichen einer milchig getrübten, wässerigen Aufschwemmung von Milchsäurebacillen in die Lunge gut ertragen wird, während von Pneumonieculturen in der gleichen Form und Menge ein einziger Theilstrich den Tod der Maus unter den bekannten Erscheinungen mit Sicherheit hervorruft. Auch die in den Versuchen an Meerschweinchen und Hasen geschilderten pathogenen Wirkungen können wohl zur Unterscheidung herangezogen werden, doch habe ich in dieser Beziehung keine speciellen Vergleichsversuche angestellt. Von anderen ähnlich üppiges, perlschnurartiges Wachsthum auf Gelatine zeigenden Arten wie Mikrococcus tetragonus lassen sie sich schon durch die mikroskopische Untersuchung, aber auch Kartoffelcultur und Thierexperiment leicht unterscheiden.

II. Bacterium coli commune.

Dasselbe wurde bislang nur im Darmkanal und zwar besonders reichlich in den unteren Abschnitten desselben gefunden und deshalb mit dem Namen der „Colonbakterien" bezeichnet. Allerdings sprechen andere Thatsachen dafür, dass es ein sehr verbreiteter Fäulnisskeim ist. Specielle Untersuchungen über sein Vorkommen ausserhalb des Körpers wurden nicht angestellt. Dasselbe findet sich sowohl im Mekoniumkothe als bei Milch-, Fleischdiät und gemischter Kost und kann insofern als ein diesen verschiedenen Kotharten „gemeinsamer" Spaltpilz bezeichnet werden, während die Bakterienvegetation derselben im Uebrigen grosse Verschiedenheiten darbietet, wie später gezeigt werden soll.

In seinem mikroskopischen Verhalten weist es eine viel grössere Polymorphie auf als der eben geschilderte Milchsäurebacillus. Die

---

[1]) Zwar zeigen die Pneumoniecoccen auf steriler, anaërob angesetzter Milch gleichfalls geringe Gasentwicklung; dieselbe sistirt jedoch alsbald spontan und ist mit der intensiven bei Bacter. lact. aërog. auftretenden Gährung nicht zu verwechseln.

kleinsten Formen lassen keinen deutlichen Unterschied zwischen Längen- und Breitendurchmesser erkennen und erreichen kaum mehr als 0,5 μ Grösse. Weiter finden sich alle Uebergänge zu deutlich ovalen Formen mit stark abgerundeten Ecken, undeutlich cylindrischen eingeschnürten oder deutlich abgesetzten Stäbchen, die im Durchschnitt 2—3 μ Länge bei 0,4—0,6 μ Breite haben. Einzelne Exemplare in Gelatineculturen erreichen eine Länge von 5 und mehr Mikrometer. Auf Kartoffel (Taf. II, Abb. 4) überwiegen die kurzen, eingeschnürten Formen, an denen nur bei starker Vergrösserung ein Ueberwiegen des Längsdurchmessers constatirt werden kann. Auf Gelatine, namentlich den ausgebreiteten Colonien auf Platten, erhält man etwas deutlicher gestreckte Formen von ausgesprochenem Stäbchencharakter (Taf. II, Abb. 6). In älteren Reagensglasculturen trifft man jedoch die nämlichen kurzen Formen wie auf Kartoffel. Sehr gleichmässig und gut entwickelte Formen erhält man in gährenden Flüssigkeiten (Traubenzucker). Allein auch hier erscheinen dieselben noch plumper und weniger gleichmässig als sie in manchen Stuhlpräparaten erhalten werden, in denen sie meist sehr schlanke, gracile Doppelstäbchen darstellen, die untereinander kaum Verschiedenheiten erkennen lassen (Taf. I, Abb. 2).

Im hängenden Tropfen untersucht zeigen sie träge Eigenbewegung. Namentlich die Doppelstäbchen lassen eine, wenn auch sehr geringe Locomotion erkennen, indem das vorangehende Stäbchen langsam pendelnde Bewegungen ausführt, während das andere wie durch ein unsichtbares Band verbunden, demselben folgt. Gegen Anilinfarben verhalten sie sich wie die Milchsäurebacillen, indem sie sich leicht und intensiv färben, die Farbe aber bei Behandlung mit Jod und Alkohol rasch, erheblich früher als andere zum Vergleich herangezogenen Arten (Bacillus subtilis, Proteus) wieder verlieren. In schlecht nährenden Flüssigkeiten erhält man Degenerationsformen, wobei nicht färbbare Stellen im Zellprotoplasma auftreten. Deutliche Sporenbildung habe ich niemals beobachtet. Leider wurde ich erst gegen Abschluss der Arbeit (mit Eintritt der kälteren Jahreszeit) auf eine Erscheinung aufmerksam, die ich auch im verflossenen Winter beobachtet, aber nicht weiter beachtet hatte. Ich erhielt nämlich auf den Culturplatten des Kothes, dem auch die Abbild. 3 entnommen ist, sowie auf mehreren zur Controle angefertigten Reinculturplatten von Colonbakterien eigenthümliche in Figur 11 gezeichnete Formen. Dieselben waren bald ausschliesslich, bald mit den gewöhnlichen, in toto färbbaren Formen gemischt vorhanden und gaben im ersteren Falle das Bild einer ganz differenten Spaltpilzart. An einem, meist aber an beiden Enden des Stäbchens waren helle, farblose Kugeln eingelagert, deren zarte äussere Contour sich besonders gut bei Betrachtung der gefärbten Präparate in Wasser, jedoch auch an Balsampräparaten noch deutlich erkennen liess. In einem Präparate wurden auch freie farblose Kugeln gefunden (Taf. II, Abb. 11). Der färbbare Rest des Zellprotoplasmas war in der Mitte zusammengedrängt und schien bei kleinen, kurzen Formen etwas über die Contour vorgebuchtet, bei längeren dagegen sattelartig eingesunken, so dass Aehnlichkeit mit einer 8-Form entstand. Neben diesen Formen fanden sich auch andere, in welchen die Substanz des Stäbchens in eine mittlere stärker gefärbte und schwächer tingirte distale Partie eingetheilt erscheint. Von diesen fanden sich dann alle Uebergänge zu dem in Figur 3 abgebildeten „punctirten Bacillen", die ganz in gleicher Weise in den Culturen beobachtet wurden.

Die Plattencolonien, in welchen diese Formen zuerst beobachtet wurden, waren in nichts von den flächenhaft ausgebreiteten Colonien der Colonbakterien verschieden: auch auf Gelatinereagensglas und Kartoffel überimpft, zeigten sie das nämliche Verhalten wie diese. Das charakteristische Aussehen erwies sich als nicht constant, indem die ungefärbten Stellen bei Uebertragung auf Kartoffel sofort verschwanden und gewöhnliche Kurzstäbchen erschienen. bei Uebertragung auf Gelatinereagensglas bald erhalten blieben [1]), bald vermisst wurden. Besonders häufig und regelmässig wurden sie gefunden in den Colonien auf dünn besäten Gelatineplatten von Colonbakterienculturen, die durch längere Zeit (4—5 Tage) einer niederen Temperatur (8—14 ° C.) ausgesetzt waren. Doch gelang es nicht in allen Fällen und von allen Culturen der Colonbakterien diese Formen in der beschriebenen Weise mit Sicherheit zu erhalten.

Schon die Umstände, unter denen das Auftreten dieser Formen beobachtet wurde, sprechen gegen die Annahme, dass es sich etwa um Sporenbildung handle. Wiederholte Versuche mit den verschie-

---

[1]) In einzelnen Fällen blieb diese Formvarietät bei direkter Uebertragung von Gelatineglas auf Gelatineglas durch 5 und 7 Ueberimpfungen erhalten. Dabei ist zu bemerken, dass die dazu benutzten Gelatinegläser durchaus nicht etwa aus dem nämlichen Kolben stammten, sondern zu verschiedenen Zeiten und mit den unvermeidlichen kleinen Schwankungen in der chemischen Zusammensetzung hergestellt waren.

denen Sporenfärbmethoden blieben denn auch ohne Erfolg. Nach dem gegenwärtigen Stande der Untersuchungen bin ich geneigt, diese Formen vielmehr als Involutionszustände der Colonbakterien (Vacuolenbildung?) aufzufassen, die unter Einwirkung gewisser, nicht genau gekannter Momente (niedere Temperatur, bestimmte Zusammensetzung der Gelatine?) entstehen und durch mehrere Generationen sich erhalten, aber wieder in die gewöhnlichen Formen zurückgeführt werden können. Auf das Vorkommen derselben im normalen Milchkoth ist schon früher hingewiesen worden.

Das Studium des Wachsthums der Colonbakterien auf Gelatine bot besondere Schwierigkeiten dar, obgleich die Cultur derselben leicht zu erhalten ist. Sie gedeihen vortrefflich auf der Fleischinfuspeptongelatine und verflüssigen dieselbe nicht. Die tiefen Colonien erreichen eine geringere Grösse als die der Milchsäurebacillen, sind heller, durchsichtiger und weisen manchmal radiär strahlige Zeichnung oder eine eigenthümliche (S. 43 erwähnte) Scheidung in eine hellere, homogene Peripherie und ein dunkleres, unregelmässig gezeichnetes Centrum auf. Die Colonie erhält so eine gewisse Aehnlichkeit mit einem Bandwurmei. Weit grössere Verschiedenheiten zeigten die oberflächlichen Colonien. Nur in seltenen Fällen bleibt die Ausbreitung eine beschränkte, ähnlich dem Verhalten der Milchsäurebacillen; in der weitaus grössten Zahl der Fälle breitet sie sich je nach dem zur Verfügung stehenden Raume oberflächlich aus und kann unter Umständen die Grösse von 3—4 cm im Durchmesser erreichen. In allen Fällen stellt sich diese Ausbreitung als weisse deutlich sichtbare Decke von trockener Oberfläche dar, Contour rund oder häufiger unregelmässig gebuchtet und gezackt, die Dicke der Colonie vom Centrum nach der Peripherie abnehmend, in der Mitte häufig ein den Ausgangspunkt markirender Nabel. Ausserdem trifft man noch Colonien, welche ein dichteres, saftigeres Wachsthum und schon makroskopisch eine concentrische Anordnung erkennen lassen. Die individuellen Verschiedenheiten der Colonien vermehren sich noch bei der Betrachtung mit schwacher Vergrösserung. Die Oberfläche erscheint bald rissig, zerklüftet, von einem zarten homogenen Saum umgeben, bald von moiréeartig angeordneten zierlichen Linien durchzogen [1]), dann wieder radiär wie von einem Scheitel

---

[1]) Vergl. die Abbildungen, welche Buchner von den oberflächlichen Colonien des Emmerich'schen und des Typhusbacillus gibt. Arch. f. Hy-

ausstrahlend oder mit mäanderartiger Zeichnung des Randes. In manchen Colonien trifft man sternförmige Figuren und concentrisch dieselben umgebende Ringe; endlich, und nicht am seltensten, ist die Oberfläche einfach homogen gekörnt. Ich habe an einer anderen Stelle gezeigt, dass dieses Merkmal, so verführerisch es erscheinen mag, doch nicht constant ist und daher nicht zu einer sicheren Trennung in Arten sich verwenden lässt.

Aehnliche Verschiedenheiten finden sich wieder bei der Cultur im Reagensglas. Das Tiefenwachsthum ist gleichartig, mässig üppig, in kleinen Knöpfchen, ohne stärkere Endanschwellung. Die oberfläch- liche Ausbreitung jedoch ist bald eine zarte, kaum sichtbare Decke, die sich über die ganze Gelatine, ähnlich wie bei den Typhusbacillen, verbreitet, bald eine dichtere, mit blattartig gezacktem Rande, manchmal Andeutung concentrischer Ringe und Incrustationen auf derselben. In allen Fällen ist sie seitlich vom Stichkanal ausge- breitet, von trockener, matter Oberfläche, niemals saftig, glänzend oder gewölbt. Im Uebrigen konnte ich auch hier eine Constanz der einen oder anderen Wachsthumsform nicht entdecken. Zu bemerken ist, dass nicht selten wolkige Trübung der Gelatine in ihren oberen Schich- ten und einzelne Gasblasen namentlich bei der ersten oder zweiten aus dem Thierkörper gezüchteten Generation in der Cultur auftreten.

Auf den übrigen Nährböden ist ihr Wachsthum ein durchaus gleichförmiges. So insbesondere auf Kartoffel, auf welcher sie schon nach 24 Stunden eine saftige kleine Colonie von bräunlichgelber Farbe (etwa der Farbe des Erbsenpurées entsprechend) bilden. Sie breitet sich in Zeit von etwa 6 Tagen über die Hälfte der Kartoffel als ein 3—4 mm dicker, saftig glänzender Belag aus, ohne in die Tiefe einzudringen. Auch hier ist die Beschaffenheit, das Alter der Kartoffel von grossem Einflusse. Auf alten, lange gelagerten Kartoffeln erhält man gar kein oder doch nur ein ganz spärliches Wachsthum in Form einer unscheinbaren, weissen Colonie; auf Agar und Blut- serum weisse, nicht charakteristische Colonien. Milch kommt bei Körpertemperatur erst nach mehreren (8—10) Tagen zur Gerinnung unter saurer Reaction. Bei Luftabschluss können sie weder auf dieser noch auf Milchzuckerlösungen, wohl aber auf Traubenzucker sich vermehren.

---

gieine 1885. Es wurden wiederholt Colonien erhalten, welche mit den dort abgebildeten durchaus übereinstimmten.

Thierversuche.

2 *Mäuse* subcutan mit erbsengrossen Mengen der Kartoffelcultur inficirt — ohne Veränderung.

Meerschweinchen I erhielt 18 Theilstriche von Gelatinecultur subcutan. Es bildete sich an der Injectionsstelle ein Abscess, der eröffnet wurde und ausheilte. Im Eiter die Colonbakterien durch Cultur und Mikroskop nachgewiesen.

Meerschweinchen II erhielt Aufschwemmung von ½ erbsengrossem Stück Kartoffelcultur in 1 ccm Wasser in die Vena jugul. 18. V. 85.

† 19. V. 11 Uhr Vormittags; sofort Section: In der Bauchhöhle eine grosse Menge klarer, schwachgelblicher Flüssigkeit, in der Fibrinflocken schwimmen. Peritoneum geröthet. Duodenum und Dünndarm zeigen rosige Hyperämie, Dickdarm und Cöcum normales Verhalten, etwas dünnflüssigen Inhalt. Im Dünndarm blutig-schleimiger Inhalt, die Plaques intensiv geschwellt, von deutlich reticulirtem Aussehen (ähnlich Typhus im ersten Stadium). Im Darminhalt keine oder doch nur sehr spärlich Bakterien (Kurzstäbchen) nachweisbar. Schleimhaut in Cöcum und Colon nicht verändert. Follikel am Eingang des Cöcums geschwellt.

Milz vergrössert. Nieren, Herz und Lungen nicht verändert; im Herzblut die Bacillen nachweisbar.

Impfung aus Blut, Niere, Milz mit positivem Erfolg.

Meerschweinchen III mit Bacillencultur auf Rindsbouillon (14 Stunden alt in Körpertemperatur) an zwei Stellen des Rückens je 15 Theilstriche injicirt 11. VI. 85.

Thier bleibt munter; keine Abscedirung.

Meerschweinchen IV. Von derselben Bacillencultur 15 Theilstriche in die Trachea injicirt 11. VI. 85. Dyspnoë.

† 12. VI. Morgens 10 Uhr, sofort Section. Beide Lungen bis auf kleine Reste luftleer. Keine Peritonitis; am Darmkanal dieselben Veränderungen wie bei II, jedoch nicht ganz so weit vorgeschritten. Nur einer der geschwellten Follikel hatte deutlich reticulirtes Aussehen. Sonst normale Verhältnisse.

Meerschweinchen V an zwei Stellen subcutan fast eine ganze zehnpfennigstückgrosse Kartoffelcultur in 4 ccm Wasser injicirt 22. VI. 85.

† 23. VI. Vormittags. Section: Im Abdomen mässige Menge einer serösen, leicht getrübten Flüssigkeit. Peritoneum injicirt. Duodenum und oberer Theil des Dünndarms rosig gefärbt, Katarrh der Schleimhaut, Follikel geschwellt. Dagegen war der grössere untere Theil des Dünndarms sowie die dort befindlichen Follikel ebenso wie Colon und Cöcum unverändert. Sonst normale Verhältnisse.

Meerschweinchen VI mit 7—8 Theilstrichen der Aufschwemmung eines erbsengrossen Stückes Kartoffelcultur in die Vena jugul. injicirt 22. VI. 10 Uhr Vormittags.

3 Uhr Nachmittags wurde 5 Stunden nach der Injection das Thier durch Chloroform rasch getödtet. Section ergab: Geringes Exsudat in der Bauchhöhle, Injection von Duodenum und Dünndarm, Schwellung der Follikel, Veränderungen wie im vorigen Falle.

Meerschweinchen VII ebenso inficirt 23. VI. 12 Uhr Mittags, getödtet 3 Uhr Nachmittags, 3 Stunden nach der Injection durch Chloroform.

Leichte Injection des Peritoneums, kein Exsudat; Dünndarm in ganzer Ausdehnung injicirt, mit serös-schleimigem Inhalt, in dem nur ganz spärlich Bakterien zu finden. Beginnende, doch deutliche Infiltration und Schwellung der Plaques. Sonst normale Verhältnisse.

Meerschweinchen VIII erhält von einer 6 Tage alten Kartoffelcultur 1 ccm wässeriger Aufschwemmung einer erbsengrossen Bakterienmasse in das Peritoneum 27. VII. 5 Uhr-Nachmittags.

† 28. VII. Vormittags. Section: In der Bauchhöhle ziemlich reichliches seröses Exsudat; keine Reste der injicirten Flüssigkeit mehr zu sehen. Darm in den oberen Partien injicirt, Plaques intensiv geschwellt, durch die Serosa durchschimmernd, Oberfläche reticulirt. Sonst normale Verhältnisse.

Meerschweinchen IX von derselben Aufschwemmung 2 Spritzen à 1 ccm an zwei Stellen des Rückens 27. VI. Nachmittags 5½ Uhr.

† 28. VI. Vormittags. Section: Geringe Mengen peritonitischen Exsudates. Darm in den oberen Partien injicirt. Plaques in von oben nach unten zu abnehmender Intensität geschwellt.

Hase I, kräftiges grosses Thier, erhält Aufschwemmung einer 4 Tage alten Kartoffelcultur. 1½ erbsengrosses Stück in 1 ccm Wasser, in die rechte Ohrvene 17. V. 10 Uhr Vormittags.

† 18. V. 10 Uhr. Section: Gegend des Afters mit diarrhoischem Stuhl beschmutzt. Peritoneum nicht verändert, dagegen deutliche Injection und rosige Färbung des Duodenums und oberen Dünndarms. Schleimhaut dort geschwellt, hyperämisch; flüssiger schleimiger Inhalt. Plaques intensiv geschwellt von reticulirter Oberfläche, als blaurothe Stellen durch die Serosa durchschimmernd. Die in der Nähe der Klappe gelegenen Follikel des Cöcums sind sammtartig geschwellt. Epitheldecke sowie die Schleimhaut im Uebrigen unverändert. Nur das wurstförmige Ende des Cöcums zeigt schon äusserlich rosige Injection des Peritonealüberzuges, bei der Eröffnung zähschleimigen Inhalt und Katarrh der Schleimhaut. Im Colon nur wenig dünnflüssiger Koth, Schleimhaut normal. Ebenso die übrigen Organe. Im Herzblut reichlich Bacillen. Impfungen aus Blut, Milz, Niere mit positivem Ergebniss.

Hase II mit linsengrosser Portion einer Kartoffelculturaufschwemmung in 2 ccm Wasser in Vena jugul. injicirt 18. V. 85 4 Uhr Nachmittags.

† in der Nacht auf 19. V. Section: Abdomen eingesunken, am After flüssiger Koth. Darmschlingen zeigen stellenweise (in den oberen Partien) Injection, in der Nähe der Ileocoecal-Klappe subseröse Hämorrhagien. Plaques intensiv geschwellt von reticulirtem Aussehen, stellenweise von Blutpunkten durchsetzt. Darminhalt überall dünnflüssig. Milz etwas vergrössert, Niere normal. Im Blut Bacillen.

Hase III, kräftiges, mittelgrosses Thier, erhält einmal eine Aufschwemmung von Kartoffelcultur (1½ erbsengross), dann einige Wochen später eine Bouilloncultur (3 Wochen alt) in die Trachea. Anfangs Dyspnoë und durch mehrere Tage Temperatursteigerung. Er erholt sich jedoch rasch wieder vollständig.

Hase IV. Von derselben Kartoffelcultur wie dem Hasen III wird hier eine kleinere Menge in die Vena jugul. gespritzt 8. VI. 9 Uhr Vormittags.

Nachmittags: Thier sehr matt, mit flüssigem Koth beschmutzt. Temperatur 41,6°.

9. VI. Hase sehr matt, bei Druck Gurren im Leib, flüssiger Stuhl. Temperatur 39,4°. Nachmittags wird er in Agone durch Chloroform getödtet.

Section: Peritoneum trocken; Deckglaspräparate von der peritonealen Seite des Darmrohres zeigen die typischen Bacillen. Darmbefund wie sonst. Am Cöcum ausgedehnte Hämorrhagien; am Ende desselben wieder Injection und schleimiger Inhalt.

Impfungen auf Gelatine mit positivem Ergebniss.

Hase V, Nährlösung, bestehend aus weinsaurem Ammon, Milchzucker und Salzen, am 24. V. mit Colonbakterien geimpft, blieb durch 3 Wochen bei Körpertemperatur. Dann in strömendem Dampf sterilisirt. Davon 2 ccm dem Hasen ins Blut injicirt 11. VI. Vormittags. Abends Temperatur 40,6°, sehr dünnflüssiger Stuhl. Hase sehr matt. Erholt sich in den nächsten Tagen wieder vollständig.

Hase VI intrabronchial injicirt mit 18 Theilstrichen (1,8 ccm) einer mit Colonbakterien inficirten 5%igen Fleischextractlösung 11. VI. Mittags.

12. VI. Thier sehr matt. Temperatur Abends 40,1°.

13. VI. St. id. Temperatur 40,1°.

15. VI. mit Chloroform getödtet. Darm im Allgemeinen blass, Duodenum und oberer Dünndarm injicirt. Alle Plaques geschwellt, jedoch in geringerem Grade als gewöhnlich; nur einer derselben zeigt reticulirte Oberfläche.

Katze I, kleines junges Thier in schlechtem Ernährungszustand, erhält 2 erbsengrosse Stücke einer Kartoffelcultur subcutan 26. VI. 85.

27. VI. todt im Stall. Section ergibt keine Veränderung.

Katze II, sehr kräftiges grosses Thier, erhält 1 ccm aufgeschwemmter Kartoffelcultur in die linke Vena jugul. 13. IX. 85.

† Nacht 14.—15. IX. Section: Am Darm keine Veränderung. In der linken Niere kleine Infarcte, in denen mikroskopisch Kurzstäbchen nachzuweisen sind.

Impfung aus Blut, Niere, Peritoneum mit positivem Resultat.

Mittelgrosser *Hund I* wird mit 3 ganzen Kartoffelculturen in 8 ccm Wasser aufgeschwemmt subcutan injicirt 4. VIII. 85.

Es entwickelt sich an der Injectionsstelle ein kindskopfgrosser Abscess, der eröffnet wird.

Hund II, grosses, kräftiges Thier. Am 8. VIII. mit einer 4 Tage alten Kartoffelcultur (1½ erbsengrosses Stück) in die rechte Flanke subcutan injicirt. Abends der Hund matt, frisst nicht, weder Diarrhöe noch Erbrechen.

10. VIII. Hund wieder munter. Injectionsstelle schmerzhaft, deutlich geschwellt, fluctuirend.

13. VIII. Abscess hat sich spontan eröffnet. Heilt aus.

Hund III, klein, gut genährt, erhält eine Suspension von 2 erbsengrossen Stücken von Kartoffelcultur in 2 ccm Wasser in die Vena jugul. 16. IX. 85.

Nachmittags Hund sehr elend, zusammengekauert, frisst nicht.

In den folgenden Tagen erholt er sich wieder, magert aber allerdings ab.

Demselben Hunde III wird die Injection eines 2 erbsengrossen Stückes Kartoffelcultur subcutan applicirt 27. IX. 85.

28. IX. Injectionsstelle fühlt sich heisser an.
29. IX. Schwellung und Fluctuation.
30. IX. Sehr ausgiebige Fluctuation. Abscess durch Incision eröffnet, etwa 100 ccm Eiter entleert. In dem letzteren ziemlich reichlich die Bakterien zu finden. Impfung mit positivem Erfolg. Wunde heilt rasch aus. Hund hat sich später wieder vollständig erholt und seinen früheren Ernährungszustand erreicht.

Ein Vergleich dieser Resultate mit den bei Injection von Milchsäurebacillen erhaltenen zeigt so grosse Uebereinstimmung, dass wir die beiden Arten bei der Besprechung zusammenfassen.

Diese Bakterien zeigten sonach verschiedenen Thierarten gegenüber verschiedene pathogene Wirksamkeit. Mäuse, subcutan damit inficirt, erkrankten nicht. Dagegen starben Meerschweinchen, schon wenn geringe Mengen ins Blut injicirt wurden, nach Ablauf von längstens 24 Stunden unter Collapserscheinungen. Die Section ergab die oft beschriebenen Erscheinungen eines intensiven Darmkatarrhes mit markiger Schwellung und oberflächlichem Epithelverlust der Plaques, stellenweise Hämorrhagien, bei Injection grösserer Mengen auch seröses Transsudat ins Peritoneum. Inhalt des Darmrohres vorwiegend Schleim, manchmal leicht blutig gefärbt, in demselben keine oder doch nur spärliche, den Kurzstäbchen angehörige Bakterien. Diese Erscheinungen finden sich stets an Duodenum und oberen Dünndarmschlingen, die dann durch rosige Färbung des peritonealen Ueberzugs schon äusserlich von den übrigen Theilen des Darmtractus sich abheben, und erstrecken sich mit abnehmender Intensität meist über den ganzen Dünndarm oder doch einen grossen Theil desselben. Cöcum und Colon enthält weicheren Koth als normal, Follikel im Anfange des Cöcums geschwellt, Schleimhaut nicht verändert. Milz manchmal etwas vergrössert; in den übrigen Organen makroskopisch keine Veränderungen. Auch bei subcutaner Application war bei sehr grossen Mengen die gleiche Wirkung vorhanden, während kleinere Quantitäten entweder zur Eiterung führten oder ohne Schaden ertragen wurden. Kaninchen zeigten ähnliches Verhalten; doch trat der Tod etwas später ein, und während des Lebens waren meist Diarrhöen vorhanden. Peritonitis fehlte in sämmtlichen Fällen. Die Veränderungen des Darmtractus waren die gleichen, betrafen ausser Dünndarm und Duodenum noch das wurstartige Ende des Cöcums. In den Organen, im Herzblut und Peritonealsaft der ins Blut injicirten Thiere waren die Bacillen durch Mikroskop und Cultur nachzuweisen. Grössere Mengen, die Hunden subcutan

applicirt wurden, führten regelmässig zu ausgedehnter Abscess-
bildung.

Die Organe der Thiere wurden nur theilweise in Schnittpräparaten
untersucht. In Milz und Niere fanden sich normale Verhältnisse des
Gewebes; nur in einzelnen Fällen in der Niere Embolien von Pilzkeimen,
welche die Capillaren gänzlich obturirten. Zu entzündlichen Reactions-
erscheinungen war es bei der kurzen Versuchsdauer nicht gekommen.
In den Schnitten der Follikel, deren von Herrn cand. med. Schmaus
und mir eine grosse Anzahl, sowohl von Hasen als Meerschweinchen,
mit der Löffler'schen Färbung (Kalimethylenblau) und anderen
Methoden untersucht wurden, waren gar keine Spaltpilze und
zwar weder in den Gefässen, noch etwa an der vom Epithel
entblössten dem Darmkanal zugewandten Fläche zu entdecken [1]). Ganz die gleichen Befunde ergab die Untersuchung der
mit Milchsäurebacillen injicirten Thiere. Es ist demnach mit Sicherheit auszuschliessen, dass die auffälligen pathologischen Veränderungen
derselben durch direkte Invasion der Spaltpilze, sei es der ins Blut injicirten oder vom Darmkanal her eingedrungenen, bewirkt worden seien.
Nicht vereinbar mit der Annahme, dass es sich um locale Einwirkung
von Spaltpilzen handelt, ist ferner das rasche Eintreten dieser Veränderungen und der dieselben begleitenden Diarrhöen (bei Hasen).

---

[1]) Die Schnitte wurden anfangs nach einer von Dr. Ch. Workman im
bakteriologischen Laboratorium ausgearbeiteten Methode (Pikrolithioncarmin
und Nachbehandlung mit der Gram'schen Färbung) gefärbt und darin zahlreiche Kurzstäbchen gefunden. Erst nachdem diese Befunde zu ausgedehnten
Untersuchungen und mannigfachen Vermuthungen Veranlassung gegeben hatten,
wurden wir durch Dr. von Sehlen, welcher dieselbe Methode bei der Untersuchung von Organen der an Cholera asiatica Verstorbenen angewandt hatte,
auf die Fehlerquelle, das Vorhandensein der Bakterien im Carmin, aufmerksam
gemacht. Die nunmehr wiederholte Untersuchung der Schnitte mit der Löffler-
schen Methode oder einfach wässerigen Anilinlösungen ergab ein durchaus
negatives Resultat. Die etwas gewagte Annahme von Sehlen's, die derselbe
(Münch. med. Wochenschr. 1885, Nr. 50) für die von ihm untersuchten Neapler
Bakterien aufstellt (dass dieselben durch die Conservirung in Alkohol ihr
Färbungsvermögen einbüssen), trifft für den vorliegenden Fall sicherlich nicht
zu, da dieselben in den in gleicher Weise behandelten Nierenschnitten nachgewiesen wurden. Das Fehlen der Bakterien an diesen Stellen ist übrigens
um so merkwürdiger, nachdem Ribbert und Bizzozero nachgewiesen, dass
in den Follikeln des Kaninchens schon in normalen Verhältnissen Bakterien
vorhanden sind. Vielleicht dass hier der intensive, nach dem Darmlumen gerichtete
Transsudationsstrom die vorher vorhandenen Spaltpilze weggeschwemmt hat.

Bei Meerschweinchen VII waren dieselben 3 Stunden nach der Injection ins Blut nachweisbar. Endlich spricht dagegen der Versuch Meerschweinchen I mit Injection einer Kartoffelculturaufschwemmung von Milchsäurebacillen in die Trachea, Tod nach 24 Stunden mit den typischen Veränderungen am Darmkanal, ohne dass in zahlreichen Culturgläsern aus Herzblut, Milz und Niere die Bakterien gefunden wurden. Alle diese Punkte weisen darauf hin, dass es sich hier viel wahrscheinlicher um eine toxische Einwirkung handelt, die entweder mit den Pilzen in den Organismus eingeführt oder dort von denselben producirt wird. Der Versuch Hase V, der diese Frage entscheiden sollte, ergab kein sicheres Resultat, doch werde ich die Untersuchungen in dieser Richtung fortführen.

Differentialdiagnose: Im allgemeinen Theile habe ich schon darauf hingewiesen, dass es mir bei der Schilderung der im Stuhle vorkommenden Arten mehr auf die Charakterisirung bestimmter Gruppen von einander nahestehender Arten als auf die äusserste Differenzirung der einzelnen ankommt. Es galt diese Bemerkung in erster Linie für die grosse hier geschilderte Gruppe der Colonbakterien, die, wie ich glaube, genug gemeinsame Eigenschaften besitzen, um unter einer gemeinsamen Bezeichnung zusammengefasst werden zu können. Einzelne Beobachtungen lassen es mir nicht unmöglich erscheinen, dass hier mit genauerer Untersuchung und vervollkommneten Methoden noch weitere bestimmte Arten differenzirt werden können. Indess haben sich mir die verschiedenen Merkmale, die ich zu diesem Zwecke herausgegriffen, speciell die Verschiedenheit in der Zeichnung der oberflächlichen Ausbreitung als nicht constant erwiesen, so dass ich zunächst wenigstens an der Einheitlichkeit derselben festhalten muss. Allerdings wird durch die Polymorphie der Colonbakterien, sowohl in ihrem mikroskopischen Aussehen als in dem Colonienwachsthum auf Gelatine einerseits, den Mangel hervorstechender charakteristischer Merkmale andererseits, die Identificirung der hierhergehörigen Culturen erheblich erschwert.

Die Unterscheidung gegenüber ähnlichen, von anderen Autoren beschriebenen Arten, deren Zahl sich gerade in der letzten Zeit erheblich vermehrt hat, ist deshalb eine äusserst schwierige. Grosse Aehnlichkeit besteht mit dem von Brieger[1]) aus den Fäces isolirten, Propionsäure erzeugenden Bacillus, dem concentrisches Wachsthum

---

[1]) Zeitschrift f. physiologische Chemie Bd. VIII u. IX.

auf Gelatine zukommen soll. Obgleich dieses Verhalten bei meinem
Bacillus sich als nicht constant herausstellte, so scheinen doch die
Resultate der von Koch [1]) wiederholten Thierversuche mit den meinen
so übereinstimmend, dass ich vorbehaltlich des Ergebnisses der
chemischen Untersuchung eine Identität derselben für sehr wahr-
scheinlich halte [2]). Von anderweitig beschriebenen Arten, deren Diffe-
rentialdiagnose hier noch in Betracht käme, seien nur erwähnt:
Emmerich's Diphtherie- [3]) und Neapler [4]) Bakterien; drei von
E. Fränkel in Hamburg kürzlich beschriebene Arten, welche derselbe aus den Leichen von Wöchnerinnen, aus dem Vagina- und
Tubeninhalt gezüchtet [5]); die von Buchner geschilderten „den
Neapler Bakterien nahestehenden Spaltpilze" [6]) u. a. m.

B. Mekoniumbakterien.

I. Proteus vulgaris.

(Helikobakterium Hauser) [7]).

Die Colonien dieses Bacillus wurden in 3 Fällen im Mekoniumkoth erhalten, ausserdem wurde derselbe constant und in grösserer
Zahl im Fleischkoth des Hundes und später auch im Darmkanal
desselben gefunden, so dass er mit den bei Fleischnahrung im Darmkanal ablaufenden Vorgängen in engerer Beziehung zu stehen scheint.
Ich hatte denselben des unangenehmen, stechenden Geruches wegen,
den seine Culturen verbreiten, als Bacillus foetidus bezeichnet, ihn
jedoch nach Publication der Hauser'schen Arbeit [8]) mit den dort
beschriebenen Proteusarten identificirt. Herr Dr. Hauser hatte die

---

[1]) II. Choleraconferenzbericht S. 4.
[2]) Durch Vermittlung des Herrn Dr. Frobenius erhielt ich vor Kurzem
Culturen des sogen. Brieger'schen Bacillus aus dem hygieinischen Institut zu
Berlin. Ich überzeugte mich, dass dieselben mikroskopisch sowie in Gelatine-
und Kartoffelcultur sich ganz gleich den hier beschriebenen Colonbakterien
verhalten. Das von Brieger ursprünglich als charakteristisch angegebene
Wachsthum in concentrischen Ringen ist demnach ebenso wenig als die anderen
Formen der Oberflächenausbreitung als constant zu betrachten.
[3]) Deutsche med. Wochenschrift 1884.
[4]) Ebenda. Vortrag im ärztl. Verein zu München.
[5]) Deutsche med. Wochenschrift 1885, Nr. 34 u. 35.
[6]) Arch. f. Hygieine 1885.
[7]) Vergl. Münchener med. Wochenschr. 1886.
[8]) Ueber Fäulnissbakterien. Leipzig 1885.

Güte, die Identität der ihm übersandten Culturen mit den von ihm
beschriebenen Arten (Proteus vulgaris und einer zwischen vulgaris
und mirabilis stehenden Varietät) zu constatiren. Bei der Anlage
von Gelatineplatten aus Reinculturen beobachtet man unter den sich
entwickelnden Colonien so erhebliche Differenzen in dem langsameren
oder schnelleren Eintreten der Verflüssigung sowie der Menge und
Ausbildung der gewundenen Zoogläen, dass eine weitere Trennung
der Proteusarten nach diesem Merkmal mir nicht thunlich erschien.
Ich unterlasse dieselbe um so leichter als Hauser selbst auf die
Unterscheidung derselben kein grosses Gewicht legt und geneigt
ist, sie für physiologisch abgeschwächte Varietäten [1]) einer einzigen
Species zu halten. Nach den Angaben Hauser's sind dieselben
sehr häufige und verbreitete Fäulnisserreger und ihr Vorkommen
im Mekoniumkothe ist daher leicht verständlich. Die Ursache des
constanten Fehlens derselben im Milchkoth wird uns später beschäftigen.

In Bezug auf das mikroskopische Aussehen derselben in den
verflüssigten Gelatineculturen, das charakteristische Phänomen des
Ausschwärmens auf wasserreicher Gelatine und die Bildung gewundener Zoogläen im Innern derselben, Auftreten von Spirulinen,
Strahlenkranz u. s. w., kann ich auf die Darstellung des genannten
Autors verweisen, die ich in allen Punkten bestätigen konnte. In
warmer Sommerzeit kommen diese Erscheinungen manchmal in
recht störender Weise auch auf 8 % Gelatine zur Beobachtung, und
man erkennt bei schiefer Beleuchtung schon makroskopisch die den
scharfrandigen, verflüssigten Trichter umgebende Schwärmzone als
einen matten, von der sonst spiegelnden Oberfläche sich deutlich
abhebenden Bezirk. Im Uebrigen repräsentiren die Proteuscolonien
den Typus der den beweglichen proteolytischen Arten angehörigen
Colonien: scharfrandiger, rasch sich ausbreitender Trichter mit weisslich getrübter, verflüssigter Gelatine [2]). Die in der Tiefe gelegenen
Colonien zeigen meist die auf Taf. V u. VI, Abb. 10, in Hauser's
Arbeit wiedergegebene Form, welche den Eindruck macht, als ob

---

[1]) Hauser, Ueber Fäulnissbakterien etc. Entgegnung. Deutsche med.
Wochenschrift 1885, Nr. 44.

[2]) In der verflüssigten Gelatine trifft man nicht selten ähnlich wie bei
dem in ammoniakalischer Gährung befindlichen Harn die charakteristischen
Sargdeckel der Trippelphospate als Zeichen der auch durch Lakmus und Cur-
cuma nachweisbaren Ammoniakentwicklung an.

sie durch Drehung der Colonie um ihre eigene Achse zu Stande gekommen wäre.

Ueber das Wachsthum auf anderen Nährböden kann ich hinzufügen, dass Blutserum unter stechendem Geruche verflüssigt wird und zwar so rasch, dass schon nach 2 Tagen die ganze, in schiefer Ebene erstarrte Eiweissmasse wie zerschmolzen am Boden des Glases liegt. Auf Kartoffel bilden sie eine hellgelbe, der Farbe des frischen Mais ähnliche Colonie. Dieselbe ist niemals saftig, sondern flach, von glänzender Oberfläche und sternförmig gezackten Contouren. In die Substanz der Kartoffel dringt sie nicht ein und sistirt frühzeitig ihr Wachsthum. Mikroskopisch findet man sehr gleichmässige kurze Stäbchen von 2,0 μ Länge und 0,4 μ Breite. Agar wird nicht verflüssigt: im Reagensglas bildet sich eine weisse, nicht charakteristische Ausbreitung.

Während ich auf keinem der genannten Nährböden deutliche Sporenentwicklung gesehen hatte, fand ich in einem Erlenmeyer Kolben, der mit gehacktem Muskelfleisch und Brunnenwasser beschickt, sorgfältig sterilisirt und dann mit Proteus inficirt war, die in Taf. II, Abb. 9 gezeichneten Formen, die den Köpfchenbakterien, wie sie von Cohn[1]), Nenki, Jeanneret, Bienstock abgebildet und von mir im Mekonium gefunden worden, durchaus entsprachen. Auch das der Sporenbildung vorausgehende Stadium der langen, schlanken Fäden und freie, etwas eckige Sporen, wie sie auch im Mekonium gesehen worden, waren darin vorhanden. Der Kolben war durch 5 Wochen im Thermostaten bei Körpertemperatur gestanden und hatte anfangs einen intensiven, an Fäces erinnernden Gestank verbreitet, der jedoch zur Zeit dieses Befundes wieder verschwunden war. In den übrigen gleichzeitig angesetzten, mit anderen Spaltpilzarten inficirten Kolben waren ähnliche Formen nicht vorhanden. Es muss ferneren Versuchen überlassen bleiben, den stricten Nachweis zu liefern, ob unter gewissen noch näher zu eruirenden Entwicklungsbedingungen dem Hauser'schen Proteus die genannte Sporenbildung zukommt. Indess schien mir das gleichzeitige Vorkommen dieser Bacillenart und der beschriebenen Köpfchenformen im Mekonium im Zusammenhalt mit obigem Befunde Grund genug zur Vermuthung, dass die im Mekonium vorkommenden schlanken Fäden und Köpfchenbakterien, dem Formenkreise dieser Art angehören[2]).

---

[1]) Beiträge 1872, Bd. 1, Heft 2, Taf. III, Abb. 13.
[2]) Die inzwischen fortgeführten Untersuchungen haben diese Vermuthung

II. Streptococcus coli gracilis.

(Taf. II, Abb. 14.)

Derselbe ist ein constanter Bewohner des Darmkanals bei Fleischnahrung, findet sich meist auch im Mekoniumkothe, fehlt dagegen constant während der Säuglingsperiode.

In frischen, üppig wachsenden Gelatineculturen trifft man denselben in Form langer, meist S-förmig gewundener Ketten von 6—12—20 Gliedern. Die Grösse des einzelnen Coccus beträgt 0,2—0,4 μ, kann jedoch bei den einer Theilung vorausgehenden Stadien erheblich anwachsen. Man sieht derartige Vorgänge sehr häufig in der Art, dass alle oder doch die meisten Glieder einer Kette in der Quer-, seltener in der Längsrichtung verbreitert erscheinen (Taf. II, Abb. 14). Einzelne derselben haben sich bereits abgeschnürt (Doppelketten), andere lassen einen zarten Spalt in der Mitte erkennen, andere erscheinen nur nach einer Richtung

nicht bestätigt. Eine grössere Anzahl Kolben wurde mit frischem Fibrin und 1%iger Fleischextraktlösung beschickt, mit kohlensaurem Natron bis zur schwach sauren Reaction versetzt meist noch etwas CO₃Ca beigegeben und im strömenden Dampfe sterilisirt. Ich erfuhr bei dieser Gelegenheit, wie schwierig die sichere Sterilisirung dieser für Bakterien so günstigen Nährlösung ist und konnte oft nach 5- und 6maligem Sterilisiren noch Entwicklung von Keimen im Thermostaten constatiren. Eine Reihe solcher Kolben wurde mit Proteus inficirt und bei 38° aufbewahrt, allein ich konnte weder in diesen noch ähnlichen, mannigfach variirten Versuchen jemals das Auftreten von Köpfchenbakterien wieder beobachten, so dass die Annahme, es handle sich bei dem früheren positiven Befunde etwa um zufällige, besondere Entwicklungsbedingungen, wenig wahrscheinlich wird. Ich überzeugte mich im Gegentheil, dass der Hauser'schen Art gleich den anderen Arten der Helicobakterien arthrospore Fortpflanzung zukommt. Die in jenem Kolben gefundenen und in Taf. II, Abb. 9 wiedergegebenen Köpfchenbakterien stammen demnach wahrscheinlich aus dem ungenügend sterilisirten Muskelfleisch. Dennoch erschien mir die Wiedergabe derselben von Interesse, da sie mit den im Mekonium gefundenen Fäden, Sporen und Köpfchenbakterien sowie auch dem sogen. Eiweissbacillus Bienstock's identisch zu sein scheinen. Zugleich geht daraus die Grundlosigkeit der Annahme des Letzteren hervor, welcher die Identität seines Eiweissbacillus mit den Hauser'schen Arten behauptete. Unverständlich bleibt nur, weshalb die Cultur dieses Bacillus, den Bienstock in so grosser Menge und anscheinend ohne besondere Schwierigkeit aus den Fäces erhalten hat, mir in zahlreichen Versuchen nicht geglückt ist. Auch auf (Gelatine) Platten, welche aus dem Köpfchenbakterien enthaltenden Kolben angelegt worden, wuchsen ausschliesslich Proteuscolonien.

hin verbreitert. Auf Agar sind die Ketten kürzer, auf Kartoffelcultur gar nicht mehr vorhanden und Theilungszustände selten.
Auch in älteren, lange nicht übertragenen Gelatineculturen ist diese
Anordnung oft nicht mehr zu erkennen: lässt sich jedoch bei Auf-
züchtung (häufiges Uebertragen auf frische Nährböden) wieder in
der beschriebenen Form erhalten.

Bewegung kommt denselben nicht zu. In der Färbung nehmen
einzelne Coccen den Farbstoff stärker, andere weniger gut auf.
Gelatine wird von demselben rasch zu einer klaren Lösung verflüssigt. Die Colonieform auf Gelatineplatte stellt den Typus der
proteolytischen, unbeweglichen Arten dar. Die centrale, kleine, scharf
contourirte, anfangs runde, später gebuchtete Colonie liegt am Grunde
eines weiten Verflüssigungstrichters, dessen Rand ganz allmählich in
die Gelatineoberfläche übergeht. Ein Ausschwärmen findet nicht
statt, nur kann man mit stärkeren Vergrösserungen einzelne Ketten
den Rand überragen oder auch von der durchaus klaren, verflüssigten
Gelatine auf kurze Strecken fortgetragen sehen. Im auffallenden
Lichte ist die Colonie weisslich schimmernd.

Im Reagensglase tritt schon am zweiten Tage eine den Stichkanal in ganzer Länge ziemlich gleichmässig verbreiternde „schlauchförmige" Verflüssigung ein. Die flüssige Gelatine zeigt zarte, weissliche
Trübung, am Grunde eine auffällig kleine, flache, weisse Pilzcolonie.
In 8—10 Tagen ist die Verflüssigung bis zum Rande des Glases
fortgeschritten und damit vollständige Verflüssigung der Gelatine
eingetreten. In älteren Culturen trifft man eine sehr geringe Menge
feinkörnigen, weissen Bodensatzes am Boden des Glases und darüber
eine ganz klare, leicht bewegliche Flüssigkeit von saurer Reaction.
Auf Agar findet nur ganz geringes Wachsthum statt in Form einer
spärlichen, oberflächlichen Colonie. Blutserum wird nicht verflüssigt,
sondern in Form kleiner, schillernder Schüppchen von dem Pilz über-
wachsen, ist jedoch ebenfalls ein demselben wenig zusagendes Nährsubstrat. Auf jungen Kartoffeln bildet sich eine flache, aus kleinen
weissen Knöpfchen zusammengesetzte Colonie von matter Oberfläche;
auf alten Kartoffeln bleibt das Wachsthum aus. Milch bringt der
Coccus erst nach längerer Zeit unter Säurebildung zur Gerinnung,
ganz alte, durch mehrere Monate aufbewahrte Gläser zeigen eine
bräunliche bis schwärzliche Verfärbung des Serums und des stark
verminderten Caseïngerinnsels.

Thierversuche.

Meerschweinchen I. Einem kräftigen Thiere wird eine etwa 14 Tage alte verflüssigte Gelatinecultur, 20 Theilstriche = 2 ccm, subcutan eingespritzt; — keine Veränderung.

Demselben Thiere 3 Wochen später 18 Theilstriche einer 16 Tage alten Cultur ins Peritoneum; — keine Veränderung.

Hase I erhält 20 Theilstriche einer 8 Tage alten, verflüssigten Gelatinecultur in die Ohrvene injicirt; — ohne Folgen.

Differenziell diagnostisch könnte höchstens der pyogene Kettencoccus (Rosenbach) sowie der Streptococcus Fehleisen wegen der morphologischen Aehnlichkeit in Betracht kommen, von denen sich aber der beschriebene durch Verflüssigung der Gelatine und mangelnde pathogene Eigenschaften leicht unterscheidet.

III. Bacillus subtilis.

(Taf. II. Abb. 7.)

Derselbe wurde im Darmkanal, wo sein Vorkommen namentlich von Nothnagel[1] allerdings nur auf Grund morphologischer Aehnlichkeit hervorgehoben wurde, von mir bisher nur beim Neugeborenen in der im Mekonium sich entwickelnden Vegetation gefunden. Im Fleischkoth, wo allerdings sehr ähnliche sporentragende Formen sich finden, wurde er dagegen stets vermisst; im Milchkoth schliesst schon der mikroskopische Befund sein Vorkommen aus. Im Uebrigen ist bekannt, dass derselbe als einer der verbreitetsten Keime im Staube (Koch) und regelmässig im Heuinfus vorhanden ist und in bekannter Weise sich aus demselben gewinnen lässt. Auch auf den Schalen der Kartoffeln sowie in der Milch wird er nicht selten angetroffen und setzt hier der Sterilisirung dieser in der Bakteriologie viel angewandten Nährmedien erhebliche Schwierigkeiten entgegen.

In der morphologischen Beschreibung dieses zur Genüge bekannten Bacillus kann ich mich um so kürzer fassen, als ausser den detailirten Angaben von Cohn[2], Prazmowski[3] und Buchner[4] auch von Koch[5] treffliche Photogramme der Fäden und Sporen

[1] Beiträge zur Physiologie und Pathologie des Darmes 1884, S. 115.
[2] Beiträge zur Biologie der Pflanzen 1872, Bd. 1, Heft 2, und 1877, Bd. II.
[3] Untersuchungen über niedere Pilze aus dem pflanzenphysiologischen Institut zu München.
[4] Untersuchungen über die Entwicklungsgeschichte und Fermentwirkung einiger Bakterienarten 1880.
[5] Mittheilungen Bd. I. Taf. XIII. Phot. Nr. 75 u. 76.

gegeben sind. Die mittlere Länge der Stäbchen in meinen Gelatineculturen betrug 6—8 μ, die Breite ca. 0,6—0.8 μ; doch wechselten
die Verhältnisse nicht unerheblich. Neben den einfachen und Winkelstäbchen finden sich lange Scheinfäden, die aber meist ihre Zusammensetzung aus hintereinander gereihten Bacillen erkennen liessen. Die
Ecken der Bacillen sind deutlich ausgesprochen, doch nicht so scharf
als bei Milzbrand. In älteren Culturen, namentlich auf Agar, fanden sich massenhaft Sporen, theils frei mit gelatinösen Kapseln,
theils endständig den Stäbchen eingelagert. Dieselben stellen
stark lichtbrechende, glänzende, längsovale Körper bis zu 2 μ Länge
und 0,8 μ Breite dar. Sporenfärbung gelingt sowohl bei Färben in
heisser Lösung als nach Behandlung mit Schwefelsäure und bleibt
bei Färbung nach der Ehrlich'schen Methode (Entfärben in Salpetersäure) erhalten. Bei nach dieser Methode angestellter Doppel-
färbung nimmt die die Spore umgebende gelatinöse Hülle die Grund-
färbung an, wie es namentlich an Mekoniumpräparaten, deren Sporen
besonders deutliche Kapseln aufweisen, deutlich zu erkennen ist.
Ein zur Längsachse der Sporen senkrechtes Auskeimen, wie es
Prazmowski beschreibt, konnte ich nicht beobachten. Im hängenden Tropfen untersucht, zeigt der Bacillus ungemein lebhafte Eigenbewegung, wie sie namentlich der letztgenannte Autor anschaulich
schildert.

So bekannt uns die Morphologie des Bacillus durch die angeführten Arbeiten ist, so wenig Angaben sind über seine Wachsthumsform auf festen Nährböden bekannt. Derselbe besitzt intensiv
peptonisirende Eigenschaften und verflüssigt die Gelatine rapid.
Seine Colonien auf der Platte bilden schon nach 24 Stunden kleine,
trichterförmige Einsenkungen, von einem weisslichen Rande umgeben.
Im Grunde derselben erkennt man mit schwacher Vergrösserung die
unregelmässig begrenzte, wie aus zusammengewirrten Fäden bestehende Colonie; um dieselbe herum ein dichtes Gewimmel sich
lebhaft bewegender Bacillen; die äusserste Zone bildet ein aus
ungemein langen Scheinfäden zusammengesetzter Strahlenkranz, an
dem keine Bewegung wahrgenommen wird. Ein Ausschwärmen über
diese Zone hinaus habe ich auch bei wasserreicher Gelatine nie wahrgenommen, wohl aber manchmal eine über dieselbe hinausreichende
Verflüssigung der oberflächlichsten Gelatineschichten. Wenigstens
vermag ich eine in unregelmässigen zackigen Linien den Strahlenkranz umgebende zarte Contour nicht anders zu deuten. Die Aus-

dehnung dieser Colonie schreitet rasch vorwärts, so dass sie nach
3 Tagen schon mehrere Centimeter im Durchmesser halten und
bald die ganze Platte verflüssigen kann. Dabei zeigt die verflüssigte Gelatine leichte, weissliche Opalescenz, namentlich an dem
scharf endenden, peripheren Rande des Trichters. Die Vergrösserung
erfolgt vorwiegend auf Kosten der mittleren Zone; zugleich sprosst
jedoch von der centralen Colonie aus ein ungemein zierliches Maschen-
werk oberflächlich über die verflüssigte Gelatine hinweg. Je näher
dem Centrum, desto enger; je weiter entfernt, desto weiter die
Maschen des Gitters, bis sie sich ganz verlieren. Wie man sich an
sorgfältig durch Abklatsch angefertigten Deckglaspräparaten überzeugen kann, besteht das Netzwerk aus langen verzweigten Scheinfäden, aus Reihen von Bacillen zusammengesetzt, die sich vielfach
durchkreuzen und verflechten und in eine zarte, schleimige Grund-
substanz eingelagert erscheinen. Durch allmähliches Engerwerden
der Maschen entsteht dann erst ein schillerndes, auf der Oberfläche
schwimmendes Häutchen, später die bekannte weisse, runzlige Decke [1]).
Ueberraschend erscheint die unbewegliche Ruhe, in welcher dieses
Netzwerk über der darunter wimmelnden Welt von hin- und her-
schwärmenden Bacillen ausgebreitet liegt. Nach Prazmowski [2])
bekundet diese Erscheinung den nahen Eintritt der Fructification
oder Sporenbildung; einzelne dieser Schicht entnommene Bacillen
zeigen in der That Sporenbildung (vergl. Abbildung).

Im Gelatine-Reagensglas tritt schon am ersten Tage eine weissliche Opalescenz um den Stichkanal und beginnende Verflüssigung
auf. Dieselbe breitet sich dann meist rasch über die ganze Oberfläche des Glases aus. Auch hier entsteht erst ein schillerndes
Häutchen, dann die weisse, runzlige, wie bestäubt aussehende
Decke, die das charakteristische Wahrzeichen dieser Culturen bildet.
Die darunter befindliche verflüssigte Gelatine ist klar, leicht beweglich. Erst am Grunde derselben finden sich wieder zarte, weisse
Pilzwolken. Die Gelatine ist innerhalb 8—10 Tagen gänzlich oder
bis auf einen kleinen Rest verflüssigt.

Auf Agar bildet sich rings um den Stichkanal zuerst eine dicke,
saftige, weissgelbe Colonie, die erst nach einiger Zeit Falten wirft,

---

[1]) Cohn, Beiträge zur Biologie der Pflanzen Bd. II, S. 262, gibt eine
ganz ähnliche Beschreibung über die Entstehung der Deckenbildung auf
Flüssigkeiten.

[2]) l. c. S. 15.

ähnlich den auf der Gelatinedecke vorkommenden. Blutserum wird rasch verflüssigt, indem sich erst, entsprechend dem Impfstrich, eine Rinne bildet, dann das ganze Eiweiss schmilzt und an den Boden des Glases sinkt. Fäulnissgeruch tritt weder hier noch bei anderweitigen Nährböden auf.

Charakteristisch und von jedem Bakteriologen gekannt und gefürchtet ist seine Kartoffelcultur, die gewiss einen grossen Theil der aus dem Sammelnamen der „Kartoffelbacillen" bezeichneten Verunreinigungen vorstellt. Sie wächst ungemein üppig, schon 24 Stunden nach der Impfung bildet sie von einer kleinen punktförmigen Impfstelle aus eine saftig gelbe, über markstückgrosse Colonie, die in der Mitte schon die bekannten trockenen Falten zeigt. Diese Decke breitet sich nunmehr rapid in 2—3 Tagen über die ganze Kartoffel aus und nimmt später eine bräunliche Farbe an. Dabei schrumpft die Kartoffel zusammen, die Schnittfläche sinkt ein. Die Ursache dieser Erscheinung erkennt man, wenn man dieselbe durchschneidet. Der Pilz hat von oben her die ganze Kartoffel durchwuchert und sie in eine braune, schleimige, fadenziehende Masse verwandelt. Ebenso eigenthümlich ist das Wachsthum des Heubacillus auf der Milch. Hier fehlt die charakteristische Deckenbildung, dagegen bringt er das Caseïn im Lauf von 2—3 Tagen bei Körpertemperatur labähnlich zur Gerinnung bei neutraler oder schwach saurer Reaction. Das Serum nimmt eine erst gelbe, dann leicht braungelbe Färbung an, das am Boden liegende Caseïn erscheint angefressen, von einer Schleimschicht bedeckt, wird schliesslich feinkörnig und nimmt erheblich an Menge ab. Auf Bouillon bildet er wieder die bekannten Decken, angefeuchtetes rothes Lackmuspapier über die Cultur aufgehangen wird gebläut (Ammoniakentwicklung). Festes Eiereiweiss wird von ihm gelöst, Stärke rasch in Zucker übergeführt: diastatisches Vermögen. Gährwirkung auf Milch- oder Traubenzucker [1]) scheint er nicht zu besitzen, Sauerstoffzutritt war auf allen bisher untersuchten Lösungen unbedingt nothwendig zur Entwicklung. Auch auf Lösungen von milchsauren Salzen erwies er sich unfähig, Gährung zu erregen, so dass kein Zweifel darüber

---

[1]) Die geringe Umwandlung von Traubenzucker in Milchsäure, die Vandevelde (Zeitschrift f. physiolog. Chemie 1884, Bd. VIII) beobachtet hat, kann man wenigstens nach der von Nägeli gegebenen Definition nicht als „Gährvermögen" bezeichnen.

bestehen kann, dass der hier isolirte Bacillus von Buttersäureferment durchaus verschieden ist.

Pathogene Eigenschaften für Thiere kommen demselben nicht zu. Ich habe, da dies durch zahlreiche Experimente von Buchner bereits zur Genüge nachgewiesen, nur einen Versuch in dieser Richtung angestellt.

Hase I, ein kräftiges, mittelgrosses Thier, erhält 10 Theilstriche einer verflüssigten Gelatinecultur in die Vena jugularis.

Thier blieb gesund.

Differenzialdiagnose: Der hier beschriebene Bacillus ist in allen Punkten (ausgenommen den fehlenden Nachweis der recht-winkligen Sporenauskeimung) mit dem von Cohn, Brefeld, Praz-mowsky, Buchner u. A. als Heubacillen oder Bacillus subtilis be-zeichneten Art identisch, und Herr Dr. H. Buchner hatte die Güte, die Identität desselben mit „einer seiner Heubacillenarten" zu con-statiren. In einer gewissen Unsicherheit befinde ich mich nur gegen-über der Unterscheidung zweier von Hüppe [1]) kürzlich beschriebenen Arten, denen labähnliche Gerinnung des Caseïns zukommt. Die eine ist die auch von ihm als häufige Kartoffelverunreinigung aufgeführte Art, deren Verhalten auf Milch und Kartoffel mit dem hier be-schriebenen übereinstimmt. Der andere ist der Buttersäurebacillus. Hüppe gibt von demselben nur an, dass er die Gelatine verflüssigt und die Milch in charakteristischer Weise [2]) verändert. Es stimmt diese Veränderung aber mit der hier geschilderten in vielen Punkten überein. Jedenfalls verursachen die überall verbreiteten widerstands-fähigen Sporen des Heubacillus nicht nur bei Kartoffeln, sondern auch bei der Milch der vollständigen Sterilisirung Schwierigkeiten und in mehreren Fällen von ungenügender Sterilisation der Milch fand ich den Bacillus subtilis als Ursache der bei neutraler Reaction eingetretenen Gerinnung des Caseïns und des bitteren Geschmackes.

C. Facultative Darmbakterien.

I. Farbloser und grün fluorescirender verflüssigender Bacillus.

Die beiden Arten wurden in dem Inhalt der Pars pylorica ventriculi des Kindes III zusammen gefunden und gezüchtet; erst

---

[1]) Deutsche med. Wochenschrift 1884, Nr. 49.
[2]) Mittheil. aus d. kaiserl. Gesundheitsamt Bd. II.

bei Cultur auf Agar gelang die Trennung der beiden Arten. Dieselben waren morphologisch wie in ihrem Verhalten auf den verschiedenen Nährböden durchaus ähnlich, unterscheiden sich nur durch den grün fluorescirenden Farbstoff, welchen die eine derselben erzeugt. Mikroskopisch stellen sie kurze, plumpe Stäbchen dar, 1,5 μ lang, 0,2—0,4 μ breit mit abgerundeten Ecken, meist einzeln oder in Gruppen, seltener als Doppelstäbchen. Faden- oder Sporenbildung wurde nicht beobachtet. In hängenden Tropfen untersucht, sind sie ziemlich lebhaft beweglich.

Auf Gelatineplatten bewirken sie sehr rasch ausgedehnte Verflüssigung. Die tiefen Colonien bilden anfangs runde, gelbe Kugeln, die jedoch bald unregelmässiges, rissiges Aussehen annehmen und unter Verflüssigung der Gelatine nach der Oberfläche durchbrechen. Die oberflächlichen umgeben sich mit einem wolkig getrübten Hof, der sich unter Verflüssigung und Trübung der Gelatine rasch ausbreitet. Typischer Strahlenkranz wird dabei nicht beobachtet, wohl aber lebhafte Bewegung der Bacillen in der verflüssigten, trüben Gelatine.

Im Gelatinereagensglas bildet sich in den ersten 2—3 Tagen eine trichterförmige Verbreiterung des Stichkanales durch Verflüssigung. Meist beobachtet man hier auch ein Einsinken des verflüssigten Theiles der Gelatine im oberen Ende des Stichkanales. Die Verflüssigung breitet sich jedoch ziemlich rasch seitlich und in die Tiefe aus, so dass nach 6—10 Tagen das Glas ganz oder bis auf einen kleinen Rest verflüssigt ist. Die verflüssigte Gelatine ist klar, am Grunde derselben die dichte weisse Pilzwolke. Bei der einen Art zeigt sie intensive grüne Fluorescenz, die auch in den anliegenden, noch nicht verflüssigten Gelatineschichten schon bemerkbar ist. Weder auf Agar noch auf Blutserum ist deutlich erkennbare Fluorescenz vorhanden, letzteres wird nicht verflüssigt.

Auf Kartoffel bildet die fluorescirende Art eine flache, 10 Pfennig- bis 1 Markstück grosse, hellgelbe Colonie, die nach einigen Tagen bei Brüttemperatur eine eigenthümliche, gesättigt orangerothe Nüance annimmt, ähnlich oder gleich der beim festlassenden, grün fluorescirenden Bacillus beschriebenen.

II. Gelbwachsende verflüssigende Bacillen.

Dieselben wurden in zahlreichen Fällen im Mekoniumkothe, sowie in dem mekoniumhaltigen unteren Theil des Darmkanales bei Leichenuntersuchungen gefunden. Es wurden zwei Arten derselben isolirt, beide von intensiv hellgelber Färbung. Die erste, ein dicker, plumper, manchmal leicht gekrümmter Bacillus, bildet auf Platte runde Colonien, die erst allmählich ihre Umgebung verflüssigen, desgleichen im Gelatineglas sehr langsame Verflüssigung und Einsinken der dichten, gelben Colonie bewirken. Der zweite, ein kleineres, schlankes Stäbchen, verflüssigt die Gelatine rasch zu einer klaren Flüssigkeit, an deren Grund die Pilzmasse als gelbe Wolke ruht.

III. Schleierbacillus.

Derselbe steht in seinem morphologischen Verhalten den beiden Milchkotharten sehr nahe, unterscheidet sich aber in seinem Colonienwachsthum in mehreren Punkten von denselben. Mikroskopisch bietet ein der Gelatinecultur entnommenes Präparat ein ziemlich buntes Bild. Die kleinsten Formen von 0,5 μ an beginnend, lassen nur einen geringen Unterschied von Längen- und Breitendurchmesser erkennen. Die grösste Zahl bilden kurze, dicke Stäbchen mit abgerundeten Ecken 0,4—0,8 μ breit, 1,3 bis 2,0 μ lang. Dieselben liegen meist einzeln, oft parallel oder in unregelmässigen Haufen. Zwischen diesen finden sich in grosser Zahl und wechselnder Länge Fäden, die bis zu 5 und 10 μ Länge erreichen und an einem Ende oft eine leichte, kolbige Anschwellung erkennen lassen. Auf alten Culturen, namentlich auf Kartoffel erhält man kugelig angeschwollene Degenerationsformen, in Flüssigkeiten gleichmässigere, cylindrische Formen. Im hängenden Tropfen untersucht sind sie unbeweglich. Auf Gelatine gezüchtet zeigen sie ein erheblich geringeres und nur auf die Oberfläche beschränktes Wachsthum als die Colonbakterien, mit denen sie sonst grosse Aehnlichkeit haben. Die tiefen Colonien der Platte bleiben klein, die oberflächlichen bilden kleine, kreisrunde Scheiben mit steil abfallendem Rande und sind nicht gewölbt. Mit schwacher Vergrösserung erkennt man eine unregelmässig gefelderte Fläche, dem Rücken einer Schildkröte vergleichbar. Ausgebreitetes Flächenwachsthum findet nicht statt. Im Reagensglas ist dasselbe ausschliesslich auf die Oberfläche beschränkt, die es ganz langsam und allmählich als weisse, blattförmig gezackte Colonie mit trockener Oberfläche überwuchert. Das Verhalten des Stichkanals unterscheidet sie noch am ehesten von ähnlichen Arten, er ist ganz dünn, in eine Spitze auslaufend, durchsichtig wie von einem schleierartigen Häutchen ausgekleidet (woher die Bezeichnung genommen wurde). Auf Kartoffel kein deutliches Wachsthum. Die aufgestrichene Pilzmasse nimmt allmählich einen Stich ins Gelbliche an und es treten darin die erwähnten Degenerationsformen auf. Agar und Blutserum werden nicht verflüssigt. Auf Milch nur geringes Wachsthum, das meist spontan in kurzer Zeit erlischt, keine Gerinnung.

Die angegebenen Momente reichen wohl aus zur Differenzirung dieser Art von den oben angeführten. Allerdings kann ihre Unterscheidung aus der Form der Colonien auf Platte nicht mit Sicherheit getroffen werden.

IV. Grün fluorescirender festlassender Bacillus.

Derselbe wurde bei einem der Mekoniumversuche wahrscheinlich als Luftverunreinigung gefunden. Er stellt von Gelatineculturen weg untersucht mikroskopisch ziemlich regelmässige kurze, plumpe Stäbchen mit abgerundeten Ecken 0,2—0,4 µ breit, 1,2—2,0 µ lang dar, und ist ausgezeichnet durch eine prachtvoll grüne Fluorescenz auf (schwach alkalischer) Gelatine. Auf Platte wächst er als weisse, runde, kuppenförmige Colonie, im Reagensglas mit ziemlich saftiger, oberflächlicher Ausbreitung, geringer Vermehrung im Stichkanal. Die umgebende Gelatine wird durch Diffusion des in Wasser löslichen Farbstoffs smaragdgrün gefärbt. Auf Kartoffel bildet er eine mässig üppige, anfangs hellgelbe Colonie, die nach einigen Tagen eine charakteristische Nüancirung in Rothorange erhält. In hängenden Tropfen ist er unbeweglich.

V. Weissgelber verflüssigender Mikrococcus (Streptococcus coli brevis).
(Taf. II, Abb. 15.)

Derselbe wurde in auffälliger Häufigkeit im Milchkoth, seltener im Mekoniumkoth gefunden und stellt sonach einen der gewöhnlichsten fakultativen Darmparasiten vor. Auch in den aus roher Milch angefertigten Plattenculturen fanden sich seine Colonien in ziemlich grosser Zahl.

In seinem mikroskopischen und bakteriologischen Verhalten bietet derselbe manche Aehnlichkeit mit dem früher beschriebenen Streptococcus coli gracilis. In Präparaten, die frischen Gelatineculturen entnommen sind, trifft man stets eine Anzahl kurzer Ketten, die allerdings 3—8 Glieder nicht übersteigen. Die durchschnittliche Grösse der einzelnen Coccen ist wie dort 0,2—0,4 µ, wechselt jedoch sehr erheblich, indem zahlreiche auf das Doppelte und darüber angeschwollene, intensiv gefärbte Formen (Fortpflanzungsformen?) [1]) im Präparate vorhanden sind. Meist findet sich ein solcher Megacoccus im Verlauf einer Kette oder als Mittelpunkt einer kleinen Gruppe (vergl. Abb.). Ausserdem finden sich noch Andeutungen von Doppelketten. In älteren Culturen, sowie auf anderen Nährböden ist die kettenförmige Anordnung jedoch nicht mehr zu erkennen.

Auf Gelatineplatte bietet die Colonie den Typus der unbeweglichen, proteolytischen Arten: scharfe, runde Contouren, weiten, flachen Verflüssigungstrichter mit klarer, nicht getrübter Gelatine. Die centrale, sehr dunkle Colonie zeigt im auffallenden Lichte olivgrüne Färbung.

Im Reagensglas kann man nur selten schlauchförmige Verflüssigung beobachten, meist erfolgt rasch die seitliche Ausbreitung bis an den Rand und die Gelatine wird in horizontaler Begrenzung von oben nach unten fortschreitend verflüssigt. Dabei wird dieselbe leicht getrübt, am Grunde eine weissliche flockige Pilzmasse. Nach 10—12 Tagen ist das Glas total verflüssigt und am Grunde nur mehr eine sehr unbedeutende Menge feinkörnigen Sedimentes, das anfangs eine schmutzigweisse, später eine deutliche citronengelbe Färbung (oft erst nach mehreren Wochen) annimmt. Auf Agar bildet sich eine dünne, grünlichgelb gefärbte Colonie, auf Blutserum eine üppig wachsende, citronengelbe, nicht verflüssigende Leiste, auf jungen Kartoffeln eine flach ausgebreitete Colonie von derselben Farbe und glänzender Oberfläche.

Wichtig ist seine Unterscheidung von dem Streptococcus coli gracilis, die schon auf der Platte durch die gelbgrünliche Färbung der Colonien des hier beschriebenen, sowie durch Cultur auf Kartoffel und Blutserum leicht ermöglicht wird.

VI. Weisser verflüssigender Staphylococcus.

Mikroskopisch stellt derselbe mittelgrosse 0,8—1,2 µ im Durchmesser haltende Coccen von regelmässig runder Form dar. Einzelne

---

[1]) Vergl. Hüppe, Bakterienforschung S. 17, Fig. 4, Abb. 5 u. 6.

Formen derselben nehmen eine ovale Gestalt an, deren Pole dann bis zu 3 μ von einander entfernt sind. Ihre Anordnung ist die in unregelmässigen Haufen.

Auf Gelatineplatte bilden sie nicht charakteristische, weisse, runde Colonien, die erst sehr spät und langsam verflüssigen. Im Reagensglas tritt 3—4 Tage nach der Impfung auf den Stichkanal beschränktes Wachsthum auf. Dabei erfolgt die allmähliche Umwandlung der Gelatine zu einer zähflüssigen, syrupösen, leicht getrübten Masse. Dieser Process schreitet langsam nach der Tiefe zu fort, so dass die Colonie die Form eines Trichters annimmt. Die Oberfläche der verflüssigten Partie ist meist von einem weissen Pilzhäutchen bedeckt. Das Wachsthum sistirt meist noch ehe die ganze Gelatine in dieser Weise verflüssigt ist.

Auf Agar und Blutserum nicht charakteristisches, weisses Wachsthum, letzteres wird nicht verflüssigt. Auf Kartoffel bildet er eine ganz spärliche, dünne, aus anfangs farblosen, dann weissen Knöpfchen zusammengesetzte Cultur.

Differenzialdiagnose: Die vorliegende Art unterscheidet sich von der in Betracht kommenden verflüssigenden, weissen, pyogenen Coccenart Rosenbach und Passets, sowie von der nicht pyogenen, von mir in der Milch puerperal erkrankter Wöchnerinnen [1]) gefundenen durch ihre bedeutendere Grösse, langsameres Wachsthum auf Gelatine und die eigenthümliche Art der Verflüssigung, sowie die spärliche Kartoffelcultur zur Genüge.

VII. Gelbe verflüssigende Staphylococcen.

Mikroskopisch sehr kleine Coccen 0,2 μ von regelmässiger, runder Gestalt in Gruppen angeordnet. Einzelne Exemplare erreichen bis zu 0,6 μ Durchmesser.

Auf Gelatineplatte runde, kleine Colonien von gelber Farbe, die allmählich einsinken. Im Reagensglas vorwiegend oberflächliches, schwefelgelbes Wachsthum. Es tritt sehr langsam Verflüssigung ein. Meist erfolgt jedoch nur ein Einsinken der Colonie in die Gelatine (durch Verdunsten der geringen verflüssigten Gelatinemenge?) und es kommt so zur Bildung eines mit den gelben Colonien ausgekleideten hohlen Trichters, in dessen Spitze sich der Stichkanal befindet.

---

[1]) Fortschritte der Medicin 1885, Nr. 8.

Auf Kartoffel eine ziemlich rasch wachsende, aus kleinen Knöpfchen zusammengesetzte Colonie, die im Centrum confluiren. Die Farbe ist in der Peripherie blass, in der Mitte der Colonie dunkler gelb. Blutserum wird nicht verflüssigt.

Ausser dieser ausführlicher beschriebenen Art wurde noch eine mittelgrosse, ebenfalls langsam, doch rascher als die eben geschilderte verflüssigende, gelb wachsende Art isolirt und eine Zeit lang fortgezüchtet. Auf Kartoffel zeigte dieselbe ein kaum bemerkbares Wachsthum in Form eines schwach gelben, diffusen Fleckes.

VIII. Micrococcus ovalis.
(Taf. II, Abb. 13.)

Häufig im Mekonium und im Milchkoth, einmal auch in grosser Menge im Darmkanal (des Säuglings III) gefunden.

Mikroskopisch präsentirt sie sich als eine kleine 0,2—0,3 μ im Durchmesser haltende Coccenart, deren Präparate jedoch durch das häufige ja oft vorwiegende Vorkommen ovaler, gestreckter Formen eigentlich mehr den Eindruck kurzer Stäbchen machen. Bei genauerem Zusehen erweisen sich jedoch die ovalen 0,6—0,7 μ langen, 0,3 μ breiten Formen als gestreckte, im Vermehrungsstadium befindliche Coccen, in deren Mitte man unter Umständen bereits einen feinen Spalt oder die beginnende Theilung wahrnehmen kann (vergl. Abbildung). Allerdings sind diese Verhältnisse nur mit den stärksten Vergrösserungen erkennbar. Wegen des Vorwiegens dieser Formen habe ich den Spaltpilz, der sich demnach als echter Diplococcus darstellt, nach denselben benannt. Nicht selten trifft man ihn in kurzen Ketten an, in denen senkrecht zur Längsachse derselben die Theilung der Glieder vor sich geht.

Ausser dieser mir bei keiner anderen Coccenart in so prägnanter Weise ins Auge fallenden Eigenschaft zeigt er auch auf Gelatinereagensglas das eigenthümliche Verhalten nur im Innern des Stichkanals als kleine weisse Knöpfchen zu wachsen und auf die Oberfläche gar nicht oder nur als ein den Rand des Stichkanals umsäumender, farbloser Rand vorzudringen. Seine Colonien auf Platte bleiben sehr klein, bieten nichts Charakteristisches.

Auf Kartoffel bildet er eine kleine, weisse, ziemlich üppige Colonie von matter aus kleinen Formen zusammengesetzter Oberfläche. Agar und Blutserumcultur bieten nichts Charakteristisches. Auf

Milch gedeiht er und bringt dieselbe allerdings erst nach mehreren Tagen durch Säurebildung zur Gerinnung. Auf Milchzuckerlösungen gedeiht er üppig und bildet am Grunde der Flüssigkeit weisse Wolken.

IX. Porzellancoccus.

Sehr regelmässige, stets zu Haufen gruppirte Coccen von durchschnittlich 0,3 µ Durchmesser. Nur selten scheinen sie auch kurze Ketten zu bilden, gehören jedenfalls zu der Gruppe der Staphylococcen. Gestalt und Grösse ist eine sehr gleichmässige. Auf Gelatine zeigen sie ziemlich langsames, vorwiegend oberflächliches Wachsthum, bilden im Reagensglas eine saftige, glänzende, porzellanweisse Colonie, die sich gleichmässig vom Stichkanal aus verbreitet; im Stichkanal selbst nur geringes Wachsthum. Auf Platte bilden sie Colonien vom Typus der Milchsäurebacillen, rund, kuppenförmig. Auf Agar und Blutserum nichts Charakteristisches.

Kartoffelcultur wächst ziemlich rasch als weisse, saftig glänzende Colonie, mehrere Millimeter dick mit gebuchteten Contouren, beschränkter Flächenausbreitung. Durch ihr saftigeres üppiges Wachsthum unterscheidet sie sich von der ähnlichen Cultur der Micrococcus ovalis. Uebrigens lässt sich die Differenzialdiagnose auch durch die mikroskopische Untersuchung und Wachsthum auf Gelatine stellen. Durch ihre regelmässige runde Form und viel langsameres vorwiegend oberflächliches Wachsthum auf Gelatine und die weniger üppige Kartoffelcultur sind sie auch von den etwa noch in Betracht kommenden Pseudopneumoniecoccen [1]) leicht zu trennen.

X. Tetradencoccen.
(Taf. II, Abb. 5.)

Die hierhergehörigen Culturen stammen zum grössten Theile aus dem Mekoniumkoth. Die gleichen Formen werden jedoch bei Säuglingen nicht selten unter anscheinend normalen Verhältnissen (namentlich in den ersten Tagen der Milchnahrung, vergl. Abbildung), sehr reichlich jedoch in pathologischen Fällen im Schleimbelag des Magens, im Verlaufe des Darmtractus und den Entleerungen angetroffen. Inwieweit dieselben mit der echten Sarcina ventriculi (Goodsir) sowie anderen in neuester Zeit beschriebenen Formen (Lungensarcine und

---

[1]) Passet, Untersuchungen über die Aetiologie der eitrigen Phlegmone des Menschen 1885, S. 40.

Andere mehrere) identisch sind, lasse ich dahingestellt. Ich habe, da ich in der Cultur wenigstens stets nur vier in einer Ebene gelagerte Coccen als Höhepunkt der Entwicklung beobachtet habe, dieselben als Tetradencoccen bezeichnet. Trotz ihres fast regelmässigen Vorkommens in pathologischen Fällen sehe ich dieselben dennoch nur als ein zufälliges, bedeutungsloses Accidens an, wie dies für die Sarcina ventriculi feststeht. Ich habe deshalb der Cultur dieser Arten weniger Aufmerksamkeit geschenkt und führe von den im Laufe der Untersuchungen reingezüchteten Arten, die sich im Wesentlichen durch ihre verschiedenen Färbungen unterscheiden, im Folgenden nur eine etwas ausführlicher an. Es sei noch bemerkt, dass dieselben eine unserer häufigsten Luftverunreinigungen bilden.

Der am häufigsten vorkommende orangegelbe Tetradencoccus wurde in den Mekoniumuntersuchungen wenige Stunden p. partum gefunden. Derselbe stellt einen ziemlich grossen 0,6—1,0 μ. Durchmesser haltenden Coccus vor, der entweder in ausgebildeten Tetraden oder auch als grosser Diplococcus, der sich eben zur weiteren Theilung anschickt, gesehen wird. Seine Form ist nur selten kreisrund, meist bohnenförmig oder halbkuglig mit der abgeplatteten Seite seinem Paarling zugewandt. Die Grösse der einzelnen Formen schwankt übrigens auch in derselben Cultur erheblich.

Auf Gelatineplatten bilden sie kleine, langsam wachsende, runde Colonien mit der charakteristischen Färbung. Im Reagensglas wachsen sie nur oberflächlich, nicht im Stichkanal. Auf Kartoffel eine kleine, körnige, ebenso gefärbte Colonie. Auf Agarplatte bei Körpertemperatur ist ihr Wachsthum ein viel üppigeres.

Im mikroskopischen Bilde wie in der Cultur ganz ähnlich verhielt sich noch eine weisse, schwefelgelbe und rothe Coccenart (letztere wahrscheinlich aus der Luft stammend).

Besondere Erwähnung verdient vielleicht die aus Kind V erhaltene Tetradencoccenart, die sich insofern von den eben angeführten unterscheidet, als sie im Gelatinereagensglas nur ganz spärlich und fast nur auf den Stichkanal beschränkt wächst. Ob sie identisch ist mit den in den Präparaten aus der betreffenden Stelle gefundenen Kapselcoccen, die mir schon aus früheren Sputumuntersuchungen wohl bekannt waren, lässt sich nicht wohl entscheiden, da die geringere Grösse und das Fehlen der Kapsel in der Gelatinecultur noch nicht die Annahme einer Verschiedenheit der beiden nothwendig macht.

XI. Weisse Hefe. — Torula (Pasteur).

Dieselbe wurde in mehreren Fällen, 1mal in grosser Menge im Mekonium gefunden, bildet auch sonst auf den Platten eine der häufigsten Luftverunreinigungen. Mikroskopisch zeigt ein der Gelatinecultur entnommenes Präparat vorwiegend kreisrunde Formen von wechselnder Grösse im Durchschnitt 2—2,5 μ in Haufen angeordnet. Stets findet man im Präparat einzelne grössere, elliptische Formen, aus denen die bekannten Sprossen auskeimen. Auch eine Anzahl die Farbe nicht annehmender, wohl degenerirter Formen finden sich darunter.

Auf Gelatineplatte bilden sie kleine, sehr dunkle (im durchfallenden Licht), tiefe und weisse, runde, isodiametrische, oberflächliche Colonien, an deren Rand sich schon mit schwacher Vergrösserung die Zusammensetzung aus den grossen, runden Sprosspilzformen erkennen lässt. Im Reagensglas findet ausschliesslich oberflächliches Wachsthum als trockene, milchweisse, langsam und gleichmässig vom Stichkanal sich ausbreitende Colonie statt. Auf Kartoffel erzielte ich trotz mehrfacher Versuche niemals deutliches Wachsthum.

Herr Dr. Will, Assistent an der technischen Brauschule zu München, hatte die Güte, die genauere Stellung dieser Art im botanischen System zu untersuchen und wäre dieselbe darnach zu den Torulaformen Pasteur's[1] zu stellen.

XII. Rothe Hefe.

Dieselbe wurde nur in einem Falle im Mekoniumkothe gefunden, ist ausserdem als eine, wenn auch nicht gerade häufige Luftverunreinigung bekannt, so dass ich ihr Vorkommen im Darmkanal nicht als über allen Zweifel sichergestellt ansehen möchte. Doch sei sie kurz erwähnt.

Sie bildet mikroskopisch elliptische Körner von 7—8 μ Länge, 3—3,5 μ Breite in ungefärbtem Zustande mit unregelmässigem, körnigem zum Theil stark lichtbrechenden Inhalt (Vacuolen) erfüllt. Die Färbung mit Anilinfarben nimmt sie sehr ungleichmässig an. Als Fortpflanzungsform findet man die typischen, bald mit schmaler bald mit breiter Basis aufsitzenden Sprosszellen.

[1] Etude sur la bière. Planche III.

Auf Platte und Gelatinereagensglas verhält sie sich genau wie die eben beschriebene weisse Hefe, mit dem Unterschiede, dass ihre Colonien intensiv scharlachrothe Färbung aufweisen. Auf Kartoffel wächst sie nicht und unterscheidet sich dadurch, sowie durch ihre dunkler rothe Farbe von der bekannten Rosahefe.

Nach der Untersuchung des Herrn Dr. Will ist die Beschreibung einer sehr ähnlichen, vielleicht damit identischen Form in den Mittheilungen aus dem Carlsberger Laboratorium Bd. I, Taf. 2 enthalten. Hansen hat dieselbe nicht selten in der Luft, namentlich aber auf Kleister, Leim u. A. wachsend gefunden.

Auch die Rosahefe, Sacharomyces glutinis, wurde in einem Falle (vergl. Culturversuche Stuhl XXVIII), aber nur in einer Colonie im Stuhle gefunden, so dass ich daraus auf ihr Vorkommen keinen Schluss ziehen möchte.

XIII. Kapselhefe.

Diese Art wurde in 2 Fällen, bei dem mit Magenkatarrh behafteten Kinde V im Duodenum und in dem ebenfalls pathologischen (Dünndarmkatarrh) Culturversuche Stuhl XXVIII gefunden. Sie erschien mir nicht nur wegen des Vorkommens und der immerhin möglichen Beziehung zur Pathogenese in diesen Fällen interessant, sondern auch in biologischer Hinsicht, insofern es auffällig erscheint, dass eine ihrer Morphologie nach zunächst zu den Sprosspilzen zu stellende und demnach wahrscheinlich Kohlehydrate vergährende Art, ausserdem noch ein intensiv wirksames, proteolytisches Ferment erzeugt, wie die rasch eintretende Verflüssigung der Gelatine erkennen lässt.

Mikroskopisch stellt sie ziemlich grosse elliptische Hefezellen von sehr wechselnden Dimensionen, im Durchschnitt 8—10 μ Länge und 3—4 μ Breite dar. Während die jüngeren kleineren Formen sich intensiv färben und scharfe Contouren zeigen, finden sich auch grössere, augenscheinlich im Degenerationszustand befindliche Exemplare, welche die Färbung nur schlecht annehmen und einen grossen, hellen, ungefärbten Hof (gelatinöse Kapsel) erkennen lassen. Daher die Bezeichnung als Kapselhefe. An Fortpflanzungsformen sieht man Sprossung und Einschnürungen an den länger gestreckten Formen.

Auf Gelatineplatte wächst dieselbe rasch unter Verflüssigung in weitem Umkreis. Die Colonie stellt eine zarte, schleierartige

Ausbreitung auf der verflüssigten Gelatine dar, auf der man bei 80facher Vergrösserung die einzelnen Sprosspilze schwimmen sieht. Nach einigen Tagen ist die Platte total verflüssigt. Im Gelatineglas findet im Stichkanal nur ein geringes, manchmal strahliges Wachsthum statt; es erfolgt eine oberflächliche Verflüssigung vom Stichkanal ausgehend, die bald die ganze Oberfläche eingenommen hat und nunmehr mit horizontaler Begrenzung nach unten fortschreitet, ohne jedoch meist die gesammte Gelatine zu verflüssigen. Dabei ist der verflüssigte Theil ganz klar, die Pilzmasse liegt als compacte weisse Masse am Grunde derselben.

Blutserum wird nicht verflüssigt, es bilden sich auf ihm nur kleine, weisse Flecke. Auf Kartoffel trotz wiederholter Versuche kein Wachsthum.

XIV. Monilia candida (Hansen).

Dieser den Sprosspilzen am nächsten stehende Pilz fand sich in dem diarrhoischen Stuhl Nr. XVII, wurde auch wiederholt in grosser Menge in den Plattenculturen aus roher Milch, die ohne besondere Vorsichtsmassregeln aus der Milchhandlung frisch bezogen war, gefunden.

Einer Gelatinecultur entnommen, findet man im Präparat oberflächlich sprosspilzähnliche Formen, oval und elliptisch, seltener rund von 5—10 μ Länge, 4—7 μ Breite, in tieferen Schichten verzweigte Mycelfäden. Auf Kartoffel trifft man fast ausschliesslich die ovalen Sprosspilzformen an; nur in älteren Culturen kurze, spärliche Mycelien. Auf Gelatineplatte bilden sich kleine, weisse, erhabene Pünktchen, von denen ein zierliches, radiär ausstrahlendes Astwerk von anfangs nackten, dann dicht mit Gonidien besetzten Mycelfäden aussprosst. Bei älteren Colonien erscheint der centrale Theil als ein dichtes, mehlig-weisses, oft in 4—6 getrennte Portionen abgetheiltes Lager, das von dem Kranze der Gonidien tragenden Fäden umgeben ist. In Gelatinereagensglas erfolgt ziemlich üppiges Wachsthum. Es bildet sich oberflächlich eine weisse, wollige Ausbreitung; vom Stichkanal aus strahlen seitlich radiär nach unten zu in abnehmender Länge buschige Verzweigungen (Mycelverbände) aus. Gelatine wird nicht verflüssigt. Auf Kartoffel bildet sich eine dichte, weisse, mehrere Millimeter dicke Schichte, die ausschliesslich aus Sprosshefeformen besteht. Sporenbildung konnte niemals beobachtet werden.

Ich hatte diese Art anfangs für einen Schimmelpilz gehalten wegen der langen Mycelfäden und des buschigen Auswachsens vom Stichkanal aus, wie es vorwiegend bei Schimmelpilzen beobachtet wird. Die früher gemachten Angaben [1]) über das Vorkommen eines Schimmelpilzes im Milchkoth beziehen sich darauf und sind demnach zu corrigiren. Herr Dr. Will hatte die Güte, die Uebereinstimmung einer ihm übergebenen Cultur mit einer von Hansen [2]) kürzlich beschriebenen Moniliaform nachzuweisen, deren Stellung im botanischen System noch unbestimmt, die aber den Sprosspilzen am nächsten zu stehen scheint. Sie findet sich nach den Angaben dieses Autors vorwiegend auf Kuhmist und süssen, saftreichen Früchten. Es erscheint demnach ihr Vorkommen in der Milch sehr wohl verständlich, indem die Keime derselben sowohl von der Luft des Stalles als auch vom Euter, den Geräthschaften u. s. w. in dieselbe gelangen können.

In neuer Zeit hat Plaut [3]) einen dem hier beschriebenen ganz ähnlichen Pilz als den die Soorkrankheit erzeugenden Mikroorganismus beschrieben. Die Abbildungen seiner Soorhefe und der von demselben entwickelten Mycelfäden [4]) stimmen vollkommen mit den auf Kartoffel und Gelatine erhaltenen Wuchsformen des hier beschriebenen Pilzes überein. Plaut hat denselben in allen untersuchten Soorfällen gefunden und hält auch den von Grawitz [5]) beschriebenen von demselben für Mycoderma vini gehaltenen Sprosspilz damit für identisch. Auch er erklärt seinen Pilz mit der von Hansen beschriebenen Moniliaart für sehr ähnlich, wenn nicht identisch. Sollten die Angaben von Plaut sich bestätigen [6]), so wäre in dem vorliegenden Falle der Nachweis des Vorkommens des den Soor erzeugenden Mikroorganismus in der rohen Milch geliefert. Ob das Vorkommen

---

[1]) Mittheil. der Gesellsch. für Morphologie und Physiologie, Sitzung vom 4. XII. 1884 und Vorläufige Mittheil. in den Fortschritten der Medicin 1885.

[2]) Berichte der botanischen Gesellschaft 1884, Bd. II, Heft 11.

[3]) Beitrag zur systematischen Stellung des Soorpilzes in der Botanik. Leipzig 1885.

[4]) l. c. S. 6 u. 7.

[5]) Virchow's Archiv Bd. 70.

[6]) Einer der im bakteriologischen Laboratorium arbeitenden Herren hat eine damit anscheinend identische Art kürzlich aus 2 Fällen von Soor bei Kindern isolirt. Auch der von Baginsky (Deutsche medicinische Wochenschrift 1885, Nr. 50) beschriebene Pilz stimmt mit dem hier geschilderten gut überein.

desselben in der diarrhoischen Entleerung [1]) mit dem bestehenden Dünndarmkatarrh in ätiologischer Beziehung stand, lässt sich entscheiden. Doch darf man wohl daran erinnern, dass diesem Pilze nach Hansen und Plaut lebhafte Alkoholgährung (auch bei Luftabschluss) zukommt.

Bakteriologische Fäcesuntersuchungen.

Indem ich zur Schilderung der Resultate bei den einzelnen Stuhluntersuchungen übergehe, bemerke ich im Voraus, dass die Mehrzahl derselben noch nicht mittels des S. 50 geschilderten methodischen Ganges, der sich erst nach längerem Probiren und der Orientirung über die Zahl und differenziell verwerthbaren Eigenschaften der häufigst vorkommenden Arten herausgebildet hatte. Im Ganzen wurden 31 Einzeluntersuchungen mit Stühlen angestellt, wovon 6 als misslungen, 8 weitere als nur theilweise durchgeführte oder unvollständig gelungene Versuche in Abzug zu bringen sind. Es bleiben somit 14 verwerthbare Untersuchungen, die sich auf Mekonium- und Milchkoth vertheilen. Das Material zu denselben stammte grösstentheils aus der Münchener Frauenklinik des Herrn Geheimrath Winkel. Da die Kinder dort durchschnittlich nur bis zum 8. Lebenstage verbleiben, so fällt die grösste Zahl der Untersuchungen auf diese Periode. Das Material zur Untersuchung bei älteren Säuglingen wurde auf privatem, aber durchaus verlässigem Wege erhalten. In allen Fällen wurde (mit Ausnahme von Stuhl XVII) der Koth nur von durchaus gesunden, ausschliesslich an der Brust genährten Kindern entnommen. Eine absolute Garantie für die Verlässigkeit der Angaben der Mutter besteht begreiflicherweise nicht und es ist sogar sehr wahrscheinlich, dass beispielsweise in Fall XVII auch Kuhmilch gereicht worden war. Mit Ausnahme der Untersuchung XV und XVI wurde niemals mehr als eine Untersuchung bei je einem Kinde vorgenommen. Der Koth wurde stets unter den früher genannten Cautelen entnommen und unmittelbar darauf untersucht. Es wäre zwecklos und ermüdend, die ausführlichen Protokolle hier wiederzugeben. Ich beschränke mich darauf, die Resultate derselben nebst einem kurzen mikroskopischen Befunde anzuführen.

---

[1]) Leider wurde nicht darauf geachtet, ob der betreffende Säugling an Soor litt. Es ist übrigens sehr wahrscheinlich, dass derselbe ausser der Brust auch Kuhmilch erhalten hat.

Es empfiehlt sich, auch hier die Trennung der am Mekonium und am Milchkoth ausgeführten Untersuchungen festzuhalten. Es treffen 11, also mehr als die Hälfte sämmtlicher Untersuchungen auf die erste Periode, in welcher noch ausschliesslich oder vorwiegend Mekoniumkoth entleert wurde. Ich führe dieselben nach dem Zeitraume geordnet an, welcher nach der Geburt bis zur Stuhlentnahme verflossen ist.

Bakteriologische Untersuchung des Mekoniumkothes.

I. Versuch (Prot. Nr. 18). Kind 3 Stunden alt. Im Mekoniumkothe keine Mikroorganismen mit Sicherheit nachzuweisen. Grössere Mengen davon auf Gelatine geimpft, davon 2 Gelatineplatten.

Auf der einen derselben zwei, auf der anderen eine tiefe Colonie. In denselben sehr regelmässige, mittelgrosse Coccen, die auf Gelatine als oberflächlicher weisser Rasen, auf Kartoffel als saftig weisse Colonie wachsen (Porzellancoccus).

II. Versuch (Prot. Nr. 20). A. E. 6 Stunden alt. In dem Mekoniumkoth sind ganz vereinzelte, meist in ungleich grossen Diplococcen auftretende Spaltpilze mikroskopisch nachweisbar.

Cultur auf Agar und Gelatineplatte ergab in mehreren Colonien den orangefarbenen Tetradencoccus.

III. Versuch (Prot. Nr. 19). K. 8 Stunden alt. Mikroskopisch keine Bakterien im Mekonium nachweisbar.

Agar und Gelatineplatten bleiben steril.

IV. Versuch (Prot. Nr. 1). 9 Stunden alt, enthält orangefarbenen Tetradencoccus wie Versuch II.

V. Versuch (Prot. Nr. 14). T. V. 11 Stunden alt. Mikroskopisch Bakterien nicht mit Sicherheit nachweisbar, einzelne grosse, intensiv gefärbte Kugeln (Sprosspilze?).

Culturresultat ergab die weisse Hefeart (Torula) in mehreren Colonien, ebenso den Mikrococcus ovalis, eine die Gelatine unter Fäulnissgestank verflüssigende Bacillenart (Proteus).

VI. Versuch (Prot. Nr. 22). 14 Stunden alt. Mekoniumstuhl enthält elliptische, intensiv sich färbende Körner (Sprosspilze), geringe Anzahl von Kurzstäbchen, spärlich Coccenformen, vereinzelt dickere und dünne, schlanke Fäden. (In Bouillonculturen tritt deutliche Vermehrung sämmtlicher Formen ein.)

Culturresultat aus dem frischen Koth ergab mehrere Colonien flächenhaft ausgebreiteter, festlassender Colonien (Colonbakterien), weisse und rothe Hefeart, den weissgelben verflüssigenden Coccus.

VII. Versuch (Prot. Nr. 21). 14½ Stunden alt. Mikroskopisch wieder die schlanken Kurzstäbchen in geringer Zahl, Coccen verschiedener Grösse, vereinzelt Köpfchenbakterien.

Culturergebniss: grössere Anzahl Colonbakteriencolonien (etwa 30), circa

Escherich, Darmbakterien.   7

15 verflüssigende Colonien: Streptococcus coli gracilis und gelber, verflüssigender Coccus.

VIII. Versuch (Prot. Nr. 9). 24 Stunden alt. Mikroskopisch Sprosshefeformen, mehrere Bacillenarten, dicke cylindrische und dünne geschwungene Fäden, beiderseits zugespitzte Formen, die schon mehrfach erwähnten schlanken Kurzstäbchen, mässig reichliche Coccenformen verschiedener Art.

Culturresultat: Colonbakterien 15 Colonien, rothe Hefe 1 Colonie, mehrere mit Micrococcus ovalis und weissen Tetradencoccen.

IX. Versuch (Prot. Nr. 15). II. G. 24 Stunden alt. Mekoniumkoth; in demselben sichtbar ein verästelter Mycelfaden sowie zahlreiche Sprosspilzformen; in geringer Anzahl Bacillen der früher beschriebenen Arten und Coccen.

Cultur des direkt auf Kartoffel aufgestrichenen Kothes ergibt eine erbsengelbe, den Colonbakterien ähnliche üppige Colonie. Auf Agarplatte breitet sich eine Bacillen enthaltende Colonie in Form eines nebelartigen Streifens rasch über die Oberfläche aus (Proteus?). Auf Gelatine wuchsen in weit überwiegender Zahl der Colonien die weissen Hefesprosspilze, ferner Colonbakterien und mehrere verflüssigende Colonien (Proteus?).

X. Versuch (Prot. Nr. 26). 27 Stunden alt. Anscheinend noch unvermischter Mekoniumkoth, in welchem die Eingangs beschriebene Bakterienvegetation in typischster Weise sich entwickelt hatte (Photogramm Taf. I. Abb. 1).

In überwiegender Zahl finden sich Köpfchenbakterien theils mit färbbaren Köpfchen, theils mit lichtbrechenden, ungefärbten Sporen versehen, sowie dünne, schlanke, geschwungene Fäden (Eiweissbacillus Bienstock?) und die dicken cylindrischen Glieder des Bacillus subtilis sowie dessen grosse längsovale Sporen, theils den Stäbchen eingelagert, theils frei mit gallertiger Hülle. Ferner zahlreiche schlanke und dickere Kurzstäbchen, Coccen, Sprosspilzformen u. a. m.

Die mit besonderer Sorgfalt ausgeführte Cultur ergab auf 3 Gelatineplatten fast ausschliesslich festlassende, oberflächlich ausgebreitete Colonien der Colonbakterien mit sternförmiger oder concentrischer Zeichnung, auf Kartoffel erbsengelbes Wachsthum. Neben diesen nur wenige verflüssigende, welche den gelben verflüssigenden Bacillen und Coccenarten angehörten.

Von demselben Stuhl 3 Platten auf Agar. Es wuchsen auch hier den Colonbakterien angehörige Colonien in grosser Ueberzahl; von einer der Colonien wurde eine die Gelatine langsam zu einer syrupösen Masse verflüssigende Stäbchenart abgeimpft, die ausserdem nicht wieder gefunden wurde (auf Kartoffel hellgelbes, flaches Wachsthum mit verwaschenen Rändern).

Von demselben Stuhle wurden grössere Mengen in steriles Wasser gebracht und durch 24 Stunden in Brüttemperatur gehalten; dann davon Agar- und Gelatineplatten angelegt. Es wurden jedoch die gleichen Formen wie früher erhalten.

Eine andere Probe des Stuhles wurde gleichfalls in sterilem Wasser vertheilt und 10 Minuten lang zum Kochen erhitzt [1]), alsdann eine Anzahl Bouillongläser mit der wieder abgekühlten Flüssigkeit inficirt. In mehreren derselben trat Deckenbildung auf. Durch Plattencultur wurde aus diesen der Bacillus subtilis erhalten.

[1]) Cohn, Beiträge zur Biologie der Pflanzen 1877, Bd. II.

Das gleiche Verfahren führte bei einem anderen nicht weiter untersuchten Mekoniumkothe, in welchem ebenfalls Fäden und Sporen des Heubacillus in grösserer Zahl vorhanden waren, zur Darstellung und Züchtung desselben.

XI. Versuch (Prot. Nr. 6). 3½ Tage alt. Koth noch braunschwarz, jedenfalls stark mit Mekonium vermischt. Mikroskopisch die langen cylindrischen Fäden vorwiegend. Kurzstäbchen, Coccen.

Culturresultat: Colonbakterien, Mikrococcus ovalis, Tetradencoccen, eine Milchsäurebacillencolonie (?).

Die hier angeführten Culturversuche zeigen, dass wir hier zwei Perioden oder richtiger gesagt Abschnitte in Bezug auf das Verhalten der Bakterien im Mekoniumkothe zu unterscheiden haben:

Einen ersten, unteren (Versuch 1—5 incl.), in welchem dasselbe wie im fötalen Zustande noch frei von Keimen ist oder doch nur ganz vereinzelte der in der Luft häufig vorkommenden Coccen und Sprosspilze enthält; und einen zweiten, oberen Abschnitt (Versuch 6 bis 11). in welchem die schon frühzeitig mit den per os eingeführten Luftkeimen in Berührung gekommenen oberen Mekoniumpartien im Rectum erscheinen. Hier finden wir eine ziemlich reichliche und mannigfaltige Vegetation von der früher beschriebenen typischen Zusammensetzung.

Die in der ersten Periode gefundenen Keime stelle ich mir, wie schon an anderer Stelle ausgeführt, als per anum eingewandert vor. Die Versuche I, II, IV und V, der mikroskopische Befund in 11 beweisen dies, wie ich glaube, zur Genüge, wenn man nicht einer allzu skeptischen Auffassung huldigt. Um Zweifeln zu begegnen, bemerke ich übrigens, dass ich bei diesen Versuchen, um der Gefahr der Luftverunreinigung zu entgehen, nur die in der Tiefe der Gelatine sich entwickelnden Colonien berücksichtigt habe.

Die zweite Reihe der Versuche (VI—XI) betrifft den später zur Ausstossung gelangenden oberen Abschnitt der Mekoniumsäule, in welchem je nach der Dauer des Aufenthaltes im Darmkanale die unter diesen Umständen überhaupt entwicklungsfähigen Keime sich vermehrt und zur Entstehung der typischen Bakterienvegetation geführt haben. Die Incongruenz der dürftigen Culturresultate mit dem mannigfaltigen mikroskopischen Bilde demonstrirt den abschwächenden Einfluss, dem die Mehrzahl dieser Keime auf der Wanderung durch den Darmkanal ausgesetzt war. Obgleich sie sich auf festem Nährboden nicht mehr zu entwickeln vermochten, war ihre Entwicklungsfähigkeit noch keineswegs verloren, wie die Vermehrung derselben in Bouillonculturen erwies. Nur auf dem Wege der von

Cohn angegebenen Erhitzungsmethode gelang der direkte Nachweis
des Vorkommens des Bacillus subtilis im Mekoniumkothe, während
derselbe trotz der zahlreich vorhandenen charakteristischen Sporen
und Fäden in Plattencultur niemals aus demselben erhalten wurde.
(Dagegen gelang dies bei den Darmuntersuchungen aus im Cöcum
zurückgebliebenen Mekoniumresten, vergl. Kind IV.)

Nur in 2 Fällen (V und IX) wurden spärliche Colonien eines
die Gelatine unter Fäulnissgestank verflüssigenden Bacillus erhalten,
der sich als mit dem Proteus (Hauser) identisch herausstellte. Derselbe wurde übrigens bei der Untersuchung der Mekoniumreste bei
den Darmuntersuchungen ebenfalls in grösserer Zahl auf den Platten
erhalten (Kind IV). Nach den früheren Ausführungen ist es wahrscheinlich [1], dass die im Mekoniumkoth gefundenen Köpfchenbakterien und zarten geschwungenen Fäden in den Formenkreis des
genannten Bacillus gehören.

Viele andere in den Präparaten gesehene charakteristischen
Formen wurden niemals in der Cultur erhalten. Die Platten waren
vorwiegend mit den ausgebreiteten Colonien der Colonbakterien, gewissen verflüssigenden Stäbchen-. Coccen- und Sprosspilzarten besetzt.
Da die letzteren hier eine recht häufige Luftverunreinigung vorstellen, so hat bei dem früher beschriebenen Infectionsmodus das
Vorkommen derselben im Mekonium nichts Befremdendes.

Bakteriologische Untersuchung des Milchkothes.

XII. Versuch (Prot. Nr. 25). Gesunder Säugling. 6 Tage alt. Dottergelber
Koth von homogener Beschaffenheit, saurer Reaction.

Mikroskopisch ausschliesslich Kurzstäbchen. Andere Formen sind im vorliegenden Präparat nicht zu sehen.

Culturresultate: Auf der dritten Gelatineverdünnung etwa 40 oberflächliche, gut disseminirte Keime, sämmtlich festlassend mit seitlicher Ausbreitung,
verschiedener Oberflächenzeichnung. Davon 4 Colonien auf Kartoffel und Gelatinereagensglas geimpft erwiesen sich als Colonbakterien. Eine nach der
Oberfläche durchbrechende, kuppenförmige Colonie besteht aus eingeschnürten
Stäbchen, gibt saftiges Wachsthum auf Gelatine, Gasblasen treibende Kartoffelcultur: Bact. lactis aërogenes.

Auf der zweiten Verdünnung dieselben Colonien mit grösserer Zahl und
dichter gedrängt; ausserdem 3 verflüssigende Colonien. Von letzteren abgeimpft
auf Gelatine, davon Platten angelegt: verflüssigender weissgelber Coccus und
eine ebenfalls ziemlich rasch unter Bildung eines gelben Bodensatzes ver-

---

[1] Vergl. Anm. 2 S. 76.

flüssigende Stäbchenart mit an Staphylococcus pyogenes aureus erinnernder Kartoffelcultur.

Auf der ersten Verdünnung die festhassenden Colonien in noch grösserer Menge, etwa 10 verflüssigende Colonien, die in gleicher Weise wie oben isolirt und untersucht theils dem weissgelben verflüssigenden Coccus, theils dem weissen verflüssigenden Staphylococcus angehören.

Controllplatten mit Caseïnpeptongelatine ergaben dasselbe Resultat, nur waren die seitlichen Ausbreitungen der Colonbakteriencolonien nicht oder doch nur sehr schwach ausgebildet.

XIII. Versuch (Prot. Nr. 27). Gesundes Brustkind, 7 Tage alt. Stuhl von goldgelber Farbe, saurer Reaction.

Mikroskopisch: Die oft beschriebenen schlanken Kurzstäbchen, ausserdem jedoch eine nicht unbeträchtliche Zahl von Coccen, namentlich Tetradenformen.

Culturresultate: Colonbakterien, die bei weitem grösste Zahl der Colonien darstellend, in einzelnen Colonien Mikrococcus ovalis und weisser Tetradencoccus.

XIV. Versuch (Prot. Nr. 29). Kind 8 Tage alt; normaler Stuhl.

Mikroskopisch: Milchkothbakterien, daneben noch vereinzelt dicke, sporentragende Fäden und Coccen, sowohl Diplococcen als Tetraden.

Culturresultat: Colonbakterien, nur spärlich verflüssigende Colonien.

(Von demselben Stuhl wurde auf sterilisirte Milch geimpft und dieselbe anaërob angesetzt. Nachdem Gerinnung und Gasentwicklung eingetreten, wurde von derselben abgeimpft und Platten angelegt, auf welchen nunmehr die kuppenförmigen Colonien des Bacter. lactis aërog. ebenso zahlreich aufgingen als die seitlich ausgebreiteten Colonbakteriencolonien.)

XV. Versuch (Prot. Nr. 30). Ch. W. 3 Wochen alt, ausschliesslich an der Brust genährt, keine Darmerkrankung vorausgegangen. Normaler Milchkoth.

Mikroskopisch fast nur Kurzstäbchen und zwar meist von der in Taf. III, Abb. 3 gegebenen Form (punktirte Bacillen).

Culturresultate: Auf 3 Gelatineplatten wuchsen ausschliesslich Colonbakterien.

(Von demselben Versuche wurden ausgiebige Impfungen auf sterile Milch, Milchzucker und Traubenzuckerlösungen gemacht und dieselben anaërob unter Quecksilber angesetzt. In sämmtlichen Gläsern Wachsthum und Gasentwicklung. In den daraus dargestellten Plattenculturen waren nunmehr neben den Colonbakterien auch die Milchsäurecolonien in ziemlicher Menge vertreten. Vergl. S. 162.)

XVI. Versuch (Prot. Nr. 28). Ch. W. 10 Wochen alt, ausschliesslich an der Brust genährt, hat noch niemals an Verdauungsstörung gelitten.

Stuhl von schwachsaurer Reaction, festweicher, eher etwas trockener Consistenz, goldgelber Farbe, bot ganz normale Verhältnisse. Diarrhöen waren niemals vorhanden gewesen, eher eine gewisse Neigung zur Verstopfung.

Das mikroskopische Bild des gefärbten Stuhlpräparates ist in Taf. II, Abb. 3 wiedergegeben und bot die schon früher (Stuhluntersuchung XV) beobachteten Verhältnisse in noch ausgeprägterem Maasse dar. Das ganze Gesichtsfeld war erfüllt mit Stäbchen, die in der Gestalt und Anordnung wohl den grösseren Formen der Colonbakterien entsprachen, jedoch ein von diesen sehr verschiedenes Verhalten gegenüber der Färbung darboten. Die Länge des Einzelstäbchens betrug 2,5—3 μ, die Breite 0,4—0.5 μ. Der mit Anilinfarben in der gewöhnlichen Methode tingirbare Theil des Protoplasmas hatte sich in eine mittlere Partie zusammengezogen, die den vierten bis sechsten Theil der ganzen Länge des Bacillus einnahm und eine runde, häufiger viereckige Begrenzung zeigte. Die distalen Partien waren gänzlich ungefärbt, nur die Contour des Stäbchens durch eine einfache dunkle Linie angedeutet. Oft lagen dieselben in dichten Haufen mit parallel gerichteten Längsachsen beisammen und machten dann den Eindruck grosser, von langgestreckten Kapseln umgebener Coccen. Sehr häufig fanden sich auch gerade oder unter einem stumpfen Winkel zusammenstossende Doppelstäbchen, in welchen dann die gefärbten Punkte an den sich berührenden Enden liegen. In anderen sieht man direkt Einschnürung in der centralen gefärbten Partie und kann alle Stadien bis zur vollendeten Theilung im Präparate verfolgen. Ausser diesen „punktirten Bacillen" fanden sich noch vereinzelt kürzere, dickere Formen in gewöhnlicher Weise färbbar (Milchsäurebacillen) und ganz vereinzelt runde, wohl als Coccen anzusprechende Formen.

Culturresultate von 6 Gelatine- und 3 Agarplatten waren ausschliesslich festlassende Colonien, soweit durch Kartoffelcultur untersucht, sämmtlich den Colonbakterien angehörig. Nur von einer der Agarplatten wurde eine Colonie auf Gelatine verimpft, welche dieselbe zu verflüssigen schien. Die davon angelegte Plattencultur ergab jedoch, dass ebenfalls in vorwiegender Menge Colonbakterien neben einer (wohl als zufällige Verunreinigung aufzufassenden?) verflüssigenden Bakterienart vorhanden war. Ich bemerke noch, dass die Zahl der Colonien auf den Platten eine sehr reichliche war, so dass die Annahme ausgeschlossen ist, es seien etwa andere als die im mikroskopischen Präparate in so überwiegender Zahl gefundenen Formen in den Culturen aufgegangen. Uebrigens wurden in mehreren Colonien der durch längere Zeit der Kälte ausgesetzten Platten die schon erwähnten 8 und punktirten Formen wieder gefunden (vergl. S. 65).

XVII. Versuch. Kind, 6 Tage alt, hat seit zwei Tagen häufige diarrhoische Stühle (8—12 des Tages). Es ist wahrscheinlich, dass dem Kinde ausser der Brust auch, wenngleich nur in geringer Menge, Kuhmilch gereicht worden war.

Stuhl von dünnerer Consistenz als normal mit deutlichem Schleimgehalt, blass, doch noch deutlich gallig gefärbt. Derselbe enthält zahlreiche weisse Gerinnsel, ist von saurer Reaction ohne Geruch. Mikroskopisch sehr reichlich Fetttropfen und Büschel von nadelförmigen Krystallen, Schleimflocken mit Eiterkörperchen durchsetzt, Hefezellen in sehr geringer Zahl erkennbar.

Im gefärbten Präparate erweist sich die Bakterienvegetation eher spärlicher als normal. Dieselbe bietet ein ziemlich gleichförmiges Bild von schlanken Stäbchen dar, die im Durchschnitt 2.8 μ lang, 0.4 μ breit sind. Dieselben sind unregelmässig, netzförmig gruppirt und entsprechen in ihrem Habitus am meisten den längeren Formen der Colonbakterien. Viele zeigen eine leichte Krümmung. Einschnürung, Theilungsvorgänge. Doppelstäbchen sind selten. Die Mehrzahl derselben zeigt in dem in gewöhnlicher Weise gefärbten Zellleib helle ungefärbte Stellen. Dieselben sind ganz unregelmässig vertheilt und begrenzt, nehmen oft nur den Rand oder nur die Hälfte der Stäbchendicke ein. finden sich meist in grösserer Zahl, 4—6, im Verlaufe eines Stäbchens. Sie sind dadurch charakteristisch von den in der vorigen Stuhluntersuchung XVI beschriebenen Veränderungen unterschieden. An anderweitigen Formen fanden sich einige grosse ovale Hefezellen, ganz spärlich Kurzstäbchen und in Tetraden angeordnete Coccen.

Culturresultat: Colonbakterien in weit überwiegender Menge, mehrere Colonien der als Monilia beschriebenen Sprosspilzart und der Kapselhefe, der weissgelb verflüssigende Coccus, Milchsäurebacillus und Tetradencoccen.

Mit demselben Stuhl wurde auch ein Versuch über die Einwirkung der Kohlensäure auf das Wachsthum der Bakterien angestellt. In eine mit concentrirter Kochsalzlösung gefüllte, weite Schale wurde umgekehrt ein hohes und weites Becherglas gestülpt, so dass der Innenraum desselben mit der äusseren Luft nicht communicirte. Durch gebogene Glasröhren ging gewaschene CO₂, die überdies ein mit Watte gefülltes Glas passirt hatte, in denselben und wurde durch ein zweites, bis zum Boden des inneren Glases hinaufreichendes gebogenes Glasrohr, das unter Wasser ausmündete, wieder abgeführt. Es konnte so CO₂ in continuirlichem Strome durch das Glas geleitet und der Sauerstoff bis auf geringe Spuren verdrängt werden. In diesem mit CO₂ erfüllten Raume wurde nun eine Anzahl locker mit Watte verschlossener Reagensgläser, die mit Gelatine, Milch und verschiedenen Nährflüssigkeiten gefüllt und unmittelbar zuvor mit Stuhlinhalt inficirt waren, eingestellt und nun durch mehrere Tage continuirlich CO₂ hindurch geleitet. Es fand, wie man durch das Glas direkt beobachten konnte, ein wenn auch erheblich verlangsamtes Wachsthum auf den Nährböden und Gerinnung der Milch statt. Wenn auch bei dieser Versuchsanordnung Spuren von Sauerstoff natürlich nicht ausgeschlossen sind, so zeigt der Versuch immerhin, dass von einer direkt schädlichen Wirkung der CO₂ für die Entwicklung der Milchkotharten nicht die Rede sein kann.

Die Ergebnisse der Milchkothuntersuchungen unterscheiden sich wesentlich von den Resultaten der vorigen Versuchsreihe. Die auffälligste Erscheinung ist das Zurücktreten, ja in mehreren Fällen das vollständige Fehlen verflüssigender Colonien, die bei den Mekonium- (noch mehr den Fleischkoth-) Untersuchungen regelmässig in grösserer Zahl angetroffen werden. Die Menge derselben nimmt im Milchkoth mit der Zeit der Entfernung von der Mekoniumperiode progressiv ab, so dass in den vom 6. und 7. Lebenstage stammenden Culturen dieselben noch angetroffen wurden, während sie in den Stühlen älterer Kinder vollständig fehlten. Die Art der verflüssigenden Bakterien stimmte mit den im Mekonium gefundenen überein: weissgelber verflüssigender Coccus, weisser verflüssigender Staphylococcus, gelbe verflüssigende Stäbchen. Wahrscheinlich stammen dieselben aus der Bakterienvegetation des Mekoniums, indem sie auf zurückgebliebenen Resten desselben ein kümmerliches Dasein fristen, bis sie später völlig verschwinden.

Unter den festlassenden Colonien überwiegen an Zahl so sehr
die Colonbakterien, dass die anderen dabei gefundenen Arten: Milchsäurebacillen. Micrococcus ovalis dagegen nicht in Betracht kommen.
Diese in so überwiegender Zahl in den Culturen gefundenen Bakterien
entsprechen in Form und Verhalten durchaus den im mikroskopischen
Bilde nahezu ausschliesslich vorhandenen Kurzstäbchen und können
demnach als mit jenen identisch angesehen werden. Es entspricht
somit dem gleichförmigen mikroskopischen Bilde des normalen Milchkothes ein ebenso gleichförmiger bakteriologischer Befund, indem
sowohl mikroskopisch als in der Cultur im Wesentlichen eine einzige
in grosser Zahl vorhandene Art von Kurzstäbchen, das Bacterium
coli commune in demselben gefunden wird. Das Auftreten anderer
namentlich verflüssigender Colonien in grösserer Zahl ist als ein
vom Normalen abweichendes Verhalten zu bezeichnen.

Wenn die Zahl der ausgeführten Stuhluntersuchungen noch eine
etwas geringe erscheint, so wird dieselbe ergänzt und vermehrt
durch die

Bakteriologischen Untersuchungen des Darminhaltes von Säuglingen.

In der Mehrzahl der früher angeführten mikroskopischen Untersuchungen des Darminhaltes von Kindern wurden auch Culturen angelegt. Betreffs der näheren Umstände verweise ich auf die dort
gegebenen Ausführungen. Die Methode war die bei Untersuchung
des fötalen Darminhaltes angewandte: Abspülen des doppelt unter-
bundenen Darmstückes mit Sublimat 1 °⁄o, Eröffnen mit geglühten
Instrumenten; Vertheilen der Partikelchen in Gelatine u. s. w. Von
den in Angriff genommenen 6 Untersuchungen sind jedoch nur 3
als vollständig gelungen zu bezeichnen. In 2 Fällen war die verwandte Gelatine nicht frei von Keimen; in dem dritten (Kind 1)
waren die abgebundenen Darmstücke zu lange mit Sublimat in Berührung gewesen; wenigstens blieben sämmtliche Platten mit Magen-
und Darminhalt steril, während aus den direkt mit dem Inhalt des
Oesophagus geimpften Platten eine Anzahl den Colonbakterien angehöriger Colonien wuchs.

Kind II. 8 Tage alt; Ergebniss der mikroskopischen Untersuchung nicht notirt.

Mitte des Jejunums: Ausschliesslich feste Colonien, die oberflächlichen
meist mit seitlicher Ausbreitung, einzelne kuppenförmig. Die ersteren geben

die bekannte erbsengelbe Cultur auf Kartoffel (Colonbakterien). die anderen weisse, gastreibende Colonien (Milchsäure), zwei derselben nur spärliches Wachsthum auf Kartoffel mit etwas gelber Verfärbung (Schleierbacillus).

Dickdarm: Vorwiegend Colonbakterien. ausserdem eine geringe Anzahl verflüssigender Arten: gelber verflüssigender Bacillus. eine andere nicht näher untersuchte Bacillenart und gelb verflüssigender Coccus.

Kind III. 4 Tage alt, künstlich genährt. Mikroskopischer Befund S. 30 weicht mehrfach von den normalen Verhältnissen ab.

Es wurden von diesem Falle Agar- und Gelatineplatten angelegt und mehrere der letzteren überschichtet, theils um vor Luftverunreinigungen sicher zu sein, theils um etwa vorhandenen anaëroben Pilzen Möglichkeit zur Entwicklung zu geben. Da bei Inangriffnahme dieses Versuches mir das verschiedene Verhalten des Oberflächenwachsthums noch nicht bekannt war, so wurden von jeder Platte eine grössere Zahl meist tiefer Colonien abgeimpft zur weiteren Untersuchung und mittels Kartoffelcultur untersucht.

Pylorustheil des Magens: Platte grösstentheils verflüssigt von dem farblosen und grün fluorescirenden verflüssigenden Bacillus. Eine zweite (überschichtete) Platte enthält ausser den verflüssigenden Colonien der genannten Arten eine grössere Anzahl festlassender. Viele derselben zeigen einen homogenen helleren Rand und dunklere Mitte (Täniencienähnlich).

4 Impfungen: davon 2 Milchsäure, 2 Colonbakterien.

Anfang des Jejunums: Ausschliesslich festlassende Colonien. Davon 6 Impfungen: 2 Milchsäure, 3 Colonbakterien, 1 Micrococcus.

Dünndarm Mitte (Agar): davon 10 Impfungen: 3 Milchsäure. 3 Colonbakterien, 3 Micrococci ovales, 1 Hefeart (aus der Luft stammend?).

Ebenda Gelatine überschichtet: keine verflüssigende Colonie. 6 Impfungen: 3 Milchsäure, 2 Colonbakterien, 1 Coccenart.

Cöcum (Gelatine): festlassende Colonien, eine verflüssigende. 4 Impfungen: 1 Milchsäure, 3 Colonbakterien.

S. Romanum (Gelatine): meist festlassende, nur 2 verflüssigende Colonien. 3 Impfungen: Colonbakterien.

Ebenda (Agar): 11 Impfungen: 5 Colonbakterien, 3 Coccen, 1 weisser verflüssigender Coccus, 2 gelbe verflüssigende Darmcoccen.

Epikrise: Trotz der Abweichung des mikroskopischen Bildes vom normalen weist die bakteriologische Untersuchung keine sehr differenten Ergebnisse auf, abgesehen von den beiden verflüssigenden Arten im Pylorustheil des Magens und der im ganzen Verlaufe des Darmkanals gefundenen Coccenart. Im Colon sind noch Reste des Mekoniums vorhanden, im Zusammenhange damit steht wohl das Auftreten verflüssigender Colonien.

Kind IV. 3½ Tage alt. Mikroskopischer Befund S. 31.

Mageninhalt (mit Galle gemengt): Ausschliesslich festlassende Colonien anscheinend derselben Art, kuppenförmiges Oberflächenwachsthum, tiefe Colonien sehr gross, undurchsichtig. 4 Impfungen: Milchsäure.

Anfang des Dünndarms: Auf 3 Platten ausschliesslich Milchsäurecolonien: ausserdem nur einige Colonien einer gelben Coccenart.

Ende des Dünndarms: Ausschliesslich festlassende Colonien, die meisten mit seitlicher Ausbreitung, nur wenige kuppenförmig. Die weit überwiegende Zahl gehört den Colonbakterien, nur wenige den Milchsäurebacillen an.

Parallelprobe: Festlassende Colonien, anscheinend ausschliesslich den Colonbakterien angehörig. Auf einer Verdünnung ausserdem eine verflüssigende Colonie (Bac. subt.) und eine ungemein zarte, ausgebreitete Colonie mit zierlichen, in Ranken und Schnörkel auslaufenden Contouren (Helikobakterium Klebs?). Mikroskopisch schlanke grosse Bacillen.

Cöcum: Gelatineplatte bietet ein ganz verändertes Aussehen dar. Eine grössere Anzahl von Colonien der Colonbakterien, eine Milchsäurebacillenimpfung. Etwa 10 verflüssigende Colonien, theils dem Bacillus subtilis, theils dem Streptococcus coli gracilis angehörig.

Parallelprobe: Vorwiegend Colonbakterien mit etwa 10 Colonien Streptococcus coli gracilis.

Mitte des Dickdarms: eine Platte total verflüssigt; auf der Verdünnung oberflächlich ausgebreitete Colonbakteriencolonien, mehrere verflüssigende mit Streptococcus coli gracilis und anderen nicht näher untersuchten Arten.

Parallelprobe: Mehrzahl der Colonien festlassend, meist den Colonbakterien, einzelne den Milchsäurebacillen angehörig; mehrere verflüssigende Colonien mit Subtilis und gelbem verflüssigenden Bacillus. Verdünnung zeigt dieselben Verhältnisse.

Rectum: Wieder fast ausschliesslich festlassende Colonien, oberflächlich ausgebreitet. Nur auf einer Verdünnung einige unter Bildung eines Strahlenkranzes verflüssigende Colonien (Proteus).

Parallelprobe: Ebenfalls festlassende, seitlich sich ausbreitende Colonien weit überwiegend; nur einzelne verflüssigende (Streptococcus coli gracilis).

Epikrise: Es bestanden hier in den oberen Darmpartien anscheinend durchaus normale Verhältnisse: die im normalen Zustand vorhandenen Bacillen in dem Verhältniss, dass die Milchsäurebacillen im Eingang des Darmtractus erheblich überwiegen (wohl im Zusammenhang mit der erst kurz ante mortem erfolgten Nahrungsaufnahme — Caseïnflocken im Magen). Während im ganzen Dünndarm keine verflüssigende Colonie vorhanden, ändert sich dieses Verhältniss plötzlich mit dem Ueberschreiten der Klappe. Im Cöcum, wo auch mikroskopisch Mekoniumreste und die denselben zukommenden Bacillen gefunden worden, erscheint die ganze Reihe der schon bei Mekoniumuntersuchung beschriebenen verflüssigenden Arten: Streptococcus coli gracilis, Proteus, gelber verflüssigender Bacillus und Bacillus subtilis. Im Rectum nähern die Verhältnisse sich wieder mehr denen des Milchkothes.

Kind V. 5 Monate alt. Mikroskopische Beschreibung S. 32.

Ende des Duodenum: Vorwiegend ausgebreitete, festlassende Colonien (erbsengelbe Kartoffelcultur: Colonbakterien), in geringer Zahl kuppenförmige Colonien (weisse schaumige Kartoffelcultur: Milchsäure). Einige verflüssigende Colonien, die schon mit schwacher Vergrösserung ihre Zusammensetzung aus Sprosspilzen erkennen lassen; Kapselhefe; endlich mehrere kleine runde Colonien aus in Tetraden angeordneten Coccen bestehend.

Dünndarm Ende: weit überwiegend feste Colonien, viele davon kuppenförmig mit weisser, schaumiger Kartoffelcultur: etwa 10 verflüssigende gelbe Colonien: gelber verflüssigender Coccus. Auf einer Verdünnung ebenfalls vorwiegend Milchsäure gewachsen.

Rectum: fast ausschliesslich festlassende Colonien mit seitlicher Ausbreitung (Colonbakterien); nur ganz wenige verflüssigende Colonien: gelbe verflüssigende Coccen und Stäbchen. Verdünnung zeigt das gleiche Verhalten.

Epikrise: In den Platten aus dem Duodenum fanden sich ausser den normal vorhandenen Arten noch Kapselhefe und eine Tetradenform. Im unteren Theile des Dünndarms noch auffällig zahlreiche Milchsäurekeime. Im Rectum normale oder doch wenigstens den normalen nahestehende Resultate.

Auf die schon wiederholt erwähnten Unterschiede der im reinen Milchkoth und der auf Mekoniumresten entwickelten Bakterienvegetation (Versuch III und IV) will ich hier nicht näher eingehen. Im Uebrigen lehren diese Versuche mit ermüdender Eintönigkeit, dass nicht nur im Milchkoth, sondern auch im ganzen Darmkanal des normalen Säuglings verflüssigende Arten nahezu vollständig fehlen. Die gefundenen zwei Arten von festlassenden Colonien wechseln im Verlaufe des Darmrohrs ihr relatives Mengenverhältniss so, dass es sich geradezu umkehrt. In den oberen Darmpartien Duodenum und Jejunum ist die Zahl der Milchsäurecolonien eine erheblich grössere als die der Colonienbakterien, ja sie können sogar wie bei Kind IV als Reincultur vorhanden sein. Mit dem Fortschreiten des Speisebreies im Darmkanal nimmt ihre Zahl rasch ab, so dass schon in der Mitte, sicher am Ende des Dünndarms die Menge der Colonbakterien erheblich überwiegt. Die Zahl der Milchsäurekeime scheint übrigens je nach dem Zustande der Verdauung erheblich zu schwanken (vergl. Versuch II und III) und kurz nach der Nahrungsaufnahme am beträchtlichsten zu sein. Das Maximum ihrer Entwicklung fällt in Versuch III auf Duodenum und Jejunumanfang; nur in Versuch V. wo intensiver Katarrh des Magens bestand, auf die untere Hälfte des Dünndarms. Im Cöcum war die Zahl der Colonbakterien stets so überwiegend, dass nur mehr wenige anderweitige Colonien gefunden werden und im Verlaufe desselben bilden sich die bei Besprechung des normalen Milchkothes sattsam geschilderten Verhältnisse heraus.

Es sind demnach im Darmkanal des Säuglings im Wesentlichen nur zwei Arten von Bacillen in bestimmter Vertheilung und grösserer Zahl vorhanden. Andere namentlich Gelatine verflüssigende Arten wurden nur in pathologischen Fällen, sowie dort, wo noch Mekoniumreste nachweisbar waren, gefunden, sind demnach nicht als normaler Weise in demselben vorkommend zu betrachten.

Uebersichtstabelle der Culturresultate.

A. Stuhluntersuchungen.

Mekonium.

Versuch I, 3 Stunden p. p.: Porcellancoccus.
„ II, 6 „ Orangefarbener Tetradencoccus.
„ III, 8 0
„ IV, 9 „ Orangefarbener Tetradencoccus.
„ V, 11 „ Weisse Hefe,
Micrococcus ovalis.
Proteus?
VI, 14 Colonbakterien,
weisse und rothe Hefe,
weissgelber verfl. Coccus.
VII, 14$\frac{1}{2}$ Colonbakterien,
Streptococcus coli gracilis,
gelbe verfl. Coccen.
„ VIII, 24 Colonbakterien,
rothe Hefe?
Micrococcus ovalis,
weisser Tetradencoccus.
IX, 24 weisse Hefe,
Colonbakterien,
Proteus?
„ X, 27 Colonbakterien,
gelbe verfl. Coccen,
gelbe verfl. Stäbchen,
eine die Gelatine zu syrupöser
Masse verfl. Stäbchenart,
Bacillus subtilis.

Versuch XI, $3\frac{1}{2}$ Tage alt mit
    Milchkoth gemengt Colonbakterien.
                     Milchsäurebacillen?
                     Micrococcus ovalis.

Milchkoth.   Tetradencoccen.
Versuch XII. 6 Tage alt . . Colonbakterien (sehr überwiegend).
                     Milchsäurebacillen,
                     gelbe verfl. Stäbchen.
                     weissgelb verfl. Coccus.
                     weisser verfl. Coccus.
   „ XIII, 7 Tage alt . . Colonbakterien (fast ausschliessl.).
                     Micrococcus ovalis,
                     Tetradencoccen.
   „ XIV, 8 Tage alt . . Colonbakterien (fast ausschliessl.).
                     keine verfl. Colonie.
     XV, 3 Wochen alt . Colonbakterien (ausschliesslich).
                     keine verfl. Colonie.
    XVI, 10 Wochen alt . Colonbakterien (ausschliesslich).
                     eine verfl. Colonie?
    XVII, 6 Tage alt pathol. Colonbakterien,
                     Milchsäurebacillen,
                     gelbweisser verfl. Coccus,
                     Tetradencoccen,
                     Kapselhefe,
                     Monilia candida.

B. Untersuchungen des Darminhaltes.

Kind I, $1\frac{1}{2}$ Tage alt.
    Nur Oesophagusinhalt: Colonbakterien.
  „ II, 8 Tage alt.
        Mitte Jejunum: Milchsäure,
                  Colonbakterien,
                  Schleierbacillus.
          Dickdarm: Colonbakterien (fast ausschliessl.),
                  weissgelbe verfl. Coccen,
                  gelbe verfl. Bacillen.
  „ III, 4 Tage alt.
         Pylorus: verfl. grüner und verfl. farbloser
                  Bacillus.

Milchsäure,
Colonbakterien.
Anfang Jejunum: Colonbakterien.
Milchsäurebacillen.
Micrococcus ovalis.
Dünndarm Mitte: Milchsäurebacillen.
Colonbakterien.
Micrococcus ovalis.
weisse Hefe?
Cöcum: Colonbakterien.
Milchsäurebacillen.
S. Romanum: Colonbakterien,
weisser verfl. Coccus.
gelbe verfl. Coccen.

Kind IV. 3½ Tage alt. — Colon noch mekoniumhaltig.
Magen: Milchsäure (ausschliesslich).
Dünndarm Anfang: Milchsäure,
gelbe verfl. Coccen?
Dünndarm Ende: Colonbakterien.
Milchsäurebacillen,
eine festlassende Bacillenart.
Cöcum: Bacillus subtilis.
Streptococcus coli gracilis.
Colonbakterien.
Milchsäure.
Dickdarm Mitte: Streptococcus coli gracilis.
Bacillus subtilis,
Colonbakterien,
gelbe verfl. Bacillen.
Rectum: Colonbakterien,
Proteus,
Streptococcus coli gracilis.

Kind V, 5 Monate alt. Catarrh. ventriculi.
Duodenum Ende: Colonbakterien.
Milchsäurebacillen.
Kapselhefe,
Tetradencoccen.

Dünndarm Ende: Milchsäurebacillen,
Colonbakterien,
weissgelber verfl. Coccus.
Rectum: Colonbakterien (fast ausschliessl.),
weissgelber verfl. Coccus,
gelbe verfl. Bacillen.

Einfluss des Wechsels der Nahrung auf die Bakterienvegetation des Darmkanals.

Wenn auch die hier vorliegenden Untersuchungsresultate es überaus wahrscheinlich machen, dass die Ursache des constanten Bakterienbefundes bei Säuglingen, die unter den verschiedensten Verhältnissen lebten, in der allen gemeinsamen Ernährung mit Milch zu suchen sei, so erschien es dennoch wünschenswerth, diese wichtige Thatsache auch auf experimentellem Wege zu erweisen. Auch ist, solange anderweitige exakte Untersuchungen fehlen, der Nachweis noch nicht geliefert, dass die hier geschilderten Verhältnisse wirklich etwas für die Ernährung mit Milch Charakteristisches haben, wenn auch die grosse Verschiedenheit im Aussehen und der chemischen Zusammensetzung sowie der mikroskopischen Untersuchung zwischen dem Säuglingsstuhl und dem Koth des Erwachsenen diesen Schluss sehr nahe legen. Ist, wie ich annehme, die chemische Zusammensetzung der Nahrungsmittel das Massgebende für die Entwicklung der typischen Bakterienvegetation, so musste dieselbe durch Ernährung mit Kuhmilch und im thierischen Darmkanal in gleicher Weise zu Stande kommen und beim plötzlichen Wechsel der Nahrung ebenso rasch und vollständig verschwinden wie die Mekoniumbacillen beim Erscheinen des Milchkothes. Einen derartigen durch mehrere Monate sich hinziehenden Versuch habe ich an einem jungen, beim Beginne des Versuches 4 Wochen alten Hunde angestellt. Derselbe wurde in längeren Perioden abwechselnd mit Milch und Fleisch gefüttert und dabei, um andere Ernährung auszuschliessen und Beimengung von Schmutz und Anderem möglichst zu vermeiden, in einem Käfig aus Glas gehalten. Täglich wurden von seinem Kothe (aus der frischen Defäcation oder mittels Darmrohr entnommen) Dauerpräparate angefertigt und zur Vergleichung aufbewahrt; von Zeit zu Zeit Plattenculturen angelegt. Schliesslich wurde der Hund zur Zeit einer

Fleischfütterungsperiode getödtet und der Darmkanal untersucht. Ich übergehe die Einzelheiten dieses Versuches, der mir Gelegenheit zum Studium der Fleischkothbakterien gab und hebe nur folgende für uns wichtige Punkte hervor.

Der anfangs lehmfarbene, von verschiedenen Bakterienarten wimmelnde Koth nahm bei der Fütterung mit sorgfältig sterilisirter Milch alsbald hellgelbe Färbung an. Im mikroskopischen Bilde zeigten sich ähnliche, wenn auch nicht ganz so reine Verhältnisse, wie im Säuglingskoth. Wiederholte Culturversuche ergaben die normalen Milchkothbakterien, keine verflüssigenden Colonien. Nach etwa 3 Wochen wurde Fleisch verabreicht. Bereits am zweiten Tage tritt Aenderung der Färbung und des mikroskopischen Bildes ein. Die Zahl der Kurzstäbchen ist eine erheblich geringere, es finden sich neben denselben constant freie, lichtbrechende Sporen, mehrere Arten langer, cylindrischer Bacillen, darunter solche mit grossen, deutlichen Sporen, eine grössere Anzahl runder, coccenartiger Gebilde u. s. w.; kurz ein schon bei mikroskopischer Untersuchung deutlich verschiedenes Bild. Cultur ergab nur eine geringe Anzahl festlassender Colonien (Colonbakterien). Die überwiegende Zahl waren verflüssigende Colonien. Diese Verhältnisse schwanden, wenn wieder durch längere Zeit Milch gereicht war, und so wurde der Versuch mehrmals wiederholt. Die Untersuchung des Darmkanals (zur Zeit einer Fleischfütterungsperiode vorgenommen) ergab ebenfalls typische, von denen des Säuglingsdarms charakteristisch verschiedene Befunde. Ich werde meine Untersuchungen über die Fleischkothbakterien an anderer Stelle mittheilen und hebe aus denselben nur die nicht uninteressante Thatsache hervor, dass mehrere der im Mekonium gefundenen Arten (Proteus und Streptococcus coli gracilis) zu den constant und in grösserer Menge vorkommenden Fleischkothbakterien gehören und somit die Aehnlichkeit des Mekoniums mit dem Kothe des Fleischfressers nicht nur im Aussehen und der chemischen Zusammensetzung, sondern auch in Beziehung auf die in demselben vegetirenden Bakterien besteht.

II. Untersuchung einiger biologischer Verhältnisse der Darmbakterien und ihrer Beziehungen zur Darmfäulniss.

Stoffverbrauch der Darmbakterien.

Nachdem die morphologische Untersuchung der Darmbakterien die direkte Abhängigkeit derselben von der chemischen Zusammensetzung der Nahrung festgestellt, drängt sich sofort die Frage auf: Ist es ein einzelner Bestandtheil der Nahrung oder sind es die verschiedenen Nährstoffe in gleichem Maasse, die durch ihre Zersetzung den specifischen Charakter der Bakterienvegetation bedingen? Erst die Beantwortung dieser Frage erlaubt uns den inneren Zusammenhang dieser auffälligen Coincidenz zu erkennen und dieselbe in diätetischer wie therapeutischer Beziehung auszubeuten.

Der Weg zur Untersuchung dieser Verhältnisse konnte ein zweifacher sein: einmal, indem man von dem Verdauungsprocesse selbst ausgehend aus den dabei auftretenden Spaltungsproducten einen Rückschluss auf die Art und Intensität der abgelaufenen Gährungen machte, oder indem man eine vorher analysirte und in ihrer chemischen Zusammensetzung annähernd mit dem Darminhalt übereinstimmende Nährlösung mit den einzelnen Bakterienarten inficirte und dann die Veränderungen untersuchte, welche dieselben auf die darin enthaltenen Nährstoffe ausgeübt hatten. Eine Vergleichung der zersetzten Mengen in den verschiedenen Proben musste ergeben, ob der einen oder anderen Art ein besonders intensives Spaltungsvermögen für einen der darin enthaltenen Nährstoffe zukommt. Wir haben hier zunächst den letzteren Weg eingeschlagen.

Als das gemeinsame Nährmedium wählte ich sterilisirte Milch, die ja sowohl Eiweiss (Caseïn) als Kohlehydrate (Milchzucker), die hier hauptsächlich in Betracht kommenden Stoffe, in genügender Menge enthält. Dieselbe entspricht auch in ihrer Zusammensetzung mehr weniger dem Inhalt des Säuglingsdarmes wenigstens in den oberen Partien desselben, bevor die Milchbestandtheile vollständig resorbirt sind. Indess wurden nicht nur die eigentlichen Milchkothbakterien, sondern auch die Mekoniumbacillen und einige der facultativen Darmbakterien, soweit ich dieselben zur Zeit des Beginnes dieser Versuche (Anfang December 1884) isolirt hatte, in dieser Weise untersucht. Da ich

selbst wegen Abreise nach Wien die begonnene chemische Untersuchung nicht durchführen konnte, so übernahm Herr cand. med.
Kohler auf Veranlassung des Herrn Obermedicinalrath v. Voit die
weitere Untersuchung der Milchproben. Indem derselbe sich die
Fortführung und genauere Mittheilung der Arbeit für eine aus-
führlichere Publication vorbehält, theile ich mit seiner Genehmigung
die wichtigsten Resultate dieser mühevollen Untersuchung in Form
nachstehender Tabelle mit.

Es wurden von frischer, gut durcheinander geschüttelter Milch je 100 ccm
in ein Erlenmeyer'sches Kölbchen gefüllt, mit Watte verschlossen und durch
3 Tage je ½ Stunde im strömenden Dampfe sterilisirt. Nachdem ich mich
von der vollständigen Sterilität der Proben überzeugt hatte, wurden je 2, bei
wichtigeren Arten je 3 Kölbchen mit je einer Art der Darmbakterien aus
Gelatinereinculturen inficirt. Die Gläser blieben alsdann bei einer constanten
Temperatur von 38° C. durch 14 Tage stehen. Alsdann wurde von jedem
Kölbchen in Gelatine überimpft, um mich von der Reinheit der Cultur zu überzeugen, und hierauf dieselben durch einstündiges Erhitzen in strömendem
Dampf sterilisirt. Die Zusammensetzung der Milch wurde in zwei nicht inficirten, sonst in gleicher Weise behandelten Controllgläsern untersucht. Selbstverständlich wurden nur jene Kolben verwerthet, welche bei der Abimpfung
ein positives und reines Resultat geliefert hatten. Die Untersuchung wurde
in der Art ausgeführt, dass der meist geronnene und am Glase haftende Inhalt
mit heissem Wasser herausgespült und auf 100—150 ccm aufgefüllt wurde.
In 25 ccm dieser Mischung wurde alsdann die Acidität bestimmt durch Titriren
mit einer ¹/₁₀ Normalkalilauge und auf 100 ccm der ursprünglichen Milch berechnet. Die Bestimmung des specifischen Gewichtes wurde mittels Wägung
von je 10 ccm Flüssigkeit in einem mit feinem Quarzsand gefüllten Porzellan-
tiegel vorgenommen und durch Trocknung desselben unter 100° der Gehalt an
Trockensubstanz ermittelt. Das Caseïn wurde in einer entsprechend verdünnten
Probe mittels Essigsäure und Kohlensäure ausgefüllt, der Filterrückstand ge-
trocknet und gewogen. Nach Extraction des Fettes im Soxhlet'schen Apparate mittels Aether wurde abermals gewogen; die gefundene Zahl ergab das
Menge des nicht veränderten Caseïns. Eine andere Probe der Mischung wurde
mit Kalilauge versetzt und mit Aether ausgeschüttelt, das Fett nach Verdunstung des letzteren gewogen. Die auf diese Weise erhaltenen Zahlen waren
stets nicht unerheblich grösser als die durch Extraction des Filterrückstandes
erhaltenen.

Die meisten der in der Tabelle angeführten Zahlen sind Mittelwerthe
aus je zwei mit derselben Spaltpilzart geimpften Gläsern.

	Controllmilch	Bacillus subtilis	Streptococcus coli gracilis	Bact. lactis aërogenes	Bacterium coli commune a	b	c	Mittelwerth	Farblos verflüssigende Bacillen	Grünl. verflüssigende Bacillen	Grünl. festlassende Bacillen	Weissgelb verflüssig. (Coccen)	Microccus ovalis	Porzellan-coccus	Monilia
		I. Mekoniumbakt.		II. Milchkothbakterien					III. Facultative Darmbakterien						
Säure in ccm norm. Kalilauge auf 100 Milch	2,15	1,8	18,36	13,55	14,4	12,04	14,4	13,61	3,6	4,21	schwach alkalisch	6,6	16,86	2,71	0,465
Spec. Gew.	102,981	102,777	102,616	101,266	101,984	101,554	101,552	101,696	102,489	101,995	102,897	100,622	101,883	101,733	103,122
Trockensubstanz	10,168	9,807	9,531	8,341	9,608	9,698	—	9,653	9,102	9,086	10,119	10,006	9,029	9,218	9,676
Casein	4,6785	0,998	1,058	3,495	3,143	3,272	3,316	3,243	2,595	2,561	3,035	2,691	3,788	2,840	3,238
Fett	1,340	0,855	1,020	0,881	1,222	0,650	0,500	0,791	0,738	0,587	1,226	0,020	0,923	0,860	0,968
Zucker	4,555	3,641	3,878	1,923	3,671	3,433	3,621	3,578	4,119	4,000	4,213	3,202	3,522	3,701	4,174
Aussehen	nicht geronnen	flockig, klumpig. Niederschläge gelbbräunlich; Färbung des Serums		Casein klumpig, zu einem festen Kuchen geronnen					gelatinöser Kuchen		nicht geronnen	gelatinöser Kuchen	feste klump. Gerinnung	nicht geronnen	

¹) Die in den drei getrennten Rubriken aufgeführten Zahlen beziehen sich auf Milchproben, zu deren Infection Culturen benutzt wurden, welche in ihrer Colonieform auf Platte die S. 66 angeführten Unterschiede in der oberflächlichen Ausbreitung aufwiesen. So stammte die bei a verwandte Cultur von einer mit unregelmässigen Falten durchzogenen, bei b von einer strahlig angeordneten, bei c von einer in concentrischen Ringen gewachsenen Colonie. Das Ergebniss der chemischen Untersuchung bestätigt sonach die Annahme, dass es sich trotz dieser Verschiedenheiten um identische oder jedenfalls sich nahe stehende Pilze handelt.

Unterschiede im biologischen Verhalten der Milchkotharten und der im Mekonium gefundenen Bakterien.

Es stellt diese Tabelle meines Wissens die erste einheitliche über eine grössere Zahl von Bakterienarten ausgedehnte Stoffverbrauchsuntersuchung dar und ergibt uns eine Reihe interessanter Aufschlüsse sowohl für die uns hier beschäftigenden Fragen, als die Biologie der Spaltpilze im Allgemeinen. Die verbrauchten Mengen von Caseïn und Zucker lassen bei den einzelnen Arten beträchtliche Unterschiede erkennen. Dieselben fallen in den nach ihrem Vorkommen im Darmkanal zusammengestellten Gruppen wesentlich nach derselben Richtung, so zeigen die beiden Mekoniumbakterien (Bacillus subtilis und Streptococcus coli gracilis) eine vorwiegende Zersetzung des Eiweisses, das Bakterium lactis aërogenes dagegen eine ausgiebige Spaltung des Zuckers bei geringerem Eiweissconsum, während die Gruppe der facultativen Darmbakterien mit Inbegriff des Bakterium coli commune weder auf den einen noch auf den anderen Nährstoff besondere Einwirkung zeigte. Fassen wir zunächst die dritte Gruppe ins Auge, so schwanken die gefundenen Werthe für Caseïn zwischen 2,595 und 3,788, im Durchschnitt 2,998 gr, für Zucker zwischen 3,202 bis 4,213 gr, im Durchschnitt 3,814 gr. Es wurden somit von den dieser Gruppe angehörigen Arten im Durchschnitt 1,6805 gr Caseïn oder 35,15 % des ursprünglich vorhandenen und 0,741 gr = 15,75 % Zucker zersetzt. Es überwiegt sonach auch bei der Nahrungsaufnahme die Menge der stickstoffhaltigen Substanzen, die sich zur Menge des Zuckers wie 100 : 44,1 verhalten. Nenki[1] hat gefunden, dass auch bei der chemischen Zusammensetzung der Spaltpilze die N freien Stoffe vollständig zurücktreten und eiweissartige Substanzen fast die ganze Körpermasse derselben ausmachen. Wir können sonach wohl annehmen, dass auch von der immerhin nicht unbeträchtlichen Menge des verbrauchten Zuckers der weitaus grösste Theil gar nicht oder jedenfalls nicht als solcher zum Aufbau der Körpermasse verwendet wurde.

Noch deutlicher erkennt man dies bei dem Bakterium lactis aërog., bei welchem der Zuckergehalt der Milchprobe auf 1,923 gr oder 58 % des ursprünglich vorhandenen gesunken ist. Dabei war dieser excessive Verbrauch keineswegs von einem entsprechenden

---

[1] Biologie der Spaltpilze 1880, citirt bei Flügge l. c. S. 178.

Consum von Caseïn begleitet. Derselbe bleibt im Gegentheil hinter dem Durchschnittswerth der vorigen Gruppe zurück, so dass die Annahme zurückzuweisen ist, es habe hier etwa nur eine besonders rasche Vermehrung stattgefunden (das Verhältniss der stickstoffhaltigen zu den stickstofffreien Nahrungsbestandtheilen verhält sich wie 100 : 222,5). Es handelt sich hier vielmehr um jenen Process, bei welchem „grössere Mengen zusammengesetzter Verbindungen bei Anwesenheit gewisser lebender Zellen gespalten werden, ohne dass die sich zersetzende Substanz materiell zur Ernährung jener Zellen beiträgt" [1]) und den wir gemeiniglich als Gährung, bei Zerlegung stickstoffhaltiger Verbindungen auch Fäulniss (faulige Gährung) bezeichnen. Unter den sämmtlichen isolirten Bakterienarten, die constant oder mehr weniger häufig im Milchkoth sich finden, kommt nur dieser einzigen eine specifische Gährwirkung auf Milchzucker zu.

Abgesehen von diesem Punkte zeigen jedoch die Colonbakterien grosse Uebereinstimmung in ihrem biologischen Verhalten mit den Milchsäurebacillen. In Bezug auf Eiweisszersetzung nehmen die beiden Arten nahezu die unterste Stufe ein, und wir können schon hieraus den Schluss ziehen, dass eine ausgiebige Spaltung des Caseïns im Säuglingsdarme nicht zu Stande kommen kann. Die Fettzersetzung ist anscheinend etwas höher, als in der Norm, namentlich bei den Colonbakterien, wenn man auf diese kleinen Zahlen überhaupt Gewicht legen will. In dem Verlust an Trockensubstanz nehmen sie eine mittlere Stellung ein. Nur das Bacterium lactis zeigt (entsprechend der starken Entwicklung von CO_2?) einen abnormen Verlust. In der Menge der producirten Säure finden wir dagegen die beiden Milchkothbacillen wieder in erster Linie (allerdings hinter dem Streptococcus coli gracilis). Man wird daran erinnert, dass auch Koth und Darmkanal des Säuglings im Gegensatz zu dem des Erwachsenen und Fleischfressers, der wenigstens nicht selten alkalisch reagirt, stets sauer angetroffen wird. Diese starke Säurebildung bestimmt auch ihr Verhalten gegenüber der inficirten Milch. Es war in sämmtlichen Gläsern klumpige Gerinnung des Caseïns zu

---

[1]) Nägeli, Theorie der Gährung 1879, S. 1. Von Gährung s. st. wird im Folgenden nur dann die Rede sein, wenn der betreffende Pilz eine so ausgiebige oder so geartete Spaltung des zu vergährenden Körpers (Kohlehydrutes) bewirkt, dass er mittels derselben im Stande ist, des freien gasförmigen Sauerstoffs zu seiner Entwicklung zu entbehren.

einem festen Kuchen unter Abscheidung klaren Serums erfolgt [1]). Während dies jedoch bei dem Bacterium lactis bereits 60 Stunden nach der Infection eingetreten war, kam es bei den Colonbakterien erst mehrere Tage später zu Stande. Da diese intensive und rasche Säurebildung der Milchsäurebacillen jedenfalls das weitere Wachsthum und Gährvermögen erheblich beeinträchtigt, so haben wir in den oben angeführten Zahlen des Zuckerconsums eher das Minimum als das Maximum ihrer Gährthätigkeit zu sehen.

Die Gruppe der Mekoniumbacillen, von denen allerdings nur 2 Arten untersucht sind, zeigt ein nach der anderen Seite hin abweichendes Verhalten. Hier überschreitet der Eiweissconsum die Durchschnittszahl um ein Bedeutendes, indem er beim Streptococcus coli gracilis auf 78,8, beim Bacillus subtilis auf 80,0 % des ursprünglich vorhandenen gegenüber 35 % bei Gruppe III ansteigt. Es wurde schon früher hervorgehoben, dass die Mekoniumbacillen mit denen des Fleischkothes grosse Aehnlichkeit besitzen, ja dass die meisten derselben im Fleischkoth wiedergefunden werden. Das specifische Spaltungsvermögen derselben auf Eiweiss beweist, dass sie denselben auch biologisch sehr nahe stehen.

Die aufmerksame Betrachtung der Tabelle ergibt uns noch eine andere nicht uninteressante Beziehung zwischen dem Eiweissconsum und dem Verhalten gegenüber den gebräuchlichen festen Nährböden. Ordnet man nämlich die untersuchten Arten streng nach der Menge des verbrauchten Caseïns, so erhält man folgende Reihe:

1. Micrococcus ovalis	3,788		
2. Bacterium lactis aerog.	3,495	Gelatine und Blutserum festlassend.	
3. Colonbakterien c	3,316	Säuregerinnung des Caseïn.	
4. „ b	3,272		
5. „ a	3,143		
6. Grün fluoresc. festl. Bacillus	3,035	Gelatine und Blutserum festlassend.	
7. Porzellancoccus	2,840	Milch nicht geronnen.	
8. Weissgelber verfl. Coccus	2,691	Gelatine verflüssigt. Blutserum festlassend. Milch gelatinös geronnen.	
9. Farblos verfl. Bacillus	2,595		
10. Grün „ „	2,561		
11. Streptococcus coli gracilis	1,058	Gelatine verflüssigt. Blutserum festlassend. Milch klumpig geronnen.	
12. Bacillus subtilis	0,998	Gelatine verflüssigt. Blutserum verflüssigt. Milch flockig geronnen.	

[1]) In einer mit CO_3Ca versetzten Milchprobe, die mit dem Darmmilchsäurebacillus geimpft und durch mehrere Monate aufbewahrt worden, war übrigens das Caseïn bei schwachsaurer Reaction der Milch in Flocken geronnen.

Man könnte, um die Reihe zu vervollständigen, noch weiter anschliessen:

Milzbrand | Gelatine verflüssigt. Blutserum verflüssigt. Milch flockig geronnen.
Proteus |

und einige andere Fleischkothbakterien.

Diese Reihe zeigt ohne Commentar wie mit einer gewissen unteren Grenze (ca. 50 % des ursprünglich vorhandenen) des Eiweissconsums, die Verflüssigung der Gelatine beginnt und um so intensiver wird, je höher derselbe steigt. Während anfangs (Nr. 8—12) das Blutserum noch Widerstand leistet, wird von den energisch proteolytisch wirkenden Bacillen auch dieses rasch verflüssigt, und nur das Agar, das ja in seiner chemischen Zusammensetzung dem Eiweiss ganz ferne steht, bleibt noch als fester Nährboden. Wir haben demnach in der gradatim eintretenden Verflüssigung der Gelatine und später der Gelatine und des Blutserums einen bequemen und wichtigen Fingerzeig für die Intensität der Eiweiss spaltenden Fähigkeiten der betreffenden Arten. Zugleich wird hierdurch die Meinung widerlegt, dass die Verflüssigung der Gelatine etwa die Wirkung einer von den Mikroorganismen producirten Säure sei. Dieselbe ist vielmehr der Ausdruck der eiweisslösenden Eigenschaft der Bakterien, die, wie es scheint, mit dem Vorgange einer ausgiebigeren Eiweissspaltung unzertrennlich verbunden ist. Eine andere irrige, aber weit verbreitete Meinung sei hier gelegentlich erwähnt, dass nämlich die Gelatine lediglich als Stütz- und nicht als Nährsubstanz beim festen Nährboden fungire. Die Gelatine, wie dies übrigens schon frühere Autoren, namentlich Nenki betont haben, stellt eine wenngleich nicht besonders günstige, so doch brauchbare Stickstoffquelle für die Bakterien dar und die Umwandlung derselben in Leimpepton (?) durch die verflüssigenden Arten ist ein der Ernährung derselben dienender Vorgang. Man kann sich leicht von der Richtigkeit dieser Anschauung überzeugen, wenn man die verschiedenen Bakterienarten auf Gelatine, die nur mit den anorganischen Nährsalzen versehen ist, überimpft. Es tritt alsdann festlassendes und verflüssigendes Wachsthum nur erheblich [langsamer als auf den gewöhnlichen Nährböden ein (bei den Colonbakterien und den Streptococc. coli gracilis erschien allerdings das Wachsthum sehr gering, mehrere Male ganz ausbleibend).

Noch ein anderes Nährmedium zeigte in der angeführten Reihenfolge der Arten typische Veränderungen: die Milch. An dem einen Ende der Reihe, das durch geringe Caseïn- und vorwiegende Zuckerzersetzung ausgezeichnet ist: saccharolytische Arten, scheint eine sichtbare Einwirkung auf das Caseïn der Milch nur indirekt durch die gebildete Säure in Form der früher oder später eintretenden klumpigen Gerinnung stattzuhaben (Nr. 1—5). Da wo eine Säurebildung nicht mehr oder nur in geringem Grade stattfindet, bleibt dasselbe unverändert (Nr. 6 und 7). Mit dem Auftreten der eiweisslösenden Eigenschaft der Bakterien tritt eine direkte, Gerinnung des Caseïns hervorrufende Wirkung in die Erscheinung, anfangs erst nach längerer Zeit und in geringem Grade, so dass die Milch in toto zu einem gelatinösen Kuchen erstarrt. Bei den stärker proteolytisch wirkenden Arten von Bacillus subtilis an kommt es zu der bekannten „labähnlichen" Gerinnung, indem das Caseïn in Flocken ausfällt und ein mehr weniger trübes Serum darüber sich ansammelt. Nur der in mehren Beziehungen eine Ausnahmestellung einnehmende Streptococcus coli brevis weicht hierin von den anderen etwas ab. Es erscheint befremdend, dass dieselben Bacillen, welche auf festes Eiweiss eine lösende Wirkung besitzen, hier ein ihnen in löslicher Form gebotenes zur Gerinnung bringen. Indess ist dies ein ganz analoges Verhalten wie es bei der Magenverdauung beobacht wird und es ist zweifellos, dass wenigstens bei einzelnen, so dem Bacillus subtilis, eine sehr energische Spaltung des ausgefällten Caseïns erfolgt.

Schliesslich möchte ich noch auf eine nicht uninteressante Beobachtung hinweisen, die ebenfalls in Beziehung zu dem eiweissspaltenden Vermögen der Bakterien zu stehen scheint. Impft man nämlich die obenerwähnten Arten auf Nägeli'sche Normallösung I, bestehend aus

Weinsaurem Ammon .	1	%
Dikaliumphosphat .	0,1	„
Calciumchlorid .	. 0.01	„
Magnesiumsulfat	0,02	„

so entwickeln sich die am oberen Ende der Reihe stehenden Arten, wenigstens dann, wenn man denselben noch Milch- oder Traubenzucker zusetzt, ganz gut in derselben. (Das Bakterium lactis aërog. gedeiht auch in der einfachen Nährlösung.) Dagegen bleibt die Entwicklung aus oder wird wenigstens eine ganz minimale bei allen proteolytischen Arten, wie dies auch Hauser für seinen Proteus

vulgaris und mirabilis gefunden hat [1]). Es sagt uns diese merkwürdige Erscheinung nichts anderes, als dass die Fähigkeit der Synthese,
des Aufbaues aus einfachen stickstoffhaltigen Verbindungen und der
Gruppirung der Atome zum complicirten Eiweissmolecül dem Zellprotoplasma der proteolytischen Arten ganz oder grösstentheils verloren
gegangen ist, während sie den vorwiegend kohlehydratverzehrenden
saccharolytischen Arten mit geringem Eiweissconsum erhalten geblieben ist. Dass die letzteren übrigens ihren Stickstoffbedarf auch
aus den complicirteren Verbindungen, ja aus festen Eiweissstoffen
zu decken vermögen, bedarf keines Beweises. Doch scheint dies
ohne Mitwirkung eines peptonisirenden Fermentes ohne vorhergehende
Lösung des Eiweisses vorzugehen; jedenfalls in anderer Weise als
bei den proteolytischen Bakterien. Ob diese synthetische Fähigkeit der beiden im Milchkoth vorkommenden Arten in einer Beziehung zu der eigenthümlichen toxischen Wirkung steht, welche
sie auf Meerschweinchen und Kaninchen haben, muss erst durch
weitere Untersuchungen entschieden werden.

Facultative Anaërobiose.

Die vorstehenden Untersuchungen haben nun zwar ergeben, dass
von den Mekoniumbacillen vorwiegend das Eiweiss, von den Milchsäurebacillen in erster Linie der Milchzucker zersetzt wird. Allein
noch immer bleibt die Frage zu beantworten, weshalb von den zahl-
losen auf Milch und Eiweiss gedeihenden Spaltpilzen nur eine so
beschränkte und in jedem Falle constante Zahl von Arten im Darmkanal gefunden wird? Oder um die Frage für den Milchkoth, der
uns im Folgenden ausschliesslich beschäftigen soll, zu präcisiren:
weshalb entwickeln sich unter den im Darmkanal des Säuglings
gegebenen Verhältnissen nur die beiden als Bacterium lactis und
Bacterium coli commune bezeichneten Arten? Nach dem gegenwärtigen Stand der Untersuchungen glaube ich darauf im Allgemeinen die Antwort geben zu können, dass der Mangel atmosphärischen Sauerstoffs im Darmkanal resp. die diesen Arten zukommende
Fähigkeit auf gewissen im Darmkanal vorhandenen Nährsubstraten

[1]) Ich bemerke übrigens, dass dies nur für Reinculturen Geltung hat,
während in Bakteriengemengen auch Arten, die isolirt in den Lösungen nicht
gedeihen, anscheinend mittels einer Art von Symbiose sich entwickeln können.

in anaërobem Zustande zu leben und sich zu vermehren, als die
wichtigste Ursache dafür zu bezeichnen ist. Indem ich die Erörterung der Frage über das Vorhandensein oder Fehlen freien
Sauerstoffs im normalen Darmkanal auf das folgende Kapitel ver-
schiebe, gehe ich über zur Schilderung einer Reihe von Versuchen,
welche ich mit den verschiedenen Bakterienarten über ihre Entwicklung mit und ohne Sauerstoffzutritt angestellt habe. Dieselben
wurden ausschliesslich auf flüssigen Nährmedien von wechselnder
chemischer Zusammensetzung ausgeführt. Auch hier ging ich von
der sterilisirten Milch aus und dehnte dieselben bislang nur auf eine
kleine Zahl anderer Verbindungen, Pepton und weinsaures Ammon
aus der Gruppe der stickstoffhaltigen, Milch- und Traubenzucker
aus der Gruppe der Kohlehydrate aus.

Bei einer so grossen Zahl von Einzelversuchen, wie sie zu einer
solchen Prüfung nothwendig waren, war die Anwendung einer ganz
einfachen und sicheren Versuchsanordnung in erster Linie nothwendig. Nach verschiedenen Vorversuchen wählte ich die in chemischen Laboratorien schon lange gebräuchliche Methode des Queck-
silberabschlusses der in einem umgestülpten Reagensglase befindlichen, gährenden Flüssigkeit. Um dieselbe für die Zwecke der
Reincultur brauchbar zu machen, mussten einige Modificationen an-
gebracht werden.

Es wird zunächst eine grössere Menge Quecksilbers entweder
über der freien Flamme oder im Dampfapparat sterilisirt. Mit demselben wird ein weites dickwandiges Becherglas etwa zur Hälfte

Fig. 1.

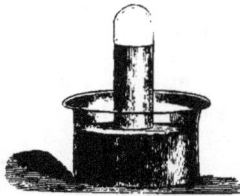

gefüllt und ein starkes, vorher sterilisirtes Reagensglas, das unter Vermeidung
von Luftblasen mit demselben Quecksilber gefüllt ist, umgekehrt in das erstere
gestülpt, so dass die Kuppe nach oben
gekehrt ist (Fig. 1). Will man in der
Vorsicht noch weiter gehen, so kann
man den ganzen Apparat nunmehr nochmals der Sterilisation unterwerfen, doch
war dies meist unnöthig. Inzwischen war
die zum Einfüllen bestimmte in einem Erlenmeyer-Kolben mit weiter
Oeffnung befindliche Nährlösung mit der zu untersuchenden Cultur
beschickt worden. Zum Umfüllen bediente ich mich einer Pipette
mit umgebogener Spitze, welche vorher durch Sublimat und kochen-

des Wasser sterilisirt war und oben in einem besonderen Mundstück Watte enthielt. Es empfiehlt sich. die Oeffnung nicht zu eng zu wählen, da sie sich sonst leicht verstopft und auch das Durchspülen erschwert. Die aus dem Erlenmeyer-Kolben entnommene Flüssigkeit lässt man in dem mit Quecksilber gefüllten Glas aufsteigen. Ein Zutritt von Luftblasen kann leicht vermieden werden. Alsdann wird das Glas in vertikaler Stellung festgeklemmt, der Rest der in dem Erlenmeyer-Kolben befindlichen Nährlösung bleibt als aërobe Controllprobe zum Vergleiche stehen. Die Möglichkeit einer zufälligen Verunreinigung ist bei dieser Manipulation, eine sorgfältige Sterilisirung der Pipette und des Quecksilbers vorausgesetzt, nur auf dem kurzen Wege vom Kolben zum Quecksilber möglich und ist mir in zahlreichen Versuchen nur sehr selten vorgekommen. Uebrigens gelingt die Erkennung einer solchen leicht, wenn man von der über Quecksilber stehenden Flüssigkeit entweder mit einer passend gekrümmten Capillare oder unmittelbar nach Beendigung des Versuches auf Gelatine zurückimpft. Es wurde diese Controlle in allen positiven Fällen ausgeführt und in allen Fällen die mikroskopische Untersuchung vorgenommen.

Bei grösseren Versuchen, in denen es sich um die Analysirung der bei der Gährung entstehenden Gase handelte, bediente ich mich in Ermanglung besonderer Apparate der gewöhnlichen Bunsenschen Gasumfüllflaschen. Fig. 2 zeigt denselben mit Gas und Flüssigkeit gefüllt. Nach sorgfältiger Sterilisirung des Gefässes sowie der einzelnen Röhren und Kautschukverbindungen wurde der zum Umfüllen dienende Heber *g* (Fig. 3) mit der Steigeröhre *e* verbunden und der ganze Apparat mit heissem Wasser gefüllt. In dem Maasse als beim Umstürzen desselben die Flüssigkeit sich bei dem Kautschukrohr *f* wieder entleerte, liess ich Luft durch ein an der Mündung von *g* angebrachtes Wattefilter eintreten und erhielt so den ganzen Apparat mit bakterienfreier Luft gefüllt. Alsdann wurde der Heber *g* nach kurzem Ausglühen in der Flamme durch den Wattepfropf hindurch in den mit der Nährlösung gefüllten Kolben *h* eingeführt und nach gelindem Ansaugen bei *f* strömte die Flüssigkeit spontan und ohne mit der Luft in Berührung zu kommen, in die Gasflasche über. Die Infection derselben war entweder kurz vorher erfolgt oder sie wurde, wenn die Flüssigkeit unmittelbar vorher zur Austreibung der Luft erhitzt worden war, auf dem Transporte vom Kolben in den Apparat vorgenommen, indem eine der gewöhnlichen sterilisirbaren

Spritzen durch die Kautschukverbindung k durchgestossen und ihr Inhalt, die zu untersuchenden Pilze in wässeriger Aufschwemmung, in die inzwischen auf ca. 45 ° C. abgekühlte Flüssigkeit eingespritzt wurde. Nach Wegnahme des Hebers wurde durch das Steigerohr e sterilisirtes Quecksilber nachgegossen, bis die Flüssigkeit durch die

Fig. 2.   Fig. 3.

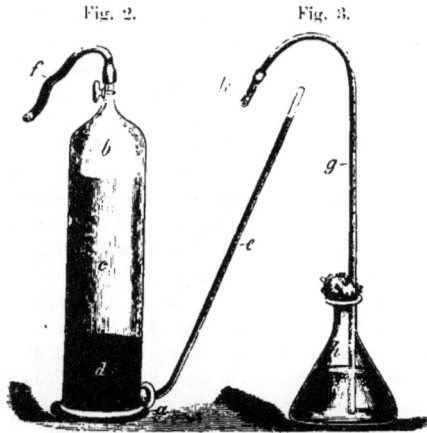

obere Oeffnung hervorquoll und dann der gut eingeriebene Glashahn geschlossen. Der ganze Apparat wurde nunmehr entweder in ein mit Quecksilber gefülltes Gefäss gestellt und die Steigeröhre entfernt, oder das in dem Steigerohr zurückbleibende Quecksilber diente als Abschluss und wurde entsprechend der Intensität der Gasentwicklung aus derselben herausgestossen.

Es handelt sich bei dieser Versuchsanordnung allerdings nicht um Anaërobiose im strengen Sinne des Wortes, da ja der absorbirte Sauerstoff nicht oder doch nicht ganz vollständig (in der vorher erhitzten und auf 45° abgekühlten Flüssigkeit) entfernt wurde und derselbe in absorbirtem Zustande von den Bakterien in gleicher Weise wie der gasförmige aufgebraucht werden kann. Hüppe bezeichnet dies mit dem wie mir scheint nicht glücklich gewählten Worte der Hydrobiose. Allein sicherlich war dann, wenn durch diese anfängliche Bakterienentwicklung „die letzten Spuren von Sauerstoff" aufgezehrt waren — und dies war schon nach sehr kurzer Zeit der Fall [1]) —. der Zustand der reinen Anaërobiose vorhanden. Es handelte sich auch im vorliegenden Falle nicht darum, die Wirkung des absoluten Sauerstoffmangels im Beginne der Gährung zu untersuchen, sondern es genügte, wenn derselbe sich im Verlaufe derselben einstellte und es schienen mir die hier experimentell erzeugten Verhältnisse dem im Darmkanal vorhandenen Zustande der Anaërobiose genügend vergleichbar. Uebrigens scheint für viele Arten nicht nur der vollständig fehlende, sondern auch die geringe Menge des in der Flüssigkeit absorbirten Sauerstoffs ungenügend zur Entwicklung zu sein (wenigstens auf gewissen Nährlösungen), da es in vielen der angesetzten Gläser nicht einmal zur Bildung einer die Anfänge der Vermehrung verrathenden Trübung kam. während sie sich in der aëroben Controllprobe üppig entwickelten. Als Zeichen eines anaëroben Wachsthums wurde natürlich nicht diese Trübung. sondern nur durch längere Zeit, bis zu 3 Wochen. fortschreitende Vermehrung der Bakterien oder Entwicklung grösserer Gasmengen betrachtet.

Unter den verschiedenen darauf untersuchten Bakterien fanden sich nur zwei Arten, welche auf gewissen Nährböden diesen Anforderungen genügten, jedoch dürfte es nicht ohne Interesse sein. die ganze Versuchsreihe in Kürze vorzuführen. Mein Bestreben war von vorneherein darauf gerichtet, das Verhalten der einzelnen Arten gegenüber der Milch in anaërobem Zustande zu untersuchen:

Prot. Nr. 49. Bact. coli comm. auf Milch — kein Wachsthum. keine Veränderung in 3 Versuchen.

„ „ 28. Bacillus subtilis auf Milch — keine Veränderung.

„ „ 24. Bacillus subtilis auf Milch — lebhafte Gasentwicklung, Gerinnung des Caseïns in Klumpen, die eine zerfressene Oberfläche zeigen. Mikroskopisch ziemlich reichlich die grossen Stäbchen des Heubacillus, untermischt mit kleinen plumpen Formen. Impfung zeigt Verunreinigung mit Bact. lact. aërog., doch war anscheinend auch eine Vermehrung der eingeimpften Subtilisformen zu Stande gekommen.

- „ 44. Moniliaart auf Milch — keine Gasentwicklung. Milch zu einer festen gallertigen Masse geronnen.

Ebenso wurden Streptococcus coli gracilis u. A. m. mit negativem

---

[1]) Auch die von Hoppe-Seyler angeführten Versuche über die Diffusion des Sauerstoffs in bakterienhaltigen Flüssigkeiten sprechen für eine rasche Aufzehrung desselben. Ueber die Einwirkung des Sauerstoffs auf Gährungen. Festschrift 1881.

Erfolge untersucht. Von anderen (pathogenen) Arten wurden noch folgende auf ihr Verhalten geprüft:

Prot. Nr. 31. Milzbrand auf sterile Milch — keine Gasentwicklung, keine Gerinnung; aërobe Probe labartig geronnen, in beiden schwachsaure Reaction und mikroskopisch ungemein lange, zierlich verschlungene Fäden.

   „ 42. Staphylococcus pyogenes albus (Rosenbach) auf sterile Milch — keine Gasentwicklung, jedoch ist die Milch gallertig geronnen; in der aëroben Probe Säuregerinnung.

Ganz dieselben Resultate erhielt ich, wenn ich statt Milch mich anderweitig zusammengesetzter Nährböden bediente, denen Milchzucker beigefügt war. Die Lösung, deren ich mich bediente, enthielt Milchzucker 1—3 %, Pepton 1 % (fehlte in mehreren Versuchen) und Fleischextract 0,1—1,0 % mit Soda schwach alkalisirt. Man hat bei diesen Versuchen den Vortheil, an der Trübung der klaren Flüssigkeit eintretende Vermehrung direkt beobachten zu können.

Prot. Nr. 1. 2 u. 29. Bacterium coli auf Fleischextract-Milchzucker — keine Trübung. keine Gasentwicklung. 2 Versuche.

   „ 13 u. 23. Bacterium coli auf Pepton-Fleischextract-Milchzucker — Trübung, jedoch keine Gasentwicklung.

   „ 27. Bacillus subtilis auf Pepton-Fleischextract-Milchzucker — keine Trübung. keine Gasentwicklung, aërob die bekannte Deckenbildung, Reaction neutral, zahlreiche sporentragende Fäden.

   „ 3. Streptococcus coli gracilis auf Fleischextract-Milchzucker — keine Trübung. keine Gasbildung.

   „ 18. Micrococcus ovalis auf Fleischextract-Milchzucker — keine Trübung. keine Gasentwicklung.

A. Anaërobe Versuche auf Milch und Milchzuckerlösungen.

Prot. Nr.	Art der Bakterien	Nährmedium	Veränderung desselben	Gasentwicklg.	
49	Bact. coli commune	Milch	—	—	—
28	Bacillus subtilis	„			
24	„ „	„	} klumpig geronnen	} Gasentwicklung	} mit Milchsäurebakterien verunreinigt
44	Monilia candida	„	—	—	—
31	Milzbrand	„	—	—	—
42	Staphyloc. pyog. alb.	„	geronnen	—	—
1	Bact. coli commune	Fleischextr.-Milchz.	keine Trübung	—	—
2	„ „ „	„ „	„ „	—	—

Prot. Nr.	Art der Bakterien	Nährmedium	Veränderung desselben	Gasentwicklg.
13	Bact. coli commune	Fleischextr.-Pepton-Milchz.	Trübung	—	—
23	„ „ „	„ „ „	„	—	
27	Bacillus subtilis	„ „ „	—	—	—
3	Streptoc. coli gracilis	Fleischextr.-Milchz.	—	—	—
18	Micrococcus ovalis	„ „	—	—	—

Die einzige unter den isolirten Arten, welche sowohl mit steriler Milch als mit Milchzuckerlösungen anaërob angesetzt deutliches Wachsthum und intensive Gasentwicklung zeigte, war das Bact. lact. aërog.

Prot. Nr. 6. Bact. lact. aërog. mit steriler Milch angesetzt den 24. VI. Abends.
  26. VI. Etwa 5 ccm Gas entwickelt.
  27. VI. Sehr stürmische Gasentwicklung über Nacht, so dass der grösste Theil der Milch aus dem Glase herausgetrieben war und der Versuch abgebrochen werden musste. Milch von saurer Reaction. Gerinnung des Caseïns noch nicht erfolgt. Impfung ergibt die geimpften Bakterien in Reincultur.

Aehnliche Versuche wurden zur Controlle dieses Verhaltens wiederholt, jedoch stets mit dem gleichen Resultate angestellt. Wurde mit gekrümmter Pipette Natronlauge in das Glas eingebracht, so wurde das in demselben vorhandene Gas zu ca. $^2/_3$ des Volumens absorbirt, während $^1/_3$ aus einem von NaOH nicht absorbirbaren Gase bestand. In einem grösseren Versuche wurde die Zusammensetzung des Gasgemenges genauer ermittelt.

Prot. Nr. 32. Bacterium lactis aërogenes in steriler Milch 159 ccm in einem Gasumfüllapparate angesetzt 17. VII.
  18. VII. Beginn der Gasentwicklung.
  19. VII. Etwa 15 ccm Gas entwickelt.
  21. VII. Die Hälfte des Apparates mit Gas erfüllt. Versuch abgebrochen. Milch sauer reagirend, Caseïn nicht geronnen. Mikroskopisch die dicken, plumpen Formen des gasbildenden Bacillus. Impfung auf Gelatine liefert dieselben in Reincultur.

Die Gasanalysen wurden gemeinsam mit Herrn Dr. E. Voit nach der Bunsen'schen Methode vorgenommen.

128

Das Gasgemenge bestand in diesem Falle aus

Vol. $CO_2 = 63,77$

$H = 27,70$

Unbestimmt. $\dfrac{\text{Rest} = 8,33}{\text{Vol. } 100,00}$ (vielleicht von beim Röhrenwechsel eingedrungener Luft herrührend)

somit das Verhältniss der Kohlensäure : Wasserstoff $= 100 : 43,45$.

Noch energischer verläuft der Gährungsprocess, wenn durch Zusatz von kohlensaurem Kalk die freie Säure in dem Maasse, in dem sie entsteht, neutralisirt wird.

Prot. Nr. 55. Bacterium lactis aërogenes in sterile Milch etwa 200 ccm mit Zusatz von CO_3Ca angesetzt in einem Gasumfüllapparat 3. VIII.

    4. VIII. Beginn der Gasentwicklung.

    5. VIII. etwa 20 ccm Gas entwickelt, die beim Oeffnen des Glashahnes ausströmen. Es wird durch mehrere Tage eine gleiche Menge Gas gebildet und in gleicher Weise entfernt. Als dies durch einige Tage unterblieb, war die Milch unter Ueberwindung des Quecksilberdruckes durch das Steigerohr hinausgedrückt und der ganze Kolben mit Gas erfüllt.

Das gleiche Verhalten zeigte der Bacillus auf allen Nährlösungen, welche Milchzucker enthielten. Jedoch musste eine, wenn auch geringe Menge stickstoffhaltigen Nährmaterials in denselben vorhanden sein.

Prot. Nr. 5. Bacterium lactis aërogenes auf Fleischextract 0,1 % und Milchzucker angesetzt 20. VI.

    21. VI. Starke Gasentwicklung, es steigen fortwährend Gasblasen auf.

    24. VI. Gasentwicklung nur mehr ganz schwach, etwa 20 ccm Gas entwickelt.

    26. VI. Gasentwicklung sistirt.

    Gas zu $^1\!/_3$ mit Natronlauge absorbirbar.

Prot. Nr. 30. Bacterium lactis aërogenes in Nägeli's Normallösung mit Milchzucker angesetzt 16. VII.

    17. VII. Morgens noch keine Veränderung. Nachmittags stürmische Gasentwicklung.

    19. VII. Etwa 25 ccm Gas entwickelt. Gasentwicklung viel schwächer.

    Mikroskopisch finden sich in vielen der sonst gut entwickelten Bacillen ungefärbte Stellen.

Prot. Nr. 21. Bacterium lactis aërogenes in Pepton-Fleischextract-Milchzucker angesetzt 9. VII.

    10. VII. Trübung, doch noch keine Gasentwicklung. Nachmittags Beginn derselben.

    13. VII. Fast die Hälfte des Glases mit Gas erfüllt. Versuch abgebrochen.

Prot. Nr. 20. Bacterium lactis aërogenes in Pepton-Fleischextract-Milchzucker-
lösung 227 ccm mit kohlensaurem Kalk im Ueberschuss in
einem Gasumfüllapparat angesetzt 8. VII, alsbald Gasentwicklung.
14. VII. Da das Quecksilber fast ganz aus dem Apparat
verdrängt war, so wurde der Versuch abgebrochen.
Mikroskopisch sehr grosse, gut entwickelte Formen des gasbildenden Bacillus. Impfung auf Gelatine ergibt denselben in
Reincultur.

Es war bei diesem Versuche der Gehalt der Nährlösung an
Milchzucker zu 3,4 % durch Titriren mit Fehling'scher Lösung
bestimmt worden.

In 227 ccm der anaërob gährenden Lösung betrug somit die Menge des
ursprünglich vorhandenen

Zucker = 7,72 gr
am Ende = 6,81 „
Verlust = 0.91 gr

oder 11,8 % der ursprünglichen Zuckermenge.

In der aëroben Probe waren enthalten in 353 ccm

Zucker = 12.0 gr
Ende d.Versuchs = 7,6 „
Verlust = 4,4 gr

oder 36.6 % des ursprünglichen Zuckers.

Die Zerlegung des Zuckers war demnach annähernd 3mal so rasch mit
Sauerstoffzutritt als ohne denselben erfolgt [1]).

Prot. Nr. 8. Bacterium lactis aërogenes in Fleischextract 0,5 % und Milchzucker 2,9 % 146 ccm im Gasumfüllapparat angesetzt 26. VI.
28. VI. Etwa 20 ccm Gas gebildet, es steigen fortwährend
Gasblasen auf.
30. VI. Gasentwicklung sehr gering.
1. VII. Keine weitere Vermehrung des Gases. Versuch abgebrochen. Reaction sauer. Impfung auf Gelatine liefert Reincultur.

In 146 ccm = 4,2 gr
Ende d.Versuchs = 3,94 „
Verlust = 0.26 gr

oder 6 % des ursprünglichen Zuckers.

Das Gas bestand aus

Kohlensäure = 27.7
Wasserstoff = 72,3
= 100,0

demnach ein Volumverhältniss von Kohlensäure : Wasserstoff = 1 : 2,23.

[1]) Ich bemerke übrigens, dass die Zuckerbestimmungen in diesem Falle
ohne vorgängige Ausfällung des Peptons ausgeführt wurden und demnach keinen
Anspruch auf absolute Genauigkeit haben.

Escherich, Darmbakterien. 9

Zur Controlle wurden die verschiedenen Nährlösungen nur mit Weglassung des Zuckers in gleicher Weise inficirt und angesetzt.

Prot. Nr. 14. Bacterium lactis aërogenes in Nägeli's Lösung (ohne Zucker) mit Caseïn 1°/₀: keine Entwicklung.

„   „ 16. Bacterium lactis aërogenes mit Nägeli's Lösung (ohne Zucker): keine Veränderung.

„   „ 17. Bacterium lactis aërogenes in Pepton-Nährsalzlösung: geringe Trübung, keine Gasentwicklung.

(Siehe Tabelle B auf S. 131.)

Es ergibt sich aus diesen Versuchen, dass ausser dem Gehalte an Zucker noch andere Momente auf die Dauer und die Intensität der Gährung von Einfluss sind, so die Neutralisation der entstehenden Säure durch Hinzufügen kohlensauren Kalks, ferner die Menge der in der Gährflüssigkeit enthaltenen stickstoffhaltigen Nährstoffe. Das frühe Sistiren der Gasentwicklung in den Versuchen Nr. 5, 30. 8 lässt sich wohl nur auf den geringen Stickstoffgehalt des gewählten Nährsubstrates zurückführen. Dagegen scheint die Gasentwicklung auf stickstoffarmen Zuckerlösungen eher rascher und stürmischer einzutreten als auf gut nährenden wie Milch. Die Untersuchung der Gase ergab auf der stickstoffarmen Fleischextractlösung mehr Wasserstoff im Verhältniss zur CO_2 als auf Milch.

Es kann ferner kein Zweifel darüber bestehen, dass es sich in diesen Versuchen um eine typische Milchsäuregährung handelt, die aber im Gegensatz zu der von Hüppe[1]) beschriebenen auch bei Sauerstoffmangel und mit Produktion freien Wasserstoffs vor sich geht. Allerdings ist auch hier die Gährung bei Abwesenheit von Sauerstoff eine erheblich langsamere; die Zuckerzersetzung ist etwa 3mal geringer und es kommt viel später zur Bildung derjenigen Menge freier Säure, welche zur Gerinnung des Caseïns nothwendig ist. Nach Hüppe tritt bei der durch seine Milchsäureorganismen hervorgerufenen Gährung kein Wasserstoff, sondern nur Kohlensäure auf und dieselbe schreitet nur nach Massgabe des disponiblen freien Sauerstoffes vor. Uebrigens fehlt es in der Literatur nicht an Angaben, dass auch andere Autoren typische Milchsäuregährung bei Sauerstoffmangel und mit Wasserstoffentwicklung einhergehen sahen. So gibt Hoppe[2]) an, dass die einmal begonnene Milch-

---

[1]) Mittheilungen aus dem Reichsgesundheitsamt Bd. II.

[2]) Untersuchungen über die Bestandtheile der Milch und ihre nächsten Zersetzungen. Virch. Arch. 1859, Bd. 17 S. 429.

B. Anaërobe Versuche mit Bacterium lactis aërogenes.

Prot. Nr.	Art der Bakterien	Nährmedium	Veränderung desselben	Gasentwicklung	
32	Bacterium lactis aërogenes	Milch, Dauer 5 Tage	—	Gasentwicklung	$CO_2 : H = 100 : 43,45$
35	"	Milch mit CO₃Ca	—	stürm. Gasentwicklg.	—
6	"	Milch	Trübung	Gasentwicklung	zu ⅕ CO_2
5	"	Fleischextract, Milchzucker	"	"	—
30	"	Nägeli's Lösung, Milchzucker	"	"	—
21	"	Fleischextr., Pept., Milchzuck.	"	"	—
20	"	Fleischextract. Pepton, Milch-zucker mit CO₃Ca 6 Tage	"	"	⎰ 11% d. vorhandenen Zuckers vergährt ⎱ 6% des Zuckers vergährt $CO_2 : H = 1 : 2,23$
8	"	Fleischextr., Milchzuck. 5 Tage	"	"	—
14	"	Nägeli's Normall. ohne Zucker	—	—	
16	"	Pepton. Nährsalzlösung	Trübung		
17	"	" " "			

In einem während des Druckes der Arbeit angestellten Versuche (Prot. Nr. 56) wurde von einer Menge von 146 ccm Milch mit 3,51% Zucker, die mit dem Bacterium lactis inficirt und unter Luftabschluss gehalten wurde, 704,58 ccm Gas auf 0° und 760 mm Druck berechnet geliefert. Bei einer Temperatur von 39° C. bildeten sich in Zeit von 3 Stunden ca. 50 ccm. Nach einer im Beginn des Versuches aufgefangenen, genau analysirten Probe bestand dasselbe zu 61,92% aus CO_2 und 38,08% aus Wasserstoff, so dass sich $CO_2 : H = 100 : 61,5$ verhielt. Am Ende des Versuchs zeigte die Milch stark saure Reaction, die durch freie Milchsäure bedingt war (Buttersäure nicht nachweisbar), das Caseïn war klumpig geronnen, der Zuckergehalt auf 2,23% gesunken, somit 1,869 gr Milchzucker verschwunden.

säuregährung in der Milch zu ihrer Fortsetzung keinen Sauerstoff-
zutritt erfordert, und widerspricht an einer anderen Stelle derselben
Arbeit den Angaben Pasteur's [1], der bei Milchsäuregährung
Wasserstoffentwicklung gefunden habe.

Dass der Sauerstoff für unseren Milchsäureorganismus übrigens
ein sehr wesentliches Hilfsmoment der Gährthätigkeit darstellt, beweist Versuch 20. Namentlich scheint er, wie auch bei der
Hefe bekannt ist, einen sehr befördernden Einfluss auf die Vermehrung der Bakterien auszuüben [2], während, soweit man aus dem
Vergleich von Deckglaspräparaten und der Intensität der Trübung
einen Schluss ziehen darf, bei Luftabschluss die Vermehrung eine
beschränkte, dagegen das Gährvermögen des einzelnen Spaltpilzes
ein erhöhtes zu sein scheint [3].

Ausser Milchzucker wurde noch Traubenzucker auf sein Verhalten gegenüber der Gährwirkung untersucht. Das Bact. lact. zeigt
anaërob auf Traubenzuckerlösungen die gleiche, eher noch stürmi-
schere Gasentwicklung wie auf Milchzucker. Rohrzucker wird von
demselben rasch in eine reducirende Zuckerart (Traubenzucker?)
umgewandelt und gleich diesem gespalten.

Prot. Nr. 33. Bacterium lactis aërogenes auf Pepton, Traubenzucker, Fleischextract am 17. VII. angesetzt. Mittags schon Beginn der Gasentwicklung; Abends 2 ccm Gas gebildet.

18. VII. etwa 10 ccm Gas, Flüssigkeit mit Schaum bedeckt.

20. VII. etwa 25 ccm Gas gebildet. Die Gasentwicklung
sistirt. Versuch abgebrochen.

Impfung auf Gelatine ergibt Reincultur. Reaction der Flüssigkeit stark sauer. Gas zur Hälfte von NaOH absorbirbar.

Bei Untersuchung anderer Arten stellte sich heraus, dass ausser
dem Bacterium lactis auch das Colonbakterium die Fähigkeit besass,
Traubenzucker bei Luftabschluss zu vergähren.

Prot. Nr. 26. Bacterium coli commune auf Pepton, Traubenzucker 3%, Fleischextract 13. VII.

15. VII. Sehr starke Trübung, etwa 2 ccm Gas gebildet.

16. VII. Trübung im Zunehmen, Gasentwicklung dauert fort.

19. VII. Etwa 9 ccm Gas entwickelt, seit 2 Tagen keine
Vermehrung mehr. Versuch abgebrochen.

---

[1] Annales de Chimie et de Physique. Sér. III, Tom. II.

[2] Vergl. Hoppe-Seyler, Ueber die Einwirkung des Sauerstoffs auf Gährungen. Festschrift 1881.

[3] E. Buchner, Einfluss des Sauerstoffs auf Gährungen. Zeitschr. für
physiol. Chemie 1885. Bd. IX.

Flüssigkeit reagirt stark sauer. Impfung auf Gelatine ergibt die Colonbakterien in Reincultur.

Prot. Nr. 38. Bacterium coli commune auf Pepton, Traubenzucker, Fleischextract
mit CO_3Ca. Es wurden 160 ccm anaërob in einem Gasumfüllapparat angesetzt 18. VII.

19. VII. Starke Trübung. Abends 2 ccm Gas.
21. VII. Etwa 25 ccm Gas gebildet, Entwicklung schwächer.
22. VII. Gasentwicklung sistirt ganz.
30. VII. Keine weitere Veränderung. Versuch abgebrochen.

Die quantitative Untersuchung des Gases wurde nicht vollständig durchgeführt. Dasselbe bestand etwa zur Hälfte aus
Kohlensäure, der Rest aus Wasserstoff bis auf ein kleines, bei
der Verpuffung nicht verschwundenes Gasvolumen.

Auch hier wurde ein Controllversuch mit zuckerfreier Lösung
angestellt.

Prot. Nr. 15. Bacterium coli commune auf Pepton-Nährsalzlösung 8. VII.
9. VII. Deutliche Trübung, jedoch keine Gasentwicklung.
16. VII. Keine weitere Veränderung. Versuch abgebrochen.

C. Anaërobe Versuche mit Traubenzuckerlösungen, ca. $2^0{}_{0}$.

Prot. Nr.	Art der Bakterien	Nährmedium	Verände-rung des-selben	Gas-entwicklg.
33	Bacter. lact. aërog.	Fleischextract, Pep-ton, Traubenzucker	Trübung	Gasentw. $= \frac{1}{2} CO_2$
26	Bacter. coli comm.	Fleischextract, Pep-ton, Traubenzucker	starke Trübung	„
38	„ „ „	Fleischextract, Pep-ton, Traubenzucker mit CO_3Ca 13 Tage	starke Trübung	„	etwa CO_2 und H zu gleich. Theilen

Es zeigt die hier untersuchte Gährung mehrere Abweichungen
von dem Verhalten der vorhin beschriebenen Milchsäuregährung.
So fiel in den anaëroben Proben die verhältnissmässig sehr dichte
Trübung der Lösungen, sogar in nicht zucker- oder peptonhaltiger
Lösung auf, die eine viel stärkere Vermehrung der Individuen anzeigte
als bei dem Bacterium lactis. Im umgekehrten Verhältniss dazu stand die
viel langsamere und spärlichere Gasentwicklung, die trotz der Neu-
tralisirung der gebildeten Säure in Versuch 38 bald sistirte, obgleich noch genügend Zucker vorhanden war. In Summa stehen
jedenfalls die gährungserregenden Eigenschaften des Colonbakterium
erheblich hinter jenen des Bact. lact. comm. zurück.

Die anderen Körper der Kohlehydratgruppe, wie Stärke. Cellulose. Gummi oder andere gährungsfähige Körper, wie Glycerin. organische Salze u. A. wurden noch nicht in dieser Richtung untersucht. Allein schon der bis jetzt vorliegende Befund, dass unter allen untersuchten Arten nur den beiden constant und in grosser Zahl im Darmkanal des Säuglings vorkommenden Bakterien die Eigenschaft der fakultativen Anaërobiose auf Zuckerlösungen zukommt. weist auf einen inneren, causalen Zusammenhang zwischen diesen Dingen hin. Es verhält sich im Darmkanal nicht anders als in den unter Luftabschluss angesetzten Proben; wie von den zahlreichen untersuchten Arten nur bei zweien anaërobes Wachsthum und Gasentwicklung eintrat, so kommen auch im Darmkanal nur jene mit der Nahrung eingeführten oder dort schon vorhandenen Keime zur Vermehrung, welche (vermöge ihrer Gährwirkung auf gewisse, im Darminhalt vorhandene Stoffe) des freien Sauerstoffs zu ihrem Leben entbehren können.

Es lag nahe, auch die im Mekonium gefundenen Fleischkothbacillen: Proteus und Streptococcus coli gracilis, in gleicher Weise auf ihr Verhalten bei Luftabschluss zu prüfen. Meine eigenen Versuche darüber sind noch nicht abgeschlossen, doch kann ich mich hierin auf das Zeugniss anderer Autoren berufen, so Jeanneret's [1], der die Versuche Nenki's bei Luftabschluss wiederholte. Er kam zum Resultate, dass die Zersetzung der N-haltigen Substanzen durch die Bakterien des Pankreas ebensowohl mit als ohne Luftabschluss vor sich gehe; doch schreitet der Process bei Luftabschluss langsamer vor. Seine Abbildungen und Beschreibungen beweisen, dass er mit denselben Arten (Köpfchenbakterien) wie Nenki gearbeitet hat. Ebenso gibt Bienstock [2] an, dass sein Eiweissbacillus bei Luftabschluss wie Zutritt gleich prompt wirke. In anderer Weise hat Hauser [3] den Nachweis geliefert. dass seinen Proteusarten auf zuckerfreier Gelatine die Eigenschaft der facultativen Anaërobiose zukommt. Nägeli [4] sagt: „Sind weder Zucker noch zuckerähnliche Stoffe vorhanden, so findet bei Abschluss von Luft nur dann ein ziemliches Wachsthum der Spaltpilze (doch wohl nur ge-

---

[1] Untersuchungen über die Zersetzung von Eiweiss und Gelatine bei Luftabschluss. Journal f. praktische Chemie. N. F. Bd. 15.
[2] l. c. S. 37.
[3] l. c. S. 68.
[4] Theorie der Gährung S. 72.

wisser Arten von Spaltpilzen!) statt, wenn die Flüssigkeit Peptone
enthält." Es scheint nach den übereinstimmenden Angaben dieser
Autoren demnach die Annahme erlaubt, dass für gewisse, mit intensiv
proteolytischen Eigenschaften versehenen Bakterien das unter ihrer
Einwirkung zerfallende Eiweissmolecül die nämliche Rolle übernimmt
wie für die oben angeführten gährfähigen Arten der in den Lösungen
enthaltene Zucker. .

Worin liegt aber die Bedeutung der Spaltung gewisser zusammengesetzter Verbindungen für das anaërobiotische Wachsthum der Bakterien? Es führt uns diese Frage mitten in das schwierige und
delikate Gebiet der Gährungstheorien. Ohne mich in spekulative
Erörterungen einzulassen, glaube ich aus den vorstehenden Experi-
menten direkt den Schluss ziehen zu können, dass diese durch das
specifische Gährvermögen des Spaltpilzes bewirkte Spaltung bei
anaërobem Wachsthum den fehlenden Sauerstoff zu ersetzen oder
die zum Ersatz desselben nöthige Spannkraft zu liefern vermag.
Nägeli hat meines Wissens zuerst den Satz aufgestellt [1]: „Der
freie Sauerstoff, den sonst alle Pilze zum Leben bedürfen, kann
bei vorhandener hinreichender Gährthätigkeit entbehrt werden."
Die vorstehenden, von anderen Gesichtspunkten aus angestellten
Versuche sind geeignet, diesen Satz, den Nägeli nur durch allgemeine Thatsachen [2] beweist, für diesen speciellen Fall in selbst-
ständiger und exacter Weise zu begründen. Ich beschränke mich
hier auf das Verhalten der am genauesten studirten Milchsäurebacillen. Unter allen untersuchten Arten kommt nur diesen die
Fähigkeit zu, in der Milch Gährung zu erzeugen und zwar durch
Zersetzung grosser Mengen Milchzuckers; ebenso besitzt nur diese
einzige Art von allen untersuchten die Möglichkeit, sich auf Milch
bei Luftabschluss zu entwickeln. Nur die specifische, dieser Art
zukommende Gährwirkung auf den Milchzucker gewährt ihr die
Möglichkeit dieser fakultativen Anaërobiose. Dies geht einmal
daraus hervor, dass die Milchzuckerzersetzung auch im anaëroben
Zustande in relativ ausgiebigem Maasse weitergeht, und dann, dass
jede Spur von Entwicklung ausbleibt, sobald den Bacillen bei im
Uebrigen gleichen und günstig zusammengesetzten Nährlösungen die
Möglichkeit zur Ausübung ihrer Gährwirkung i. e. der Milchzucker

[1] Theorie der Gährung S. 69.
[2] Nägeli l. c. S. 70.

entzogen wird. Es besteht sonach allerdings ein causaler Zusammenhang zwischen der Anaërobiose und der Gährthätigkeit, auf welchen bekanntlich Pasteur zuerst aufmerksam gemacht hat; allein nicht in dem von ihm gedeuteten Sinne, dass die Anaërobiose die Ursache der Gährwirkung ist. Sicherlich müssen wir mit Hüppe das Gährvermögen zunächst wenigstens als eine in der Specificität des Zellprotoplasmas begründete Eigenschaft annehmen; allein durch eben diese Eigenschaft sind die zymogenen Spaltpilze befähigt, dann, wenn ihnen der Sauerstoff in Gasform vorenthalten wird, denselben aus gewissen gährungsfähigen Verbindungen abzuspalten [1]), während auf Lösungen, in welchen diese gährungsfähigen Körper nicht enthalten sind, die Entwicklung ebenso vollständig ausbleibt, wie bei denjenigen Arten, die kein Gährvermögen und keine fakultative Anaërobiose besitzen. Der Zusammenhang zwischen den beiden Eigenschaften gestaltet sich demnach so, dass die Wirkung des zum Leben unentbehrlichen Sauerstoffs durch die Gährthätigkeit ersetzt werden kann, sei es, dass man eine Abspaltung freien Sauerstoffs bei der typischen Zerlegung (Pasteur) oder das Freiwerden einer hinreichend grossen Menge von Spannkraft aus der gährenden Substanz annimmt (Nägeli). „Es unterliegt keinem Zweifel, dass in den zahlreichen Fällen, in welchen Spaltpilze bei Luftabschluss sich ernähren und wachsen, dies nur durch eine gleichzeitig damit verbundene Gährwirkung stattfinden kann" (Nägeli) [2]).

Die Wichtigkeit und Anwendbarkeit dieses Satzes auf die Verhältnisse der Bakterien des Darmkanals liegt auf der Hand und wird uns im folgenden Kapitel beschäftigen.

---

[1]) „Sollen wir annehmen, dass diese sauerstoffbedürftigen Wesen, welche denselben aus der Luft so gierig aufnehmen, dessen nicht mehr nöthig haben und ihn entbehren können, wenn wir ihnen denselben in gasförmigem Zustand vorenthalten, während er sich im Ueberfluss in Form einer gährfähigen Verbindung darbietet." Pasteur, Comptes rendus 1861, Bd. 52.

[2]) l. c. S. 71. Dieser Satz erleidet eine gewisse Einschränkung insoferne, als wenigstens unter gewissen Umständen in anaërob gährenden Lösungen ausser den gährungserregenden auch noch andere gährende Spaltpilze vorhanden sein und sich vermehren können, wie dies der misslungene Versuch 28 und die später zu erwähnenden Gährungsversuche mit Milchkothpartikelchen beweisen.

Ist im Darmkanal freier Sauerstoff vorhanden? Obligate und fakultative Darmbakterien.

Wenn wir nach dieser Excursion ins Gebiet der Biologie der Spaltpilze wieder zu unserem speciellen Thema, dem Verhalten der im Darmkanal des Säuglings vorkommenden Bakterien zurückkehren, so ergibt sich an der Hand der gefundenen Thatsachen die Beziehung derselben zu den physiologischen Fäulnissvorgängen in überraschender Einfachheit. Zunächst ein Wort darüber, ob für das Leben der Bakterien genügende Mengen von Sauerstoff im Darmkanal normaler Weise vorhanden sind oder nicht. Die Frage ist meines Wissens in dieser Form zum ersten Male bei Gelegenheit der I. Choleraconferenz gestellt und sofort in verschiedenster Weise beantwortet worden. Während von der einen Seite (Virchow) die Anwesenheit desselben im Darmkanal in Abrede gestellt wurde, hob man von anderer Seite hervor, dass die in den Secreten enthaltene Menge des absorbirten Gases wohl für das Sauerstoffbedürfniss der Bakterien ausreichend sei. Geheimrath Koch endlich wies auf die Möglichkeit hin, dass sie denselben vielleicht aus anderen Stoffen wie Kohlehydrate abzuspalten vermöchten. Wenn wir zunächst die Resultate der Analysen der Darmgase in Betracht ziehen, so finden wir bei allen Autoren von Magendie und Chevreuil bis heutigen Tages die Angabe, dass Sauerstoff weder im Dünn- noch im Dickdarm nachzuweisen war, während er im Magen meist noch vorhanden war. Die Ursache seines Verschwindens ist hier im Wesentlichen die Resorption von Seiten des Blutes und der Gewebe, wie dies Strassburg [1]) in seinen Versuchen „über die Topographie der Gasspannungen im thierischen Organismus" für die Innenfläche des Dünndarms nachgewiesen hat. Es geht aus den Analysen hervor, dass schon in den obersten Dünndarmpartien Nichts mehr von dem Sauerstoff der eingeführten atmosphärischen Luft vorhanden ist. Dennoch wäre es nicht richtig, wenn wir aus diesen an Leichen angestellten Versuchen den Schluss ziehen wollten, dass der Darmkanal normaler Weise ganz frei von Sauerstoff sei. Es gelangt mit den Darmsecreten vielmehr continuirlich eine, wenn auch sehr geringe Menge absorbirten Sauerstoffs in das Lumen desselben, wo sie allerdings sofort von den Bakterien und reducirenden Körpern

---

[1]) Pflüger's Archiv Bd. VI. S. 93.

gebunden und so dem analytischen Nachweise entzogen wird. Nach den genauen und ziemlich gut übereinstimmenden Analysen von Hoppe-Seyler[1]), Setchenow[2]) und Pflüger[3]) sind kleinste Mengen Sauerstoffs in allen Secreten enthalten. Pflüger gibt folgende Tabelle:

	Harn	Milch	Galle[4])	Speichel
Sauerstoff . .	0,075 %	0.095 %	0,1 %	0.5 %

Ferner kann auch die Darmwand mit ihren Gefässen als Sauerstoffquelle wenigstens für die denselben unmittelbar aufliegenden Bakterien betrachtet werden. Es ist bekannt, dass den Spaltpilzen reducirende Wirkungen auf Lakmustinktur (Nägeli). Oxyhämoglobin u. A. zukommen. Schützenberger[5]) hat in einem sinnreichen Experiment gezeigt, dass diese Wirkung in Folge der Sättigung der Flüssigkeit mit Sauerstoff auch durch Membranen hindurch erfolgt. Er leitete oxyhämoglobinhaltiges Blut in aus thierischen Membranen gefertigten Röhren durch frische, lebende Hefemasse und beobachtete die rasche Umwandlung des Oxyhämoglobin in Hämoglobin unter dem Einflusse der Pilze. Der Anwendbarkeit dieses Versuches auf die Verhältnisse im Darmkanal scheint Nichts im Wege zu stehen. Auch zu anderen Zwecken angestellte Untersuchungen, so die von Bunge über das Sauerstoffbedürfniss der im Darmkanal lebenden Parasiten[6]), beweisen, dass diese Thiere die geringen Sauerstoffmengen, die sie zu ihrem Leben bedürfen, im Darmkanal vorfinden. Auf der anderen Seite ist es eine unzweifelhafte und leicht zu erweisende Thatsache, dass die eigentlichen Darmfäulnissprocesse bei completem Sauerstoffmangel ablaufen. Es geht dies mit aller Sicherheit aus dem constanten Vorkommen freien Wasserstoffs und Reductionsproducten im Darm-

[1]) Virchow's Archiv Bd. 17, S. 439.
[2]) Henle's und Pfeuffer's Zeitschrift III. Reihe 1861, Bd. X, citirt bei Pflüger.
[3]) Die Gase der Secrete. Pflüger's Archiv Bd. II, S. 156.
[4]) In einer Bestimmung, bei welcher sehr geringe Gasmengen erhalten wurden, 0,2, in der andern 0.00%. Vergl. auch J. Charles, The gases of the bile. Journal of Anatomy and Pathology. Bd. XVI, 1882.
[5]) Gährungserscheinungen 1876, S. 100.
[6]) Zeitschr. für physiolog. Chemie Bd. VIII. S. 48.

kanale hervor. Hoppe-Seyler[1]) hat gezeigt, dass bei Vorhandensein indifferenten Sauerstoffs Wasserstoff in freiem Zustande nicht
entstehen kann, da er sich sofort mit dem ersteren zu Wasser verbinden würde. Da aber im Darmkanal sowohl des Erwachsenen
als des Säuglings die Bildung von Hydrobilirubin, dem Reductions-
product des Gallenfarbstoffs, sowie Entstehung freien Wasserstoffs
continuirlich stattfindet, so kann kein Zweifel darüber bestehen,
dass die durch die Bakterien bewirkten Fäulnissprocesse des Darmkanals bei vollständigem Sauerstoffmangel ablaufen, sei es, dass
überhaupt keine oder nur ganz ungenügende Mengen desselben vorhanden sind.

Wir haben demnach im Darmlumen zwei in Bezug auf O-Gehalt
verschiedene Zonen zu unterscheiden: eine periphere, wandständige,
in welcher den Bakterien der vom Blute oder aus den Darmsecreten
stammende Sauerstoff zur Verfügung steht, und eine centrale (Re-
ductions-) Zone, in welcher derselbe fehlt. Die Grösse der beiden
Zonen ist eine sehr wechselnde und bietet nach Ort und Zeit erhebliche Verschiedenheiten. Bei leerem Darmrohr wird die letztere
wohl gänzlich fehlen und die Bakterienvegetation auf die an den
Wandungen hängen gebliebenen Spaltpilze beschränkt sein; bei
Füllung mit Speisebrei wird bis auf eine ganz kleine, wandständige
Zone der ganze Darminhalt sich im Zustande des Sauerstoffmangels
befinden. Auch die Dauer des Aufenthaltes des Speisebreis an derselben Stelle scheint darauf von Einfluss zu sein. So habe ich im
Dünndarm, den der Speisebrei ziemlich rasch durchwandert, ausser
in pathologischen Fällen, ausschliesslich die anaëroben Arten der
Darmbakterien getroffen, während im Dickdarm, wo der Speisebrei
längere Zeit verweilt, sich Verhältnisse entwickeln, welche die Einwirkung freien Sauerstoffs wenigstens auf die peripheren Schichten
des Inhaltes wahrscheinlich machen. Es scheint mir nicht undenk-
bar, dass vielleicht in Folge des längeren Verweilens oder aus
anderen unbekannten Gründen ein weiteres Eindringen des Sauerstoffs von der Darmwand her erfolgt und könnte man in dem Verhalten des Mekoniums das physiologische Paradigma dieses Vorganges
sehen. Dasselbe zeigt am Ende des Fötallebens, noch ehe es mit
Luft in Berührung gekommen, in den unteren, zuerst abgesonderten
Partien die lauchgrüne Oxydationsstufe des Gallenfarbstoffs, während

---

[1]) Compendium der physiolog. Chemie Bd. I.

der jüngere in den Dünndarmschlingen befindliche Theil nur unverändertes gelbes Bilirubin enthält. In dem untersten, meist leeren Theile des Verdauungstractus finden aërobe Arten, in die Falten der Schleimhaut eingelagert, vielleicht auch durch Spuren atmosphärischen Sauerstoffs, der durch den Analverschluss hindurch oder durch Absorption auf der feuchten Schleimhaut dorthin gelangen könnte, wohl meist Bedingungen zu ihrer Entwicklung.

Abgesehen von diesen physiologisch ganz bedeutungslosen Ausnahmen befindet sich jedoch der Inhalt des Verdauungstractus vom Magen an abwärts im Zustande vollständigen Sauerstoffmangels und alle Bakterien, welche unter diesen Bedingungen überhaupt zu ausgiebiger Vermehrung und Thätigkeit gelangen, sind auf Abspaltung des Sauerstoffs aus gährfähigen Substanzen des Darminhaltes angewiesen. Diese letzterwähnte Gruppe von Bakterien ist es, welche ich im Vorausgehenden als obligate Darmbakterien bezeichnet habe und deren Kenntniss und Studium von grossem physiologischen Interesse ist. Da sie nach dem Angeführten den fakultativ anaëroben i. e. gährungserregenden Arten angehören, so sind sie im Stande, relativ ausgiebige und weitgehende chemische Veränderungen des Darminhaltes hervorzurufen, und im Wesentlichen ist der mit dem Sammelnamen der Darmfäulniss bezeichnete Process das Product ihrer Thätigkeit. Es ist selbstverständlich, dass entsprechend der geringen (wenigstens bis jetzt bekannten) Zahl der gährungserregenden Arten auch die Zahl der obligaten Darmbakterien eine sehr beschränkte sein wird gegenüber der unendlichen Mannigfaltigkeit der übrigen Spaltpilzformen; und ebenso bedarf es keines weiteren Beweises, dass je nach der im Darmkanal vorhandenen gährfähigen Substanz — angenommen, dass bei constanter Ernährung (Milch oder Fleisch) nur je eine gährungsfähige Verbindung (Milchzucker resp. Eiweiss) in derselben enthalten sei — nur die eine zugehörige gährungserregende Bakterienart vorhanden sein kann. Wenn nun jene (Milchzucker) verschwindet und eine andere (Eiweiss) an ihre Stelle tritt, so sind damit auch die Existenzbedingungen der bisherigen Bakterienvegetation erloschen und wird dieselbe einer anderen den Platz räumen müssen. Da die obligaten Darmbakterien wenigstens zum Theil mit verbreiteten Gährungserregern identisch zu sein scheinen, so wird wohl in jedem Falle der typische Gährungsprocess zugleich mit der Einfuhr der betreffenden Nahrung beginnen und in diesem Sinne kann man von einer constanten und nothwendigen

„obligaten" Beziehung zwischen einer bestimmten Nahrung und
gewissen gährungserregenden Spaltpilzarten sprechen. Den thatsächlichen Nachweis eines Wechsels der obligaten Darmbakterien
bei Wechsel der Ernährung habe ich beim Hunde mit wechselnder
Milch- und Fleischfütterung erbracht. In ähnlicher Weise würde
auch für andere Nährmittel, die Amylum, pflanzliches Eiweiss u. s. w.
enthalten, die Art ihrer Darmgährung zu untersuchen sein und voraussichtlich werden wie für Essig-, Milchsäure- und Alkoholgährung
so auch für die Verdauung der einzelnen Nahrungsmittel je nach
den darin enthaltenen gährfähigen Substanzen constant vorhandene.
gährungserregende Bakterien und typische Fäulnissvorgänge im Darmkanal gefunden werden. Die bekannten chemischen Differenzen in
der Zusammensetzung des Kothes und der Darmgase je nach der
Art der Ernährung lassen dies mit grosser Wahrscheinlichkeit vor-
aussagen. Die Darmfäulniss des Erwachsenen mit gemischter Kost
stellt demnach ein je nach den Bestandtheilen der gerade aufgenommenen Nahrung wechselndes Gemenge der verschiedensten
nebeneinander ablaufenden Gährungsprocesse dar und aus diesem
Umstande erklärt sich zum Theil jene grosse und verwirrende
Mannigfaltigkeit der Formen und Arten, welche den Glauben an
ein ganz regelloses und von Zufälligkeiten abhängiges Vorkommen
der Bakterien im Darmkanal entstehen liess. Zum anderen Theile
ist dieselbe allerdings bedingt durch das im Vergleich zum Säuglingskoth weit reichlichere Vorkommen von fakultativen Darmbakterien, über deren physiologische Bedeutung und Stellung ich
hier einige Worte einschalten möchte.

Ich bezeichne mit diesem Namen alle diejenigen Spaltpilzarten.
welche, da ihnen eine Gährwirkung auf einen der im jeweiligen
Darminhalt vorkommenden Stoffe nicht zukommt, zu ihrer Entwicklung im Darmkanal auf die geringe Menge freien Sauerstoffes
angewiesen sind und daher nur in spärlicher Zahl, inconstant und
ohne erkennbare Beziehung zur chemischen Zusammensetzung der
Nahrung im normalen Kothe gefunden worden. Die Trennung
derselben von den obligaten Darmbakterien ist, wie ich glaube, zur
vorläufigen Orientirung sowohl praktisch wie wissenschaftlich von
Vortheil, wenn auch dieselbe unter Umständen eine rein functionelle
ist. So werden beim plötzlichen Uebergang von Fleischnahrung
zu ausschliesslicher Milchfütterung die noch im Darmkanal vorhandenen proteolytischen Fleischkothbakterien nunmehr fakultative Darm-

parasiten vorstellen: allein dieser Aenderung der Bezeichnung entspricht auch die Aenderung ihrer Function, indem damit zugleich die ihnen vorher zukommende Gährwirkung auf Eiweiss wegfällt und sie sich demnach in Nichts von den anderen, nicht gährungserregenden fakultativen Darmbakterien mehr unterscheiden. Bei Weitem die grössere Zahl der letzteren gehört jedoch wahrscheinlich solchen Arten an, welche des freien Sauerstoffs unter keinen Umständen entbehren können. Auch hier findet natürlich eine gewisse Auswahl unter den Bakterien statt, indem gewisse Arten für die dargebotenen Existenzbedingungen besondere Vorliebe zeigen (Spiralarten für den Darmschleim) oder auch je nach der Art der Ernährung in besonders grosser Menge in den Darmtractus eingeführt [1]) werden.

Wenn wie beim Säugling eine in ihren chemischen Bestandtheilen durchaus gleichbleibende Nahrung durch längere Zeit gereicht wird, so sind die facultativen Arten schon im mikroskopischen Bilde, soweit hier eine Trennung der Formen möglich, durch das viel seltenere und regellose Vorkommen gegenüber den unter sich morphologisch übereinstimmenden und constant vorhandenen obligaten Darmbakterien charakterisirt. Im übrigen lassen sich jedoch zu ihrer Erkennung im mikroskopischen Präparate nur wenige Anhaltspunkte auffinden. So scheinen die bis jetzt gefundenen obligaten Darmbakterien vorzugsweise (jedoch nicht ausschliesslich!) den Bacillen anzugehören und alle mit Sicherheit von diesen zu trennenden Formen sind den fakultativen Arten zuzuzählen wenigstens beim Milchkoth, in welchem man Coccen, Sprosspilze, Scheinfäden und endogene Sporen bildende Arten mit Sicherheit als facultative bezeichnen kann.

Ihre Entwicklung und Vermehrung im Darmkanal ist beschränkt auf die periphere, Sauerstoffe führende Zone und entsprechend der grösseren Ausdehnung derselben im Dickdarm werden sie dort, namentlich in den untersten Theilen desselben, häufiger und reichlicher gefunden, während ich sie im Dünndarm stets vermisst habe. Uebrigens scheinen hier wesentliche Unterschiede zwischen dem Darmkanal des Erwachsenen und dem des Säuglings zu bestehen, indem bei ersterem die Zahl und Mannigfaltigkeit derselben erheblich grösser zu sein

[1]) Als „Darmbakterien" bezeichne ich nur jene Arten, die nicht wie etwa Schimmelpilze den Darmkanal unverändert passiren, sondern bei denen eine deutliche Entwicklung und Vermehrung im Verlaufe desselben stattgefunden.

scheint, sei es, dass der Darmkanal erst allmählich mit den betreffenden Arten inficirt wird, sei es, dass kleine, im Säuglingsdarm noch nicht bestehende Anomalien (katarrhalische Zustände) ihre Ansiedlung wesentlich begünstigen. Bei Säuglingen, welche häufig an Verdauungsstörungen leiden, finden sie sich, auch wenn der Stuhl wieder anscheinend normal geworden, in grösserer Menge und so existiren ganz allmähliche Uebergänge zu den pathologischen Fällen, in welchen sie die ganze oder fast die ganze Bakterienvegetation auszumachen scheinen. So wichtig ihr Studium und ihre Kenntniss für die Pathologie der Darmerkrankungen werden dürfte, so geringfügig ist ihre Bedeutung für die physiologischen Verhältnisse. Da ihnen eine Gährwirkung auf den Inhalt des normalen Darmkanals nicht zukommt, so ist bei ihrer geringen Zahl der Verbrauch an Nährstoffen ein ganz minimaler. Ein Einfluss auf den typischen Fäulnissprocess kommt ihnen nicht zu, sie stehen demselben, um einen vielleicht nicht ganz zutreffenden Vergleich zu gebrauchen, ebenso indifferent gegenüber wie die thierischen Parasiten des Darmkanals. Bei der Besprechung der physiologischen Vorgänge im Darmkanal werden wir dieselben daher nicht weiter berücksichtigen und uns erst vom klinischen Gesichtspunkte aus wieder mit ihnen befassen. Die Einreihung einer im Koth oder Darmkanal gefundenen Bakterienart in die eine oder andere Gruppe wird allerdings erst nach gründlichem Studium ihrer biologischen Verhältnisse möglich sein und erfordert eine genaue Vorstellung von den im Darmkanale ablaufenden Gährungsprocessen sowie die specielle Kenntniss ihrer chemischen Wirksamkeit und ihres Verhaltens bei Sauerstoffmangel.

Beziehungen der Darmbakterien zu den Gährungsvorgängen im Säuglingsdarme.

Die im Vorstehenden angeführte chemisch-biologische Untersuchung der im Stuhl gefundenen Bakterien war von diesen Gesichtspunkten ausgegangen. Es wurde zunächst festgestellt, ob und welche Gährwirkung den einzelnen Arten auf die in der Milch enthaltenen Stoffe zukommt, dann ob diese Gährwirkung sie auch befähigt, auf den im Darmkanal des Säuglings befindlichen Stoffen sich bei Luftabschluss zu vermehren. Das Resultat dieser Untersuchung war, dass nur eine einzige Art, das Bacterium lactis aërogenes, dieser letzteren Bedingung genügt. Lebensbedingung dieses letzteren

im Darmkanal ist die Vergährung von Milchzucker, den es in Milchsäure, Kohlensäure und freien Wasserstoff zerlegt. Der Spaltpilz
ist constant, wenn auch in geringer Anzahl, im Milchkoth, dagegen
in grosser Zahl in den oberen Theilen des Dünndarms bei Milchnahrung vorhanden, während es in der Bakterienentwicklung des
Mekonium- und wie es scheint auch des Fleischkothes fehlt. Derselbe entspricht demnach sowohl in seinem Vorkommen als in seinem
biologischen Verhalten allen Anforderungen, indem alle unter normalen Verhältnissen im Darme auftretenden Gährungsproducte durch
seine alleinige Thätigkeit entstehen können, und wir haben denselben nach dem Ergebniss der bakteriologischen Untersuchung als
den einzigen und specifischen Gährungserreger bei Milchverdauung
zu betrachten. Da seine Gährthätigkeit an das Vorkommen von
Milchzucker im Darmkanal gebunden ist, so stimmt seine Verbreitung
im Wesentlichen mit dem Vorhandensein dieses Körpers überein.
Derselbe wird in Magen und Dünndarm vollständig resorbirt und
ist unter normalen Verhältnissen im Coloninhalt nicht mehr nachweisbar. Daraus erklärt sich die eigenthümliche, auf den oberen
Theil des Darmkanals beschränkte Verbreitung dieser Art. Aus der
S. 131 angeführten Tabelle ersehen wir des Weiteren, dass demselben nur eine ganz geringfügige Einwirkung auf Caseïn und auf
die Neutralfette zukommt. Seine chemische Wirksamkeit concentrirt
sich somit ausschliesslich auf den Milchzucker, und wir müssen
daher, da andere Bakterien hier nicht in Betracht kommen, den im
Darmkanal vor sich gehenden, durch Bakterien bewirkten Zersetzungsprocess bei Milchnahrung nicht als Fäulniss, worunter man
die Spaltung stickstoffhaltiger Substanzen versteht, sondern als Gährung im engeren Sinne des Wortes, d. h. Zerlegung von Kohlehydraten unter Bildung gasförmiger Producte bezeichnen.

Weniger klar sind die Beziehungen, welche die zweite constant
im Milchkoth vorhandene Art, das Bacterium coli commune, zu den
Zersetzungsvorgängen im Darmkanale hat. Die Versuche bei Luftabschluss haben ergeben, dass auch sie zu den fakultativ anaëroben
Arten gehört; allein der Nachweis ist bisher nur für Traubenzuckerlösungen gelungen, einen Körper, der im Darmkanal des Säuglings sicher nicht in entsprechender Menge enthalten ist. Dennoch
spricht der constante Befund und reichliche Vermehrung im unteren
Theile des Darmkanals dafür, dass sie dort günstige Bedingungen
zu einem anaëroben Wachsthum und Vermehrung findet. Da wir

demnach die diesem Bacillus im Darmkanal zukommende Gährwirkung nicht kennen, so will ich nur einige mehr weniger wahr-
scheinliche Vermuthungen, die sich auf Vorkommen und Verbreitung
desselben im Darmkanale stützen, darüber aussprechen.

Die Colonbakterien finden sich in den oberen Darmpartien
neben den Milchsäurebacillen nur spärlich, können auch gänzlich
fehlen, während sie im Dickdarm und im Stuhle sehr reichlich und
nahezu in Reincultur vorhanden zu sein pflegen. Es deutet schon
dieses Verhalten darauf hin, dass keiner der in der Milch enthaltenen Nährstoffe auf ihre Entwicklung von Einfluss sein kann, da
sonst ihre Zahl gleich den Milchsäurebacillen in umgekehrter Richtung, von unten nach oben, zunehmen müsste. Es können demnach
nur Stoffe in Betracht kommen, die im Verlauf des Darmkanals
entweder aus den eingeführten Nahrungsbestandtheilen abgespalten
werden oder, wie die Darmsecrete, neu hinzukommen. Von den
ersteren könnte, da Milchzucker und Caseïn schon frühzeitig resorbirt werden, nur das Fett in Betracht kommen, indem das bei der
Spaltung der Neutralfette entstehende Glycerin einen solchen gährfähigen Körper darstellen würde, doch wird dasselbe wohl sofort
nach seiner Entstehung vom Organismus resorbirt. Aus mehreren
Gründen erscheint mir die zweite Möglichkeit wahrscheinlicher und
unter den verschiedenen Darmsecreten das in reichlicher Menge vorhandene Mucin resp. das aus demselben sich abspaltende thierische
Gummi am meisten geeignet. Landwehr [1] hat kürzlich auf die
physiologische Bedeutung dieses Vorganges hingewiesen und gezeigt,
dass unter normalen Verhältnissen fast die ganze Menge des producirten Mucins in dieser Weise zerlegt wird. Es handelt sich demnach offenbar um einen physiologischen und in nicht unbeträcht-
lichem Maassstabe vor sich gehenden Process, bei welchem ein der
Kohlehydratgruppe angehöriger Körper entsteht und anscheinend
auch alsbald wieder verschwindet, da normaler Weise im Milchkoth
reducirende Substanzen fehlen. Es scheint mir nicht unwahrscheinlich, diesen gewiss gährungsfähigen Körper resp. sein Verschwinden
mit dem Lebensprocess und der Gährwirkung der Colonbakterien
in Beziehung zu bringen, zumal die letzteren durch ihr biologisches
Verhalten schon als der saccharolytischen Gruppe der Gährungspilze
angehörig erscheinen. Mit dieser Annahme würde namentlich über-

---

[1] Zur Resorption des Fettes. Zeitschr. für physiol. Chemie 1885. Bd. IX.

einstimmen das constante Vorkommen derselben im Mekoniumkoth,
in welchem ja ausschliesslich Darmsecrete vorhanden, sowie auch
im Fleischkoth und dem Stuhl bei gemischter Nahrung, der sich
bei guter Ausnützung der Nährstoffe auch grossentheils aus denselben zusammensetzt. In diarrhoischen Stühlen dagegen sind sie oft
nur in geringerer Zahl vorhanden oder fehlen ganz. Die Stellung
dieser Art unter den obligaten Darmbakterien, denen sie ja wohl
in Anbetracht ihres constanten Vorkommens und ihrer Gährwirkung
auf einen Bestandtheil des Darminhaltes zuzurechnen sind, ist allerdings insoferne eine ausnahmsweise, als dieselben unabhängig von
der chemischen Zusammensetzung und dem Wechsel der Nahrung
in jedem normalen Stuhle angetroffen werden. Nehmen wir zunächst die, wie ich glaube, sicher bestehende Beziehung der Colonbakterien zu einer in den Verdauungssecreten enthaltenen Substanz
als thatsächlich an, so erklärt sich das Vorkommen derselben unter
den angeführten Verhältnissen sowie ihre reichliche Vermehrung in
den untersten Darmpartien, wo sie ihre Gährthätigkeit eigentlich
erst entfalten können, von selbst. Der begünstigende Einfluss einer
etwas reichlicheren Menge von Sauerstoff in den untersten Darmpartien ist dabei nicht zu vergessen.

Versuchen wir nun auf Grund der bislang vorliegenden Thatsachen, uns ein Bild von den bei Verdauung der Milch im Darmkanal des Säuglings vor sich gehenden Processen zu entwerfen! Es
laufen zwei örtlich und zeitlich getrennte Gährungsvorgänge im
Darmkanal desselben ab: in den oberen Partien eine durch das
Bacterium lactis aërogenes hervorgerufene Spaltung des Milchzuckers
unter Bildung von $C_3H_6O_3$, CO_2 und H_2, in dem unteren Theile
(Dickdarm) ein auf Kosten eines Darmsecretbestandtheils vor sich
gehender Gährungsprocess unter Entwicklung des Bacterium coli
commune. Der Process der Milchsäuregährung schliesst sich unmittelbar an den Uebertritt der Milchbestandtheile in das Duodenum
an und überdauert, da die Resorption des Milchzuckers rasch vor
sich geht, die Zeit der Magenverdauung wohl nur kurze Zeit. Der
andere Gährungsprocess beginnt erst mit dem Erlöschen des ersteren
und dauert, soweit nicht andere schädigende Momente (Eindickung
des Kothes im Dickdarm, Anhäufung von Auswurfstoffen) schädlich
einwirken, bis zur Ausstossung der Kothmassen an. Die Zone der
Milchsäuregährung nimmt räumlich den obersten Theil des Dünndarms ein und erstreckt sich mit abnehmender Intensität je nach

dem Stadium der Verdauung und der Resorptionsgeschwindigkeit mehr weniger weit in den Dünndarm herab, ohne jedoch wohl jemals unter normalen Verhältnissen die Klappe zu überschreiten. Der langsamere Gährungsprocess des Bacterium coli beschränkt sich wohl meist auf den Dickdarm, obgleich die Bedingungen zu seiner Entwicklung und Gährwirkung namentlich bei mangelnder Nahrungszufuhr auch in den oberen Darmpartien vorhanden sein dürften.

Aehnlich wie beim Säugling liegen die Verhältnisse wohl bei jeder gut ausnützbaren Nahrung, z. B. Fleischdiät; doch gestalten sie sich hier schon wieder etwas complicirter, wie schon die mikroskopische Betrachtung des Stuhlpräparates ergibt. Die geradezu schematische Einfachheit der Verhältnisse bei Milchnahrung ist im Wesentlichen bedingt durch die rasche Resorption von Caseïn und Milchzucker, wodurch die im Dickdarm ablaufende Gährung des Bacterium coli commune besonders typisch und rein zum Ausdruck gelangt. Die im Stuhl vorhandenen Bakterien gehören fast ausschliesslich der letzteren Art an und so entsteht das überraschend gleichförmige Bild bei der mikroskopischen Betrachtung und dem Culturverfahren, das uns im ersten Abschnitte vorwiegend beschäftigt hat.

Ich will noch mit wenigen Worten auf die Verhältnisse der Bakterienentwicklung im Mekoniumkothe des Neugeborenen eingehen. Dieselben sind von den hier geschilderten total verschieden: ein typischer Fäulnissvorgang kommt hier erstlich wegen der Kürze der Zeit, dann aber wegen des geringen Gehaltes an gährungsfähigen Substanzen nicht zu Stande. B r e s l a u [1]) hat nachgewiesen, dass, auch wenn Mekoniumdarm der Fäulniss durch lange Zeit ausgesetzt blieb, keine oder doch nur ganz geringe Gasentwicklung in demselben zu Stande kam. Von obligaten Darmbakterien im strengen Sinne des Wortes kann hier natürlich keine Rede sein. Wenn trotzdem eine unter Umständen sogar reichliche Bakterienvegetation von zum Theil exquisit aëroben Arten in demselben zu Stande kommt, so hängt dies vielleicht mit der stärkeren Durchtränkung des fötalen Darminhaltes mit Sauerstoff zusammen (vergl. S. 139). Uebrigens finden auf dem allerdings geringen Eiweissgehalt der Darmsecrete einzelne im Fleischkoth vorkommende Arten (Proteus, Streptococcus coli) ein allerdings kümmerliches Fortkommen. Das constante Vor-

---

[1]) Ueber Entstehung und Bedeutung der Darmgase beim Neugeborenen l. c.

kommen des Bacterium coli commune in demselben habe ich schon oben erwähnt. Ein weiteres Eingehen auf diese Verhältnisse dürfte kaum von Interesse sein.

Art und Wege der Infection des Darminhaltes.

In jüngster Zeit ist die Frage nach der Herkunft der im Darmkanal gefundenen Keime, sowie dem Wege, auf welchem sie dahin gelangt, von verschiedenen Seiten ventilirt worden. Die wichtigste und häufigste Eingangspforte führt zweifelsohne durch den oberen Theil des Verdauungstractus: Mund, Oesophagus, Magen. Wir haben bereits geschildert, dass auf diesem Wege beim Neugeborenen eine reichliche und mannigfaltige Infection des Mekoniums erfolgt. Nach den Angaben von Falk[1] sowie den neuerlichen Ausführungen Koch's[2] bleibt auf diesem Wege, auch wenn die Magenverdauung in normaler Weise functionirt, noch immer das Eindringen einzelner Keime möglich. Die Versuche Bienstock's, nach welchen alle Coccen und Bacillen bei normaler Magenverdauung absterben und nur die Sporen denselben noch lebensfähig verlassen sollen, kann ich nicht als zutreffend ansehen für die thatsächlichen Verhältnisse, abgesehen davon, dass seine daraus gezogene Folgerung von dem Fehlen der Micrococcen im Darmkanal sich als unrichtig herausgestellt hat. In den Magen gelangen die Keime mit den Speisen, in denen sie niemals fehlen, sowie dem verschluckten Speichel. Luft u. A. Beim Säugling, welchem, wie ich a. a. O.[3] nachgewiesen, in der Muttermilch eine absolut keimfreie Nahrung zugeführt wird, erfolgt die Infection derselben in der Mundhöhle, in welcher ich bereits in den ersten Stunden nach der Geburt Bakterien gefunden habe. Doch ist dieser Umstand für die Menge und Art der im Koth gefundenen Bakterien ganz ohne Bedeutung. Sicherlich wird die grösste Zahl der mit der Nahrung eingeführten Keime durch die im Verdauungsstadium im Magen einwirkende Säure getödtet; einzelne derselben werden jedoch stets namentlich im Anfange der Verdauung und in der Zwischenzeit während den Mahl-

[1] Virch. Arch. Bd. 93.
[2] II. Choleraconferenz 1885.
[3] Fortschritte der Medicin 1885. Nr. 8.

zeiten in den Dünndarm übertreten, ohne die Controlle des Magensaftes passirt zu haben [1]).

Ausser auf diesem Wege können noch, wie ich früher ausgeführt, Keime von der Analöffnung her eindringen, sowohl spontan als namentlich bei Einführung damit inficirter Finger oder Instrumente. Die im untersten Theile des Rectums bestehenden Verhältnisse sind gerade der Entwicklung fakultativer Darmbakterien nicht ungünstig. Ein dritter Weg ist endlich die Ausscheidung von Keimen nach dem Lumen des Darmkanals vom Kreislaufe her, wie dies durch die Arbeiten von Emmerich und Buchner experimentell nachgewiesen scheint. Doch wird dies unter normalen Verhältnissen kaum in Betracht kommen und ich habe bei den Versuchen mit intravenöser und intrabronchialer Injection der Milchkotharten von dem Uebergange derselben in den Darmkanal mich nicht überzeugen können. Uebrigens scheint mir die Frage, wie viele und welche Keime in den Darmkanal gelangen, auf Grund der neugewonnenen Vorstellungen über den Ablauf der Darmfäulniss nur mehr von nebensächlicher Bedeutung zu sein. Die Entwicklung derselben ist ja unter normalen Verhältnissen nicht, wie man bisher angenommen, lediglich davon abhängig, ob sie nach Passirung des Magens in den Dünndarm übergetreten, sondern in erster Linie bedingt durch das Vorhandensein eines geeigneten gährfähigen Stoffes im Darminhalt. — Ich sehe hier ab von den fakultativen Darmbakterien, deren Eindringen und noch mehr deren Ansiedlung von unberechenbaren Zufälligkeiten abhängig, aber auch für den Ablauf des physiologischen Gährungsvorgangs ganz ohne Bedeutung ist. Es handelt sich hier ausschliesslich um die obligaten Darmbakterien und die Frage, ob eine mit der Nahrung eingeführte gährfähige Substanz im Darmkanale stets und sofort den typischen, durch die specifischen Bakterien eingeleiteten Spaltungsprocess erleidet. Ich glaube, dass man diese Frage unbedingt bejahen kann.

Alle Erfahrungen, die man bei der chemischen Untersuchung der Fäces, sowie bei Stoffwechselversuchen gesammelt, sprechen dafür, dass unmittelbar im Zusammenhang mit der Einführung eines Nahrungsmittels auch gewisse Zersetzungsproducte im Darmkanal resp. im Urin auftreten, die eben nur durch die Anwesenheit und

---

[1]) Auch Miller (Ueber Gährungsvorgänge im Verdauungstractus. Deutsche med. Wochenschrift 1885) kommt zu demselben Schlusse.

die Wirkung der betreffenden gährungserregenden Arten erzeugt
worden sein können. In den meisten Fällen werden dieselben wohl
zugleich mit den Speisen, auf denen sie auch schon ausserhalb des
Körpers ein günstiges Feld für ihre Gährthätigkeit gefunden haben
mögen, in den Darmkanal eingeführt werden. War aber einmal
die betreffende Gährung im Darmkanal eingeleitet, so bedarf es
zum Hervorrufen derselben unter gewöhnlichen Umständen bei gemischter Nahrung nicht jedesmal der besonderen, miteingeführten
Keime, sondern die Wiederholung erfolgt durch Selbstinfection im
Darmkanal, indem die an der Darmwand zurückgebliebenen Keime
mit dem Erscheinen der gährfähigen Substanz von Neuem sich
vermehren und in Thätigkeit treten. Beim Säugling beginnt der
Process der Milchsäuregährung jedenfalls bald nach der ersten
Nahrungsaufnahme (es wurden bei dem nur 36 Stunden alten Kinde 1
bereits Milchsäurebacillen im Darmkanale gefunden), sei es, dass
schon unter den vor der ersten Nahrungsaufnahme in den Darmkanal eingedrungenen Keimen Milchsäurebacillen sich befanden, sei
es dass sie sich an der Brustwarze oder in der Mundhöhle auf
zurückgebliebenen Milchresten entwickelten und mit der Nahrung
verschluckt wurden. Die Keime der Colonbakterien, die eine sehr
grosse Verbreitung zu besitzen scheinen, werden schon vor der ersten
Nahrungsaufnahme mit der Luft und dem Speichel verschluckt. Sie
finden sich regelmässig schon im Mekonium und bleiben von da
bis zum Tode des Wirthes und darüber hinaus ständige Bewohner
des Darmkanals.

Die geschilderten typischen Verhältnisse entwickeln sich demnach sofort mit Beginn der Milchnahrung und bleiben während der
ganzen Säuglingsperiode constant; zugleich zeigen sie aber, wie die
vorstehenden Untersuchungen an Koth und Darmkanal ergeben haben,
eine auffällige Reinheit in Bezug auf die bakteriologischen Verhältnisse und ein merkwürdiges Bestreben, der gährungserregenden Arten
dieselbe ungetrübt zu erhalten. Ich möchte damit einmal auf das
Fehlen oder doch beschränkte Vorkommen der fakultativen Darmbakterien im Säuglingsdarme hinweisen, obgleich mit der Milch,
namentlich bei künstlicher Ernährung, gewiss zahllose Keime eingeführt werden und bei der kurzen und wenig ausgiebigen Magenverdauung auch wohl zum Theil in den Darmkanal übertreten.
Namentlich möchte ich aber an das merkwürdige Verschwinden der
im Mekonium entwickelten, reichen und mannigfaltigen Bakterien-

vegetation aus dem Darmkanal mit Eintritt der Milchnahrung erinnern. Es steht diese sichere und leicht zu constatirende Thatsache in grellem Widerspruche mit den Vorstellungen, die man sich bisher über die Entwicklung und Vermehrung der Bakterien im Darmtractus gemacht hat, und auch vom Standpunkte der hier entwickelten Anschauungen aus erscheint es wunderbar, dass die in so grosser Zahl und verschiedener Art im Darmkanal vorhandenen Mekoniumbakterien nicht wenigstens nach Art der fakultativen Darmbakterien ihr Dasein fristen. Die Erklärung dieser Erscheinung liegt, wie ich glaube, in der von Nägeli gemachten Beobachtung, dass die Gührthätigkeit eines Pilzes sich nicht bloss förderlich für sich selbst und seinesgleichen, sondern zugleich hemmend für andersartige, für andere Gührungen organisirte Spaltpilze erweist; und zwar nicht etwa durch Entziehung von Nährstoffen oder durch Ausscheidung schädlicher Verbindungen, sondern lediglich durch das Vorhandensein der besonderen Gührthätigkeit [1]).

Ich betrachte demnach als Ursache der Reinheit und Constanz der im Säuglingsdarm gefundenen Arten in erster Linie die ausschliessliche Ernährung mit Milch, in welcher nur ein gührungsfähiger Körper enthalten, und glaube, dass die Intensität und der continuirliche Ablauf dieser einen Gührung von begünstigendem Einflusse ist für die Reinerhaltung der gührungserregenden Art.

III. Physiologie der Darmgährung beim Säugling.

Das im Vorstehenden entworfene Bild der Darmgährung beim Säugling ist construirt auf Grund der Resultate, welche die biologische Untersuchung der Darmbakterien ergeben hat. Es ist nunmehr an der Zeit, wieder auf den Boden sicherer Beobachtung zurückzukehren und die im Darmkanal bei der Milchverdauung ablaufenden Processe selbst, soweit sie erkannt und untersucht sind, ins Auge zu fassen. Da genauere chemische Untersuchungen über den Darminhalt bei Milchkost in den verschiedenen Abschnitten des Darmkanals nicht vorliegen, so sind wir auf das Studium des Endproductes der Verdauung: den Milchkoth, angewiesen. Derselbe ist

---

[1]) Theorie der Gährung S. 71.

unter allen Kotharten der am besten gekannte und beschriebene, und namentlich waren es gewisse den Säuglingskoth vor allen andern auszeichnende Merkmale, welche stets die Aufmerksamkeit der Forscher erregt haben, so das Fehlen der Eiweissspaltungsproducte, die constant und intensiv saure Reaction und die für Milchkost charakteristische Zusammensetzung der Darmgase aus CO_2 und H_2, denen ebenso wie dem Stuhle im Ganzen der fäcale Geruch fehlt. Es wird gerade die Möglichkeit einer ausreichenden Erklärung für diese Abweichungen vom Stuhle der Erwachsenen den besten objectiven Prüfstein für die Richtigkeit unserer Anschauungen abgeben. Wir werden daher dieselben im Folgenden der Reihe nach besprechen.

Fehlen der Eiweissfäulnissproducte.

Das Fehlen der Eiweissspaltungsproducte und des fäcalen Geruches beim Säuglingskoth ist eine ebenso allgemein bekannte als bislang unerklärte Thatsache. In früherer Zeit hat man daraus den Schluss gezogen — und nicht so ganz mit Unrecht — dass ein Fäulnissprocess im Säuglingsdarm überhaupt nicht zu Stande komme. Allein der Nachweis von Reductionsproducten und freiem Wasserstoff, das constante und reichliche Vorkommen der Bakterien im normalen Stuhl sprachen zu sehr wider eine solche Annahme. Man suchte deshalb die auffällige Verschiedenheit in anderer Weise zu erklären. So glaubt Senator[1]), dass wegen des schnelleren Durchganges des Darminhaltes beim Säugling die Fäulniss nicht weit genug vorschreite, um zu den beim Erwachsenen constatirbaren Producten der stinkenden Eiweissfäulniss zu gelangen. Allein wenn der Säuglingsstuhl wirklich nur auf einer früheren Stufe der Fäulniss stehen geblieben wäre, so müssten doch beim Fortschreiten der Zersetzung ausserhalb des Körpers die vermissten Producte auftreten. Allein es ist eine bekannte, auch von Wegscheider gelegentlich notirte Beobachtung, dass derartige Fäces auch bei geeigneter langer Aufbewahrung niemals die Erscheinungen der stinkenden Eiweissfäulniss zeigen. Es geht die Unhaltbarkeit dieser Anschauung übrigens schon daraus hervor, dass auch die Anfangsproducte der Eiweissfäulniss, Pepton und die Zwischenproducte zwischen Pepton und Eiweiss, gleich dem letzteren selbst ganz oder bis auf Spuren

---

[1]) Zeitschrift für phys. Chemie Bd. IV, Heft 1.

in den Säuglingsfäces mangeln. Biedert[1]), indem er den von
Wegscheider aufgestellten Satz, „die aus der Muttermilch stammenden Eiweissstoffe werden vollständig resorbirt", bekämpft, glaubt,
dass die Eiweissspaltungsproducte, wie Pepton u. s. w., nur deshalb
fehlten, weil alles nicht resorbirte Eiweiss sehr rasch und intensiv
weiter zersetzt wird zu Wasserstoff, Sumpfgas, Schwefelwasserstoff,
Indol-, Phenol- u. s. w. Stoffe, nach denen man in den Kinderstühlen
überhaupt noch nicht gesucht habe. Die neuerlichen Untersuchungen
von Senator und Baginsky haben das ohnehin nicht wahrschein-
liche Vorkommen derselben mit Sicherheit widerlegt, so dass auch
diese Deutung sich als nicht stichhaltig erweist. Die am meisten
verbreitete Ansicht ist wohl die von Uffelmann[2]) aufgestellte, dass
die fäulnisswidrige Wirkung der Galle die Ursache sei, weshalb trotz
der Masse von Micrococcen die eigentlichen Fäulnissproducte min-
destens in den ersten Lebenswochen vollständig fehlen. Auch nach
Biedert[3]) übernimmt die Galle im Dünndarm das wichtige Amt,
die Fäulniss des Inhaltes aufzuhalten. Allein die alte Annahme von
der antiputriden Wirkung[4]) der Galle steht heutzutage auf sehr
schwachen Füssen. Sowohl Hoppe-Seyler[5]) als v. Voit[6]) sprechen
sich dahin aus, dass dieselbe nur insoweit bestehe, als sie höchstens
die Fäulniss jener Stoffe verhindere, welche zu ihrer Resorption der
Galle bedürfen, also vornehmlich des Fettes. Die Versuche von
Falk[7]) haben direct den Mangel einer desinficirenden Eigenschaft
nachgewiesen, und die Bakterienentwicklung auf dem grösstentheils
aus Gallebestandtheilen zusammengesetzten Mekonium des Neugeborenen liefert einen weiteren Beleg dafür.

Der gemeinsame Gedanke, der all diesen Erklärungsversuchen
zu Grunde liegt und an dem sie alle scheitern, ist die Vorstellung,
dass es sich im Darmkanal des Säuglings um einen wenn nicht
quantitativ, so doch qualitativ ähnlichen Process handle, wie er im

---

[1]) Ueber Kinderernährung. Stuttgart 1880, S. 80.
[2]) Ziemssen's Arch. Bd. XXVIII. Vergl. auch Frerich's Verdauung.
S. 838.
[3]) l. c. S. 78.
[4]) Vergl. Maly in Hermann's Handbuch der Physiologie Bd. V S. 184.
[5]) Physiolog. Chemie Bd. I S. 318.
[6]) Ueber die Bedeutung der Galle für die Aufnahme der Nahrungsstoffe.
Beiträge zur Biologie. Festschrift 1882, S. 129; auch Röhmann, Beobachtungen an Hunden mit Gallenfistel. Pflüger's Archiv 1882, Bd. 29.
[7]) Virch. Arch. Bd. 93 S. 188.

Darmtractus des Erwachsenen abläuft. Indem man die hier studirten Verhältnisse einfach auf die Processe im Säuglingsdarm übertrug, war die Idee der „Darmfäulniss" so unzertrennbar mit der Vorstellung von Eiweissspaltung verknüpft, dass man sich die eine nicht ohne die andere vorstellen konnte und die Incongruenz der Erscheinungen durch die oben erwähnten Hypothesen zu erklären suchte.

Erst Bienstock [1]) hat, indem er auf das Fehlen seines Eiweissbacillus in den Säuglingsstühlen hinwies, auf die qualitative Verschiedenheit dieser Vorgänge aufmerksam gemacht. Meine Untersuchungen, nach welchen es sich wesentlich um die Zersetzung von Kohlhydraten im Darmkanal des Säuglings handelt, haben diese Annahme bestätigt und erweitert. Keiner der beiden im Milchdarm vorkommenden Arten kommt eine ausgiebigere, eiweisszersetzende Wirkung zu, ja dieselben stehen sogar an dem untersten Ende des Eiweissverbrauchs in der angeführten Reihe (vergl. Tabelle S. 118). Es fehlt ihnen jede peptonisirende und proteolytische Fähigkeit, und zwar nicht nur auf Caseïn, sondern in gleicher Weise für Fibrineiweiss.

Angesichts der Wichtigkeit dieser Verhältnisse habe ich noch einige besondere Versuche angestellt, in welchen ich nicht die Reinculturen, sondern direkt das im Stuhl enthaltene Bakteriengemenge zur Infection benutzt habe. Um die Versuche den im Darmkanal bestehenden Verhältnissen möglichst ähnlich zu machen, wurden dieselben bei Körpertemperatur angestellt und die Dauer auf 10 Stunden beschränkt.

I. Versuch. Caseïn, durch Ausfüllen mit Essigsäure und CO_2 dargestellt, ausgewaschen und gut gemischt, wird in Portionen à 5 gr feucht = 2,07 Trockensubstanz abgetheilt; ebenso frisches, gut ausgewaschenes Fibrin. In 4 sorgfältig sterilisirte Kolben mit je 200 ccm Fleischinfus gefüllt, werden je 2 Portionen Caseïn und Fibrin eingebracht, dieselben alsdann mit einem Partikelchen frischen Milchkothes inficirt und durch 10 Stunden bei 38° C. gehalten.

Am Schlusse des Versuches schien das Fibrin gänzlich unverändert. Das Caseïn war zum Theil verschwunden, der Rest lag als feinkörniger Niederschlag am Boden des Glases. Beim Ansäuern der alkalisch reagirenden Flüssigkeit fiel jedoch das in Lösung gegangene Caseïn wieder aus und seine Menge schien ebensowenig wie die des Fibrins vermindert, so dass von der genaueren quantitativen Untersuchung abgesehen wurde.

---

[1]) l. c. S. 38.

Man könnte gegen diesen Versuch den Einwand erheben, dass, da den Milchkotharten peptonisirende Eigenschaften fehlen, sie allerdings geronnenes Caseïn nicht anzugreifen im Stande seien, wohl aber Caseïnpeptone wie sie im Darmkanal unter Einwirkung der Verdauungssäfte entstehen. Es wurde daher in dem folgenden quantitativen Versuch noch eine „Pankreasfäulnissprobe", sowie ein ebenso behandeltes aber nicht inficirtes Controllglas hinzugefügt. Es wurde diesmal 0,5 % Fleischextraktlösung benutzt, die in den betreffenden Kolben mit den Caseïnportionen zusammen sterilisirt war. Dieselbe bildete mit dem in Lösung gegangenen Caseïn eine trübe Flüssigkeit.

II. Versuch. Caseïn, in gleicher Weise wie oben dargestellt, wurde in Portionen zu 4,0 gr = 1,704 Trockensubstanz (Caseïn + Fett) getheilt und in folgende Gläser vertheilt:

1) Fleischextractlösung 200 mit Caseïn, Pankreatinlösung 5 ccm inficirt mit Milchkoth.

Nach 10stündiger Einwirkung bei Körpertemperatur war üppige Bakterienentwicklung erfolgt. Durch Aufkochen wurden Bakterien und Ferment zerstört. Beim Ansäuern mit Essigsäure geringe Fällung, im trüben Filtrat intensive Peptonreaction mittels der Kalikupferprobe.

$$\text{Filterrückstand} = 0{,}1978$$
$$\text{(Caseïn + Fett)}$$
$$\underline{\text{Fett} = 0{,}1290}$$
$$\text{Caseïn} = 0{,}0681$$

2) Fleischextractlösung 200 mit Caseïn, Pankreatinlösung 5 ccm wie zur vorigen Probe unter möglichster Vermeidung einer Infection mit Bakterien hinzugefügt.

Aufkochen nach 10stündiger Einwirkung, keine oder doch jedenfalls nur ganz geringe Bakterienentwicklung. Bei Zusatz von Essigsäure nur eine Spur Fällung. Im Filtrat intensive Peptonreaction.

$$\text{Filterrückstand} = 0{.}1130$$
$$\underline{\text{Fett} = 0{.}1119}$$
$$\text{Caseïn} = 0{,}001$$

3) Fleischextractlösung 200 mit Caseïn, inficirt mit Milchkoth; ohne Pankreatin.

Nach 10stündiger Einwirkung üppige Bakterienentwicklung. Aufkochen. Auf Zusatz von Essigsäure reichliche Ausfüllung, Einleitung von CO_2, im Filtrat schwache Violettfärbung beim Anstellen der Kalikupferprobe.

$$\text{Filterrückstand} = 1{,}3383$$
$$\underline{\text{Fett} = 0{,}1399}$$
$$\text{Caseïn} = 1{,}1984$$

4) Gleiche Anordnung wie 3: wie dort reichliche Ausfällung beim Ansäuern, im Filtrat schwache Reaction wie bei 3.

Filterrückstand = 1.08:4
(Caseïn + Fett)

Es geht auch aus diesen Versuchen hervor, dass dem Bakteriengemenge, wie es im Stuhl sich findet, nur ein geringes Spaltungsvermögen auf Eiweiss zukommt und auch die Mitwirkung des Pankreas nichts daran ändert. Es wurden unter den günstigsten Bedingungen und bei 10stündiger Einwirkung nur 21,3 % des vorhandenen Caseïns in andere Verbindungen umgewandelt, worin die
Fettzersetzung noch mit inbegriffen ist. In derselben Zeit wurde
die gleiche Caseïnmenge von Pankreasferment allein vollständig pep-
tonisirt, ja die kleine Differenz zwischen Glas 1 und 2 spricht eher
für einen schädigenden Einfluss der Bakterienentwicklung auf die
peptonisirende Wirkung des Fermentes. Im Darmkanal selbst
wird bei dem Mangel an freiem Sauerstoff die Vermehrung der
Bakterien und ihre Einwirkung auf das Caseïn eine noch weit geringere sein, und selbst vor diesem Verluste ist der Organismus
geschützt durch die ungemein rasche Resorption des Caseïns im
Darmkanal, das sicherlich nicht den zehnten Teil der obigen Versuchsdauer im Dünndarm der Bakterieneinwirkung ausgesetzt ist.
Das Fehlen der Eiweissfäulnissproducte erklärt sich demnach aus
dem Fehlen der Eiweissspaltung überhaupt im Darmkanal des Säuglings, welche bei dem Mangel proteolytischer Fähigkeiten der Milchkotharten und der raschen Resorption des Caseïns nicht möglich
erscheint.

Säuregehalt des Säuglingsstuhls.

Die Reaction des Säuglingsstuhles wird unter normalen Verhältnissen stets schwach sauer [1]) gefunden, während nach Nothnagel [2]) die Stühle der Erwachsenen meist alkalisch, seltener sauer
oder neutral reagiren. In letzteren ist eine grosse Reihe organischer
Säuren, namentlich Essig- und Buttersäure gefunden worden, im
Säuglingsstuhl ist nach den Untersuchungen von Wegscheider
und Uffelmann die Milchsäure (neben geringen Mengen von Fettsäuren) die einzig normal vorkommende. Der Nachweis derselben

---

[1]) Vierordt, Physiol. d. Kindesalters S. 71.
[2]) Beiträge zur Physiologie des Darms 1884, S. 79.

kann entweder durch Ausschütteln mit Aether und Darstellung der
Salze oder bequemer mittels der Uffelmann'schen Eisenchlorid-
reaction geführt werden.

Es kann wohl nicht zweifelhaft sein und wird auch allgemein
angenommen, dass diese Säure auf dem Wege der Spaltung von
Milchzucker durch Bakterienwirkung entsteht, dass also ein Milchsäuregährungsprocess im Darmkanale abläuft. Allein man war damit
noch weit entfernt, den gährungserregenden Organismus selbst zu
kennen. Der von Hüppe beschriebene Milchsäureorganismus erschien,
da er nur bei Sauerstoffzutritt Gährung bewirkt, hierzu am wenigsten
geeignet und durch die Arbeiten Hüppe's ist eine ganze Reihe von
Mikroorganismen aufgefunden worden, denen eine Spaltung des
Milchzuckers in Milchsäure zukommt; ich will hier nur an die
Gruppe der eiterbildenden Staphylococcen erinnern. Es bedurfte
somit, um den in diesem speziellen Falle wirksamen Gährungserreger nachzuweisen, besonderer Versuche, welche das constante
und reichliche Vorkommen der betreffenden Spaltpilze in denjenigen
Partien des Darmkanals, in welchen die Milchsäuregährung abläuft,
und die Fähigkeit desselben auch bei Luftabschluss die typische
Zersetzung zu bewirken, nachweisen. Dieses doppelte Postulat ist
bei dem Bact. lact. aërogenes vollauf erfüllt und wir dürfen dasselbe mit aller Sicherheit als den specifischen Erreger der Milchsäuregährung im Darmkanale betrachten. Das vorwiegend auf die
oberen Darmpartien beschränkte Vorkommen dieses Mikroorganismus
belehrt uns zugleich darüber, dass die „saure Gährung" des Speisebreis hier nicht wie beim Erwachsenen und amylumreicher Kost im
Dickdarm, sondern in der oberen Hälfte des Dünndarmes abläuft.
Die an dieser Stelle gebildete freie Säure [2]) wird sofort oder im Verlaufe des Darmkanals theils resorbirt, theils an die Aschebestandtheile
der Milch gebunden und erscheint im Koth nur mehr zum kleinsten
Theile als freie Säure grösstenteils in Form von Salzen (Krystalle
von milchsaurem Kalk). In Uebereinstimmung damit findet man
bei Milchfütterung im Darmkanal und in den zwei oberen Dritt-
theilen des Dünndarms die stärkste saure Reaktion, die im unteren

---

[1]) Deutsche med. Wochenschrift 1884, Nr. 49.

[2]) Nach Versuch Nr. 56 (S. 131) entstehen bei dem Gährungsprocess aus
1,0 gr verschwundenen Zuckers ($C_{12} H_{22} O_{11}$) 0,54 Gewichtstheile nicht gasförmiger
Spaltungsproducte, also wohl grösstentheils Milchsäure.

Drittheil und Dickdarm abnimmt, ja (beim Hunde [1]) ganz verschwinden kann.

Ausser der Milchsäure werden im normalen Stuhl noch Spuren
von freien Fettsäuren angetroffen. nach Wegscheider [2]) Oel-.
Palmitin-, Stearin-, Caprin-, Capryl- und Capronsäure. Uffelmann[3])
hat diese Angabe bestätigt. Die Spaltung der Neutralfette in
Glycerin und Fettsäure scheint zahlreichen Spaltpilzen zuzukommen
und unter den untersuchten Arten weisen gerade die Colonbakterien
ein relativ hohes Zersetzungsvermögen (bis zu 61 % des ursprünglich vorhandenen Neutralfettes) auf. Es ist daher wahrscheinlich.
dass die geringen Mengen der im Stuhl enthaltenen freien Fettsäuren von der Einwirkung derselben auf das im Dickdarminhalt
enthaltene Neutralfett herrühren.

Einer Erwähnung verdient noch das Vorkommen der Buttersäure im Darmkanal des Säuglings, das von einigen Autoren angegeben. von anderen bestritten wird. Ein Grund allgemeinerer
Art, den man zu Gunsten ihres Vorkommens im Darmkanal überhaupt und speciell im Säuglingsdarm angegeben, ist die von Frerichs[4]) herrührende Deduktion, dass „erst die weitere Umwandlung, welche die gebildete Milchsäure in Dünn- und Dickdarm zu-
weilen eingeht, ihre Metarmorphose zu Buttersäure, verbunden ist
mit der Entwicklung von CO_2 und H." Diese Annahme ist durch
den Nachweis derselben gasförmigen Produkte bei der anaëroben
Gährung des Bact. lact. aërog. hinfällig geworden. Die Mehrzahl
der in Compendien und Sammelwerken befindlichen Angaben über
das Vorkommen von „Milch- und Buttersäure [5]) als Spaltungsproducte des Milchzuckers" stammt wohl aus dieser theoretischen
Ueberlegung. In der sorgfältigen Untersuchung von Wegscheider
ist nichts davon erwähnt. Uffelmann hat sie in wenigen Fällen
gefunden, doch handelte es sich nicht um zweifellos normale Fäces [6]).
In mehreren dyspeptischen Stühlen wurde dieselbe von Ludwig [7])

---

[1]) Vergl. Tiedemann und Gmelin Bd. I, S. 349.
[2]) l. c. S. 14.
[3]) l. c. S. 463.
[4]) l. c. S. 865.
[5]) Vergl. Vierordt, Physiolog d. K. S. 69.
[6]) l. c. S. 463.
[7]) Gerhardt's Handbuch der Kinderkrankheiten Bd. IV, 2. Th. S. 456.
„Bei der Milchsäuregährung zerfällt der Traubenzucker in zwei Moleküle Milch-

nachgewiesen. Es lag bei diesem Stande der Untersuchungen noch immer die Möglichkeit vor, dass auch schon unter normalen Verhältnissen geringe Mengen von Buttersäure gebildet werden, welche aber der chemischen Analyse entgehen, bis eine Steigerung dieses Processes in pathologischen Zuständen erfolgt. Ich habe deshalb auf das Vorkommen der Buttersäurebacillen im Darmkanal mein specielles Augenmerk gerichtet. Die bislang über das „Ferment butyrique" Pasteur's erschienenen Angaben von Fitz, Naegeli, Prazmowsky, Hüppe, E. Buchner sind sowohl in biologischer als chemischer Hinsicht so wenig untereinander übereinstimmend, dass ich weder ein klares Bild dieser Verhältnisse, noch selbst die Ueberzeugung gewinnen konnte, dass alle genannten Autoren auch nur mit demselben Spaltpilz gearbeitet haben. Die einzige Angabe über sein Verhalten auf Gelatine findet sich bei Hüppe [1], wonach er dieselbe intensiv verflüssigt. Wenn dies wirklich der Fall, so ist sein Vorkommen im Darmkanal des Säuglings nach meinen Untersuchungen äusserst unwahrscheinlich, da verflüssigende Colonien gar nicht oder doch sehr spärlich gefunden wurden. Auch würden einer genauen mikroskopischen Untersuchung die langen cylindrischen Stäbchen kaum entgangen sein.

War somit auch das Suchen nach einem besonderen Buttersäurebacillus vergeblich, so legte ich mir doch die Frage vor, ob nicht vielleicht einem der beiden Milchkothbacillen unter Umständen die Fähigkeit zukommen könne, die zahlreich im Darmkanal vorhandenen milchsauren Salze weiter zu Buttersäure zu zerlegen. Es schien diese Möglichkeit namentlich für das Bact. lact. aërog. nicht von der Hand zu weisen angesichts des raschen und constanten Ueberganges der Milchsäure- in Buttersäuregährung, welche die letztere „gleichsam als Fortsetzung oder zweites Stadium" der ersteren erscheinen liess [2]. Vielleicht vermochte der genannte Bacillus, der bei Sauerstoffzutritt seine Gährung mit der Bildung der Milchsäure abschliesst, bei Sauerstoffabschluss dieselbe weiter zu

<hr/>

säure; auch hier tritt kein Gas auf. Geht die Milchsäuregährung in die Buttersäuregährung über, so entsteht aus Milchsäure Buttersäure, CO_2 und H. Man wird demnach bei Buttersäuregährung immer das Auftreten eines aus CO_2 und H bestehenden Gasgemenges beobachten können."

[1] Deutsche med. Wochenschrift 1884, Nr. 49.
[2] Vergl. Maly, Chemie der Verdauung. Hermann's Handbuch der Physiologie Bd. V. 1 S. 240.

Buttersäure unter Bildung von CO_2 und H zu verwandeln? Ich stellte mir daher eine Lösung von milchsaurem Kalk, ca. 2°/₀ dar, versah dieselbe mit den nöthigen Nährstoffen, Pepton und Fleischextrakt, und sterilisirte dieselbe in gewöhnlicher Weise. Mehrere Proben derselben wurden nun mit Reinculturen von Bact. lact. aërog. und Colonbakterien, andere direkt mit frischem Milchkoth inficirt und in der früher beschriebenen Weise unter Quecksilber angesetzt. Es trat zwar Trübung der Lösung, nach Maassgabe des vorhandenen Sauerstoffs jedoch keine Spur von Gasentwicklung ein. Somit erscheint auch auf diesem Wege die Entstehung von Buttersäure äusserst unwahrscheinlich und muss ich mich gegen die Bildung und das Vorkommen derselben im normalen Inhalt des Säuglingsdarms aussprechen.

Entstehung der Darmgase.

„Die Darmgase setzen sich zusammen aus der verschluckten resp. aspirirten Luft und dem im Darme selbst durch Gährung und Fäulniss gebildeten gasförmigen Produkte" [1]. Diese heutzutage allgemein angenommene Art der Entstehung nahm jedoch in den älteren Lehrbüchern der Physiologie nur eine recht untergeordnete Stelle ein neben den Lehren von der Umänderung der atmosphärischen Luft und der Secretion der Gase aus dem Körper selbst. Das genauere Studium der vitalen Gährungsvorgänge hat diese Anschauungen ganz in den Hintergrund gedrängt. Wenn auch zweifelsohne eine Diffusion der Gase aus dem Blute in das Lumen des Darmkanals stattfinden kann, so zweifelt doch Niemand mehr daran, dass die überwiegende Menge der Darmgase und namentlich das Auftreten gewisser bei der Fäulniss organischer Körper auftretender Gase wie H, SH_2, CH_4 den durch Bakterien bewirkten Zersetzungen seine Entstehung verdankt. Ja die Lehre von den Darmgasen kann heutzutage als der unumstösslichste und überzeugendste Nachweis dafür angesehen werden, dass den den Darmkanal bewohnenden Arten nicht eine bedeutungslose, saprophytische Existenz, sondern eine energisches und tiefgehendes Spaltungsvermögen auf die eingeführten Nährstoffe zukommt. Der von R u g e [2] im K o l b e-

[1] Maly. Chemie der Verdauung. Hermann's Handb. der Physiologie Bd. V S. 249.
[2] Die Zahlen, wie sie Ruge (Beiträge zur Kenntniss der Darmgase. Das

schen Laboratorium geführte Nachweis der verschiedenen Zusammensetzung der Darmgase je nach der Ernährung enthält in moderne Vorstellungen übertragen in nuce die hier vertretene Lehre von der Abhängigkeit und der specifischen Verschiedenheit der Bakterienvegetation je nach der chemischen Beschaffenheit des Darminhaltes.

Allein abgesehen von Analogieschlüssen und Folgerungen mehr allgemeiner Natur hat die neue Lehre bis in die jüngste Zeit (Arbeiten von Tappeiner, Hoppe-Seyler, Bienstock) so gut wie nichts für die Erklärung dieser Vorgänge im Einzelnen geleistet. Speciell die so charakteristischen und einer Untersuchung zugänglichen Verhältnisse bei Milchnahrung waren dem Verständniss um nichts näher gerückt. Abgesehen von jenen Angaben, welche die Darmgase sowie die Fäulnissvorgänge mit der Spaltung des Caseïns in Zusammenhang bringen wollten, blieben auch diejenigen Autoren, welche eine Entstehung derselben durch Vergährung des Milchzuckers annahmen, im Unklaren, durch welche Mikroorganismen und auf welche Weise sie sich bilden. Die bis dahin ausschliesslich gekannte, von Pasteur, Lister, Hüppe beschriebene Art der Milchsäuregährung ging nach den Angaben des letzteren nur bei Sauerstoffzutritt vor sich und war überdies nicht im Stande, freien Wasserstoff zu erzeugen. Die Annahme der Buttersäuregährung war angesichts der negativen Resultate der chemischen Untersuchung unzulässig. Es war somit erst von einer genauen bakteriologischen Untersuchung des Darminhaltes und dem biologischen Studium der dabei gefundenen Mikroorganismen die Lösung dieser Frage zu erwarten. Unsere Kenntnisse von den Gährungsvorgängen des Säuglingsdarmes würden sehr unvollständig sein, wenn

chemische Laboratorium zu Marburg von Kolbe 1866) aus den im Rectum gesammelten Gasen erhalten, sind folgende:

	Milch		Leguminosen					Fleisch		
	1	2	1	2	3	4	5	1	2	3
CO_2	16,8	9,1	34.0	38,4	21,0	35,4	17,6	13,6	12,5	8,4
N	38,4	36,7	19,1	10,7	19,0	21,8	32,2	46,0	57,9	64,4
CH_4	0,9	—	44,5	49,4	56,0	42,8	50,2	37,4	27,6	26,4
H	43,9	54,2	2.3	1.6	4.0	—	—	3,0	2,1	0,7

Escherich, Darmbakterien.　　　　　　　　　　　　　　11

nicht das charakteristische Phänomen der Gasbildung seine befriedigende Erklärung fände.

Es handelt sich, wie aus den Analysen von Ruge und der vollkommenen Geruchlosigkeit der Säuglingsflatus hervorgeht, wesentlich um den Nachweis der Entstehung von CO_2 und H bei Ausschluss riechender Gase wie CH_4 und SH_2. Der in den Gasanalysen noch gefundene Stickstoff stammt zweifelsohne aus der verschluckten Luft. Ich versuchte zunächst den Vorgang ausserhalb des Körpers experimentell zu erzeugen durch Infection geeigneter Nährlösungen mit Partikelchen frischen Milchkothes [1]). Es gelingt dies leicht. wenn man sterilisirte Milch mit demselben inficirt und in der früher beschriebenen Weise unter Quecksilber ansetzt. Es erfolgte regelmässig jedoch meist erst am 3.—4. Tage bei warmer Zimmertemperatur Gasentwicklung und zugleich oder schon vorher klumpige Gerinnung des Caseïns und Ausscheidung klaren Serums. Niemals kam es indes zu so rascher und stürmischer Gasentwicklung, wie ich sie bei der mit Reinculturen von Bact. lact. aërog. inficirten Milch gesehen hatte. Dieselbe betrug meist nur einige Cubikcentimeter und sistirte nach einigen Tagen völlig anscheinend unter dem schädigenden Einflusse gleichzeitig gebildeter Säure. Es sei hier nur ein Versuch ausführlicher erwähnt, der mit aus Milchkothuntersuchung Nr. 27 stammenden Partikelchen inficirt war.

150 ccm Milch sterilisirt, mit Milchkoth inficirt, in einem Gasumfüllapparat unter Quecksilberabschluss angesetzt am 12. V. 85.

14. V. klumpige Gerinnung des Caseïns.

15. V. Beginn der Gasentwicklung.

16. V. etwa 25 ccm gebildet.

22. V. Gas hat sich nur wenig vermehrt, jetzt ca. 34 ccm. Von da an trat keine weitere Vermehrung desselben mehr ein. Der Versuch wurde deshalb am 30. V. abgebrochen. Milch hatte sich in klares Serum und Caseïnklumpen getrennt, reagirte intensiv sauer, roch nach gewöhnlicher saurer Milch. Quantitative Analyse des aufgefangenen Gases missglückte, so dass nur qualitativ der Nachweis von CO_2 und H geliefert wurde.

In demselben Versuche wurde aus einer anderen Probe mittels einer passend gekrümmten capillaren Röhre aus dem geronnenen Inhalt des Glases eine kleinste Menge herausgeholt und sofort in eine andere unter Quecksilberabschluss stehende Milchprobe überimpft. in welcher sich die nämlichen Erscheinungen, Gerinnung und Gas-

---

[1]) Derselbe war wie auch in früheren Versuchen mit Darmröhre entnommen und im sterilen, verschlossenen Glase transportirt worden.

bildung, entwickelten. Die weitere Verimpfung von dieser in eine dritte hatte das Gleiche zur Folge. Es war durch diese Versuche erwiesen, dass das ursächliche Princip der Gasentwicklung in den kleinen Kothpartikelchen enthalten und durch Verimpfung kleinster Mengen von Glas zu Glas übertragbar war.

Um des Weiteren zu eruiren, welcher von den Bestandtheilen der Milch, das Caseïn oder der Milchzucker, die zur Gasentwicklung führende Spaltung erleide, wurden die einzelnen Bestandtheile der Milch getrennt untersucht und folgende Resultate erhalten:

Prot. Nr. 40. Von dem in Stuhluntersuchung Nr. 29 untersuchten Stuhle wurde inficirt und dann unter Quecksilber angesetzt:

1) sterilisirte Milch,
2) Fleischextractlösung 0,5 %, mit Milchzucker 3 %,
3) Fleischextractlösung 0,5 %, mit Traubenzucker 2 % und Pepton 1 %,
4) Nägeli'sche Nährlösung mit 1 % Caseïn in Lösung.

Die Inficirung wurde um 18. VII. mit ganz kleinen, an der Platinöse nicht sichtbaren Mengen vorgenommen.

ad Glas 1. 20. VII. klumpige Gerinnung des Caseïn, etwas Gasentwicklung. In den nächsten Tagen noch etwas fortschreitend. Sistirt am 25. VII.

ad Glas 2. 20. VII. Nur intensive Trübung, keine Gasentwicklung.
26. VII. Keine weitere Veränderung.

ad Glas 3. 20. VII. Starke Trübung.
21. VII. Aufsteigen von Gasblasen.
29. VII. Etwa 8 ccm Gas entwickelt. Dann keine weitere Veränderung mehr. Inhalt reagirte stark sauer, zahlreiche Kurzstäbchen.

ad Glas 4. 20. VII. Keine Veränderung bis zum 30. VII. beobachtet. In der aëroben Controllprobe waren mässig reichlich Kurzstäbchen enthalten, in der anaëroben hatte keine oder fast keine Vermehrung stattgefunden.

Anaërober Versuch Prot. Nr. 52. In ähnlicher Weise, jedoch mit etwas grösseren Mengen aus Stuhl Nr. 30 wurden am 31. VII. 85 inficirt und unter Quecksilber angesetzt:

1) sterile Milch: Gasentwicklung beginnt am 4. VIII. Caseïn geronnen.
2) Fleischextract 0,5 %, Pepton 1 %, Milchzucker 2 %.
2. VIII. Starke Gasentwicklung und Trübung der Flüssigkeit.
5. VIII. etwa 10 ccm Gas gebildet. Es wird der Versuch abgebrochen, die Flüssigkeit reagirt intensiv sauer, enthält zahllose Kurzstäbchen. Auf Plattenculturen, welche von derselben angelegt wurden, wuchs neben den Colonbakterien das Bacterium lactis aërogenes in weit überwiegender Zahl.
3) Fleischextract 0,5 %, Pepton 1 %, Traubenzucker 2 %.
2. VIII. lebhafte Gasentwicklung und Trübung der Flüssigkeit.

4. VIII. Noch immer Gasblasen aufsteigend, etwa 10 ccm Gas entwickelt. Der Versuch wird abgebrochen. Flüssigkeit reagirt stark
sauer, enthält zahlreiche Kurzstäbchen. Davon Platte angelegt, ergibt
Colonien des Bacterium lactis aërogenes und der Colonbakterien, die
ersteren an Zahl überwiegend. Doch war die Menge der Colonbakteriencolonien bedeutend grösser als auf den Platten aus Glas 2.

4) Fleischextract 0,5 °/o, Pepton 1 %, milchsaurer Kalk 1 %. Es entwickelt
sich intensive Trübung, jedoch auch nach 8tägigem Abwarten kein Gas.
Reaction der Flüssigkeit unverändert.

5) Nägeli'sche Normallösung mit Caseïn 1 %. Es war auch nach 10 Tagen
keine Entwicklung von Bakterien oder Gas im Glase bemerkbar. Die
mikroskopische Untersuchung ergab das gleiche Resultat wie bei Glas 4
des vorigen Versuches.

Es erwies sich somit, wie zu erwarten war, der Milchzucker
als derjenige Bestandtheil der Milch, auf dessen Kosten der Gährungsprocess zu Stande kam, während das Caseïn sich in den anaëroben
Proben als der Bakterienentwicklung äusserst ungünstig erwies. Die
Vermuthung, die sich angesichts dieses Verhaltens von selbst auf-
drängt, dass das Milchzucker vergährende, fakultativ anaërobe Bact.
lact. aërog. der specifische Erreger dieser Gährung sei, wurde zur
Gewissheit erhoben durch das Ergebniss der Culturen aus den gährenden Zuckerlösungen des zweiten Versuches. In demselben war,
wie ein Vergleich mit dem Culturresultat des frischen Kothes ergibt,
eine vorwiegende Vermehrung der Milchsäurebacillen, die in den direkt
ausgesäten Platten sogar vollständig fehlten, zu Stande gekommen, so
dass eine derartige Versuchsanordnung sich zur bequemen Isolirung
der Milchsäurebacillen aus dem Säuglingsstuhle sehr empfiehlt.

Der Vergleich der mit Reinculturen dieses Bacillus erhaltenen
Gase mit den für den Säuglingsdarm vorliegenden ergibt völlige
Uebereinstimmung in Bezug auf die dabei entstehenden Producte,
nämlich ausschliesslich CO_2 und H. Eine quantitative Uebereinstimmung der Verhältnisszahlen mit den von Ruge erhaltenen liess
sich nicht wohl erwarten, da ja die im Dickdarm gesammelten Gase
nicht der Ausdruck der reinen Milchsäuregährung sind, vielmehr
mit denen der Dickdarmgährung vermischt und überdies auf ihrem
Wege durch den Darmkanal durch Resorption, Bindung u. s. w. in
unberechenbarer Weise beeinflusst sind. Ich glaube indes, dass diese
Anhaltspunkte genügen, um auch auf inductivem Wege den Nachweis zu liefern, dass der von mir als Bact. lact. aërog. bezeichnete
Spaltpilz in der That der specifische „gasbildende" Mikroorganismus
des Säuglingsdarms ist.

Nur ein Punkt erfordert vielleicht eine kurze Erörterung, nämlich die augenscheinliche Differenz der Intensität und des Verlaufes der Gasentwicklung zwischen den mit Reinculturen des genannten Bacillus und den mit Milchkoth inficirten Proben. Während bei der ersteren die Gährung rasch und intensiv auftrat und die Gasentwicklung, indem sie die Milch durch den Quecksilberverschluss hindurchtrieb, meist zum Abbruch des Versuches nöthigte, noch ehe deutliche Gerinnung eingetreten, kam dieselbe hier erst am 3. oder 4. Tage, und auch alsdann nur relativ spärlich und langsam zu Stande. Dagegen trat die Gerinnung der Milch viel früher schon vor oder mit dem Eintritt der Gasentwicklung ein und war anscheinend auch die Ursache des frühen Erlöschens derselben. Wenn man auch den späten Beginn der Gährung mit der geringen Zahl der im Stuhl enthaltenen Milchsäurekeime erklären wollte, so bietet doch der Verlauf der Gasentwicklung und namentlich die intensive Säuerung, die bei Reinculturen niemals so frühzeitig zu Stande kam, erhebliche Abweichungen dar. Die mikroskopische Untersuchung und die aus den Zuckerlösungen dargestellten Platten ergaben nun, dass auch in der Milch und Milchzuckerlösungen nicht nur eine Vermehrung der Milchsäurebacillen, wie man hätte erwarten sollen, sondern auch der Colonbakterien, wenn auch in geringerem Grade, stattgefunden hatte. Es steht dieses Ergebniss in directem Widerspruch mit den bei Anwendung von Reinculturen erhaltenen Resultaten, dass die letzteren auf Milch wie Milchzuckerlösung nur nach Maassgabe des vorhandenen Sauerstoffs wachsen und bei Luftabschluss niemals Gasbildung oder stärkere Säuerung veranlassen. Es war hier unter dem begünstigenden Einflusse der Gährthätigkeit der Milchsäurebacillen auch die Entwicklung und Vermehrung der mit verimpften Colonbakterien vor sich gegangen und diese hatten vielleicht zur raschen Säurebildung und dadurch zur vorzeitigen Vernichtung der Gährthätigkeit Veranlassung gegeben. Ich habe schon bei Besprechung der Versuche über fakultative Anaërobiose einer ähnlichen wohl nur als Symbiose zwischen gährenden und nichtgährenden Pilzen zu deutenden Beobachtung Erwähnung gethan und glaube, dass derartige Erscheinungen durchaus kein seltenes Vorkommen sind, da sonst jede unter Luftabschluss verlaufende Gährung alsbald eine Reincultur der gährungserregenden Spaltpilze darstellen würde. Ich begnüge mich, hier auf diese gewiss interessante Thatsache hinzuweisen und überlasse es weiteren Unter-

suchungen, darzulegen, in wie weit dieselbe auf die Verhältnisse im
Darmkanal Anwendung finden, resp. die Anschauungen von dem
Vorkommen ausschliesslich anaërober Arten im Darmkanal modi-
ficiren kann.

Bedeutung der Bakterien für die Ernährung.

Die Frage, ob und in wie weit die Bakterien in günstigem oder
schädlichem Sinne an der Verdauung der Nahrungsmittel betheiligt
sind, ist wie so manche andere einer exacten wissenschaftlichen
Untersuchung noch nicht zugängliche Frage je nach der Zeitströmung
und der individuellen Meinung in verschiedenster Weise beantwortet
worden. Ich will nicht auf die gewiss nicht weit entfernte Zeit
zurückgreifen, in welcher Frerichs seine hervorragende Abhandlung
über die Verdauung schrieb mit der lakonischen Bemerkung: Die
Bakterien greifen weder störend noch fördernd in die digestiven
Processe ein. Auch heute, wo in den meisten Lehrbüchern der
Physiologie sich lange Spalten über die durch Bakterien bewirkten
Zersetzungsvorgänge im Darmkanal finden, begegnet man nicht selten und von berufenster Seite der Meinung, dass denselben wenigstens für die physiologischen Vorgänge keine Bedeutung zukomme.
Viel häufiger allerdings hört man die entgegengesetzte Anschauung
vertreten, dass dieselben eine äusserst wichtige Rolle bei der Umwandlung der Nährstoffe in resorbirbare Verbindungen spielten, ja
dass eine normale Verdauung ohne Mitwirkung derselben geradezu
unmöglich sei. Diese letztere Idee hat in, wenn ich so sagen darf,
paradoxer Form in einer Bemerkung Pasteur's in der Sitzung vom
5. I. 1885 [1]) Ausdruck gefunden. Er spricht die Vermuthung aus,
dass ein Thier, welchem man von seiner Geburt an ausschliesslich
keimfreie Nahrung reiche, wahrscheinlich gar nicht am Leben erhalten werden könne, und dass es weiterhin von grossem Interesse
sei, alsdann diesen oder jenen Mikroben der Nahrung dieses Ver-
suchsthieres zuzusetzen und zu sehen, welchen Einfluss dies auf die
Ernährung habe. Wenn auch die Durchführung des ersten Satzes
nach unseren Begriffen in das Gebiet der Phantasie zu verweisen
ist, so ist dafür der zweite von der Natur selbst am Säuglingsdarme realisirt, in welchem sich thatsächlich nur ein einziger Bacillus an der Zersetzung der eingeführten Nahrung betheiligt.

---

[1]) Gazette hebdomadaire de médecine et de chirurgie. 1885.

Es lässt sich in der That hoffen, dass es bei so ideal einfachen
Verhältnissen gelingen werde, auf Grund der Kenntnisse über das
biologische Verhalten des Spaltpilzes eine einigermaassen zutreffende
Vorstellung über diese Vorgänge zu gewinnen, die einer direkten
Untersuchung bislang noch nicht zugänglich sind.

Bei der Beurtheilung dieser Frage kommen zwei Faktoren in
Betracht: 1) die biologischen Eigenschaften des oder der einwirken-
den Bacillen. 2) die Dauer dieser Einwirkung resp. die Behinderung
oder Abschwächung derselben durch schädigende Einflüsse. Es wird
sich empfehlen, die einzelnen in der Milch enthaltenen Nährstoffe
der Reihe nach gesondert zu besprechen. Der an Menge sowie an
physiologischer Bedeutung für den Organismus hervorragendste ist
das Caseïn, neben den Spuren von Serumeiweiss und Pepton(?) der
einzige Eiweissstoff der Milch. Nach den Versuchen von Tiedemann und Gmelin[1]) scheint wenigstens beim Hunde dasselbe im
Magen vollständig gelöst und grösstentheils resorbirt zu werden.
In ähnlicher Weise beschreibt Frerichs seine an jungen Hunden
und Katzen angestellten Versuche. „In keinem derselben wurde
ungelöstes Eiweiss jenseits des Pylorus gefunden." Unter den
neueren Autoren will ich nur Reichmann[2]) anführen, der ebenfalls die völlige Ueberführung des anfangs geronnenen Caseïns in
Peptone oder richtiger in gelöste Form im Magen beobachtet hat.
Allerdings scheint es fraglich, ob diese beim Hunde und beim Erwachsenen angestellten Versuche auch für die eigenartigen Verhältnisse des Säuglingsmagens Geltung haben, auf welche Fleischmann[3])
so nachdrücklich hingewiesen. Die anatomische Beschaffenheit desselben deutet vielmehr darauf hin, dass die Speisen nur kurze Zeit
im Magen verweilen und auch die Secretion des Magensafts weniger
reichlich sei als beim Erwachsenen. Indess pflegt, die Richtigkeit
der Reichmann'schen Untersuchungen vorausgesetzt, die Peptonisirung des Caseïns auch normaler Weise grossentheils bei Einwirkung
von Milchsäure vor sich zu gehen und so lange keine direkt widersprechenden Angaben vorliegen, haben wir allen Grund zur Annahme, dass auch beim Säugling nur gelöstes Caseïn den Pylorus
passire. Ueber die grosse resorbirende Fläche des Dünndarms vertheilt, wird dann die Aufsaugung derselben jedenfalls nicht mehr

[1]) l. c. I, S. 178.
[2]) Zeitschrift f. klinische Medicin 1885, Heft 6.
[3]) Klinik der Pädiatrik Bd. I.

lange auf sich warten lassen. Dieses Verhalten angenommen müssen
wir jedenfalls von einer günstigen, etwa die Resorption des Caseïns
befördernden Wirkung der Bakterien absehen.

Es kann sich weiterhin nur um die Frage handeln, ob dieselben vielleicht einen einigermaassen erheblichen Bruchtheil des
· gelösten Caseïns durch Gährthätigkeit oder durch Verbrauch zum
Aufbau ihrer Körpersubstanz seiner eigentlichen Bestimmung entziehen. Zum ersteren Punkte ist zu bemerken, dass, wie die Stoff-
verbrauchstabelle S. 115 ausweist, den Milchkotharten eine solche
Wirkung durchaus nicht zukommt, ja es scheint mir fraglich, ob
auch intensiv proteolytisch wirkenden Arten auf Caseïn bei Luftabschluss eine eigentliche Gährwirkung zukommt. Bienstock hat
zuerst auf die merkwürdige Immunität des Caseïns und Alkali-
albuminats gegenüber seinem Eiweissbacillus hingewiesen. Genauere quantitative Angaben liegen übrigens darüber nicht vor
und es ist durch obige Untersuchung der Nachweis geliefert, dass
eine Immunität des Caseïns gegen die eiweisszerstörenden Bacillen
im Allgemeinen nicht vorhanden ist, wie dies die vom Streptococcus
coli gracilis und Bacillus subtilis bewirkte Zersetzung desselben
zeigt. Allein auch diese intensive Spaltung des Caseïns befähigt
die Arten keineswegs, sich bei Wachsthum auf Milch unter Luftabschluss des Caseïns etwa als Sauerstoffquelle zu bedienen [1]), ähnlich wie die Milchsäurebakterien des Zuckers oder die Proteusarten
des Fibrineiweisses. Ebensowenig ist mir ein solches Verhalten bei
anderen Arten und beliebigen Fäulnissgemengen vorgekommen, so
dass mir die Möglichkeit einer Caseïnfäulniss analog der Eiweissfäulniss bei Luftabschluss überhaupt fraglich und die gewissen proteolytischen Arten zweifellos zukommende intensive Zerstörung des Caseïns stets an die Anwesenheit freien Sauerstoffs gebunden erscheint.
In diesem Sinne, für die im Darmkanal obwaltenden Verhältnisse
des Sauerstoffmangels beschränkt, kann man wenigstens nach den
vorliegenden Untersuchungen in der That von einer Immunität des
Caseïns gegenüber Bakterieneinwirkung sprechen.

Die Idee, dass durch die Bakterienleiber selbst, durch die Um-
wandlung des Nahrungseiweisses in Mykoproteïn noch verwerthbares
Material dem Organismus entzogen wird, drängt sich wohl jedem
Beobachter bei der Betrachtung der Stuhlpräparate auf, wenn man

---

[1]) Vergl. Versuchstabelle S. 126.

unter dem Mikroskop fast die ganze Kothmasse sich in wimmelnde
Bakterienhaufen auflösen sieht. Uffelmann[1]) hat diese Frage
speciell für den Säuglingskoth aufgeworfen: „Ist mit Gewissheit anzunehmen, dass das verschwundene Proteïn resorbirt und dem Körper
zu gute kommt? Die Antwort wird, glaube ich, verneinend aus-
fallen. Denn man muss berücksichtigen, dass die normalen Fäces
so ausserordentlich reich an Stäbchen und Coccen sind, deren Proteïn
doch dem Proteïn der Nahrung entnommen ist." Ich glaube indess,
dass schon eine nähere Betrachtung der Bakterienvertheilung im
Darmkanal diese Annahme corrigiren dürfte. Es zeigt sich nämlich
bei der mikroskopischen Untersuchung, dass die Zahl und Grösse der
Bakterien in den oberen Darmpartien nur eine geringe, dagegen
von der Ileocöcalklappe an nach unten zu in rascher Progression
zunimmt. Die mit der Nahrung in den Darm gelangenden Stoffe
wie Caseïn und Zucker weisen jedoch eine gerade umgekehrte Vertheilung auf, indem sie auf ihrem Wege durch den Darmkanal continuirlich durch Resorption an Menge abnehmen und (ausgenommen
das hier nicht in Betracht kommende Fett) den Dickdarm, den
Hauptsitz der Bakterienentwicklung, sicherlich nicht mehr erreichen.
Es kommt demnach die bei weitem beträchtlichste Vermehrung und
Zunahme derselben, wie sie uns im Stuhl erscheint, unabhängig
und ohne Zuhilfenahme des Nahrungseiweisses zu Stande. Das vorzugsweise im Dickdarm sich vermehrende Colonbakterium bezieht
vielmehr seinen Stickstoffbedarf aus für den Organismus wahrscheinlich nicht weiter verwerthbaren Bestandtheilen der Darmsecrete,
ebenso wie es auf dem ausschliesslich aus solchen zusammengesetzten Mekoniumkothe eine günstige Entwicklungsstätte gefunden hat.
Sein geringes Stickstoffbedürfniss und namentlich sein synthetisches
Vermögen auch aus den einfachsten stickstoffhaltigen Verbindungen
dasselbe zu befriedigen, kommt ihm dabei wesentlich zu Statten.
Es bleibt demnach nur für die relativ geringe Bakterienvegetation
des Dünndarms die Möglichkeit, aus der Nahrung stammende, gelöste Eiweissstoffe ihrer Bestimmung zu entziehen. Ich glaube, dass
man an diesem Orte angesichts der unverhältnissmässig geringen
Menge der Individuen im Vergleich zum Coloninhalt von einem nennens-
werthen Verbrauch von Nahrungseiweiss überhaupt nicht sprechen
kann. Auch hier ist in gleicher Weise zu betonen, dass die Milch-

---

[1]) l. c. S. 471.

säurebacillen auf sehr geringen Stickstoffbedarf eingerichtet und mit
noch vollkommeneren synthetischen Fähigkeiten ausgerüstet sind
als die Colonbakterien. Angesichts der geringen Entwicklung, welche
die beiden Milchkotharten auf Caseïnlösungen zeigten, möchte ich
es fast für wahrscheinlicher halten, dass dieselben auch dort, wo
ihnen Caseïn zur Verfügung steht, ihren so geringen Stickstoffbedarf
eher den Spuren von Serumeiweiss entnehmen, die in den normalen
Secreten enthalten sind. Jedenfalls scheint mir, dass der von
Biedert und Uffelmann bekämpfte Satz Wegscheider's: „Das
aus der Muttermilch stammende Eiweiss wird vollständig resorbirt",
wenigstens von dieser Seite her zu Recht bestehen bleibt.

Einfacher liegen die Verhältnisse bei der Zersetzung des Fettes.
Dasselbe ist vorwiegend in Form des Neutralfettes in der Milch
enthalten und bleibt, da es im Stuhl noch als solches (9—14% der
Trockensubstanz) gefunden wird, bis zur Defäcation der Einwirkung
der Bakterien ausgesetzt. Dieselbe bewirkt eine Zerlegung in
Glycerin und freie Fettsäuren, welch letztere in der Regel alsbald
mit Alkalien und alkalischen Erden sich zu Seifen verbinden und
als solche resorbirt werden oder als unlösliche Kalkseifen im Stuhle
erscheinen. Die Menge der letzteren kann 1—1.5% der Trockensubstanz der Fäces betragen[1]). Von freien Fettsäuren werden nur
Spuren im Kothe gefunden. Es lässt sich nicht entscheiden, in
wie weit die allerdings in neuerer Zeit in Zweifel gezogene fettspaltende Eigenschaft des Pankreassaftes und die bei der Magenverdauung vor sich gehende, geringe Fettspaltung, wie weit Bakterieneinwirkung an diesem Resultate betheiligt sind. Wie es scheint,
kommt den sämmtlichen untersuchten Arten eine, wenn auch geringe,
fettspaltende Wirkung zu, den Colonbakterien vielleicht in etwas
höherem Grade. Diese letzteren sind es auch jedenfalls, welche an
der Fettzersetzung im Darmkanal, soweit sie Bakterienwirkung ist,
in erster Linie betheiligt sind. Dieselbe geht schon wegen der
längeren Dauer der Einwirkung vorwiegend im unteren Theile des
Darmrohres vor sich, woselbst auch die hauptsächliche Vermehrung
der Colonbakterien Statt hat. Von einer günstigen Einwirkung
für den Verdauungsprocess kann hier nicht die Rede sein, da das
Fett vorzugsweise als Neutralfett[2]) resorbirt wird. Allein auch ein

[1]) Uffelmann l. c. S. 463.
[2]) Voit. Beiträge zur Biologie 1882. S. 133.

schädigender Einfluss, etwa durch Bildung unlöslicher Seifenverbin-
dungen, kann bei dem Ueberschuss und der unvollständigen Aus-
nutzung des Fettes im Säuglingsdarm nicht angenommen werden.

Von besonderem Interesse wird dagegen der Zersetzungsvorgang
beim Milchzucker sein, auf dessen Spaltung sich die Gährwirkung
der im Darmkanal vorhandenen Milchsäurebakterien concentrirt.
Die Angaben über die Resorption derselben weichen nicht unerheblich
von einander ab. Die älteren Autoren (Tiedeman und Gmelin,
Frerichs) nehmen eine mehr weniger vollständige Resorption des
Milchzuckers im Magen an und haben mit dem Dünndarminhalte
mit Milch gefütterter Thiere nur in einzelnen Fällen Reduction erhalten. Letzterer schildert den Vorgang der Milchverdauung im
Magen sogar so, dass erst, nachdem das Serum nach den Gesetzen
der Diffusion in das Blut übergegangen, die Magenwandungen sich
an das feste Caseïngerinnsel anlegen und die Peptonisirung ein-
leiten [1]. Andere Autoren wiedersprachen diesen Angaben. So fand
Tappeiner [2] bei Unterbindung des Pylorus nur geringe Resorption
wässeriger Zuckerlösungen im Magen, wogegen die Schleimhaut des
Duodenums und Dünndarms grosse Aufnahmsfähigkeit besitze. Wenn
auch die Resultate von Aurep [3] etwas günstiger für die Betheili-
gung des Magens ausgefallen sind, so betrug doch auch bei seinen
Versuchen nach 1½—2stündigem Verweilen von 16—58 % Zuckerlösungen im Magen der Verlust durch Resorption nur 35, höchstens
78 °o, so dass wir sicher annehmen dürfen, dass ein nicht unbe-
trächtlicher Theil des Milchzuckers bei dem normalen Ablaufe der
Verdauung in den Dünndarm übertritt. Wie lange derselbe dort
als solcher verweilt, lässt sich nicht wohl entscheiden. Jedenfalls
nur kurze Zeit, wofür das in vielen Fällen negative Ergebniss der
Untersuchung des Dünndarminhaltes spricht. Doch haben Tiedeman und Gmelin bei der mit Zucker gefütterten Gans [4] denselben noch im ganzen Dünndarm nachweisen können, und in pathologischen Fällen, bei darniederliegender Resorption, vermehrter Peristaltik, ist derselbe im ganzen Verlauf des Darmtraktus, sowie im
Stuhle vorhanden.

Neben der Resorption durch die Schleimhaut ist an dem raschen

[1] l. c. S. 813.
[2] Zur Resorption im Magen. Zeitschrift f. Biologie Bd. 16.
[3] Archiv f. Anatomie u. Physiologie. Physiol. Abtheil. 1881. S. 504.
[4] l. c. II. S. 190.

Verschwinden des Milchzuckers der im Vorausgehenden beschriebene
Milchsäuregährungsprocess in hervorragendem Masse betheiligt. Derselbe beginnt sofort, nachdem die Neutralisation oder Abschwächung
des Säuregehaltes vom Magen her durch den Zufluss der Darmsecrete erfolgt ist und dauert unter Bildung von Milchsäure, Kohlensäure, Wasserstoff so lange an als noch gährfähiges Material vorhanden ist, intermittirt demnach bei entsprechenden Abständen der
Mahlzeiten zeitweise vollständig. Dass aber wirklich Milchzucker
in den Darmkanal übertritt und in der beschriebenen Weise zersetzt
wird, beweist unwiderleglich die constante Entstehung der Darmgase und des freien Wasserstoffes. In welcher Ausdehnung derselbe
vor sich geht, hängt erstlich von der Menge des Milchzuckers, der
Resorptionsgeschwindigkeit, von Seiten des Darmkanals und der
rascheren oder langsameren Peristaltik ab. Wahrscheinlich gelangt
jedoch der Milchzucker unter normalen Verhältnissen nicht über die
obere Hälfte des Dünndarms hinaus, jedenfalls ist er im Coloninhalt
nicht mehr nachweisbar, entspricht somit in seiner Vertheilung im
Darmkanale dem oben als Milchsäuregährungszone bezeichneten Abschnitte desselben.

Die Bedeutung dieses Vorganges für die Ernährung des Kindes
kann nur eine schädigende sein, insofern durch diese Gährung ein
Theil werthvollen Nährmaterials in für den Organismus minder-
werthige oder völlig unbrauchbare [1]) Stoffe zerlegt wird. Ob demselben dabei vielleicht noch eine fördernde Aufgabe, etwa Umwandlung des Milchzuckers in Traubenzucker [2]), zukommt, vermag ich
nicht zu entscheiden. Indess scheint mir, dass selbst der Verlust
an Kohlenhydraten, wenn sich auch die Menge des vergährten
Zuckers einer direkten Bestimmung entzieht, ein sehr geringer und
für die Stoffwechselbilanz nicht in Betracht kommender ist, wie sich
aus der Menge der Darmgase ungefähr ermessen lässt [3]). Die Dauer

[1]) Die Angaben, dass der vom Darmkanal aus resorbirten Milchsäure direct
schädigende Einwirkung auf den Organismus, besonders auf die Kalkanlagerung
im wachsenden Knochen zukomme, hat sich nicht bestätigt. Vergl. Heiss,
Zeitschrift f. Biologie, Bd. XII, 1876.

[2]) Vergl. Dastre, Physiolog. Rolle des Milchzuckers. Compt. rend. Bd. 96.
citirt nach Maly's Jahresber. der Thierchemie 1883, Bd. 13 S. 48.

[3]) Nach dem nachträglich auf S. 131 angefügten Versuche Nr. 56 entstehen bei der Vergährung von 1,0 gr Milchzucker durch das Bact. lact. aërog.
376.97 ccm Volumina Gas auf 760 mm Druck und 0° berechnet. Es wird demnach nahezu die Hälfte des Gewichtes in gasförmige Producte umgewandelt.

des Gährungsprocesses ist eben eine sehr beschränkte, umsomehr, je besser die Resorptionsfähigkeit des Magens ist und zudem hat der dabei herrschende Mangel an Sauerstoff eine sehr erhebliche Abschwächung auf die Intensität der Zuckersetzung und die Vermehrung der Bakterien, wie dies aus mehreren der früher beschriebenen Versuche hervorgeht.

Resumiren wir, so hat sich die Bakterienthätigkeit im Darmkanal des Säuglings für die Ernährung desselben als von nebensächlicher Bedeutung erwiesen. Das Caseïn wird von den Spaltpilzen gar nicht, Fette nur in geringer und physiologisch bedeutungsloser Weise verändert. Der einzige in nennenswerther Menge zersetzte Nahrungsbestandtheil ist der Milchzucker. Die Spaltung desselben in Milchsäure, Kohlensäure und Wasserstoff erfolgt nur in den oberen Partien des Dünndarms und wird durch das Bacterium lactis aërogenes bewirkt. Der bei Milchnahrung im Darmkanal ablaufende Zersetzungsprocess muss demnach nicht als Fäulniss, sondern als Gährung s. s. bezeichnet werden. Die im Colon vor sich gehende Vermehrung gewisser Bakterien, wie sie bei Stuhluntersuchungen gefunden werden, insbesondere das Bacterium coli commune, kommt nicht auf Kosten der eingeführten Nahrung zu Stande und ist demnach für die Frage der Ernährung beim Säugling ohne Bedeutung.

IV. Klinisch-therapeutische Betrachtungen.

Die durch diese Untersuchungen gewonnene Erkenntniss des Vorkommens nur weniger bestimmter Bakterienarten im Darmkanal des Säuglings und der Art ihrer Einwirkung auf die in demselben enthaltenen Nährstoffe wird wie jeder Fortschritt im Studium des physiologischen Verhaltens auch auf die klinische Diagnostik und unser therapeutisches Handeln nicht ohne Einfluss bleiben können. Es ist nicht meine Absicht hier des Näheren darauf einzugehen, da mir ein geeignetes klinisches Beobachtungsmaterial zur Zeit nicht zu Gebote stand. Doch möchte ich einige unmittelbar aus dem Vorstehenden sich ergebende Punkte in aphoristischer Weise hervorheben.

Bei der völligen Unkenntniss und den widersprechenden Angaben über dasjenige, was man bei der mikroskopischen und bakteriologischen Untersuchung des Milchkothes als normal, was als pathologisch bezeichnen sollte, ist es sicherlich als ein wesentlicher Fortschritt, als die Grundlage einer rationellen Diagnostik zu betrachten, den Begriff des Normalen festgestellt und in direkten causalen Zusammenhang mit dem physiologischen Ablauf der Verdauung gebracht zu haben. Es wird dies dadurch nicht beeinträchtigt, dass auch Stühle, die von anscheinend gesunden Kindern stammen, ein vom normalen mehr weniger abweichendes Bild darbieten können. Die mikroskopische Untersuchung der Stuhlbakterien stellt eben ein viel feineres diagnostisches Hilfsmittel dar, dessen Werth und Verwendung wir allerdings zur Zeit noch nicht zu übersehen vermögen. Auf Grund der physiologischen Ausführungen muss ich aber daran festhalten, dass das Ueberwiegen, ja fast ausschliessliche Vorkommen der Colonbakterien im Säuglingskoth, das im Wesentlichen durch die auf Kosten der normalen Darmsecrete ablaufende Dickdarmgährung bei Mangel von anderweitigen Nährstoffen bedingt ist, als Anzeichen einer vollständigen Resorption der Milchbestandtheile (ausgenommen Fett) in den oberen Darmpartien zu gelten hat und dass dieser Zustand als der Milchverdauung physiologisch zukommend bei jedem Kinde während des Säuglingsalters vorhanden sein sollte. Auch wenn gröbere, makroskopisch wahrnehmbare Veränderungen der Entleerungen noch nicht bestehen, ist ein reichlicheres Auftreten von Milchsäurebacillen, ein Ueberwiegen der facultativen Darmbakterien als eine Abweichung vom Normalen zu betrachten, von der alle Uebergänge bis zu dem total veränderten Bilde bei schweren Darmaffectionen vorhanden sind. Der klinischen Untersuchung bleibt es vorbehalten, die Grenze zu stecken, bis zu welcher diese Abweichungen ohne Schädigung des Wohlbefindens von Seiten des Organismus ertragen werden.

Allerdings sind wir damit noch weit von jenem Ziele entfernt, welches die neueren Forscher bei der mikroskopischen Untersuchung der diarrhoischen Stühle ausschliesslich vor Augen zu haben schienen: der direkten Erkennung des die Erkrankung erzeugenden Mikroorganismus. Ja es scheint mir nach dem gegenwärtigen Stande der Frage überhaupt noch zweifelhaft, ob wir bei der Aetiologie der betreffenden Erkrankungen von einer primären Infection des Darmkanals im gewöhnlichen Sinne des Wortes sprechen dürfen. Eine Betrachtung der physiologischen Verhältnisse zeigt uns die Kette der bei der Verdauung im Dünn- und Dickdarm ablaufenden Processe, solange die Secretion und Resorption im Magen in normaler

Weise vor sich geht, als eine so festgefügte, dass eine Durchbrechung derselben ohne Zerstörung des ersten Gliedes nur schwer denkbar erscheint. Die Eigenthümlichkeit der in der Milch vorhandenen Bestandtheile (Casein und Milchzucker) in ihrem Verhalten gegenüber der anaëroben Entwicklung von Spaltpilzen, sowie die durch die rasche Resorption bedingte Armuth des Darminhaltes selbst an diesen ohnehin wenig geeigneten Nährstoffen bestimmen den specifischen Charakter der Bakterienvegetation des Säuglingsdarmes und so lange diese Verhältnisse bestehen, werden darin nur wenige, denselben angepasste Spaltpilzarten sich entwickeln können. Nehmen wir die Existenz vom Darmkanal aus pathogen wirkender Bakterienarten an, so müsste der oder die mit der Nahrung oder auf andere Weise durch den Magen in den Dünndarm gelangten Spaltpilze, um sich dort zu vermehren und die Erkrankung hervorzurufen, in ähnlicher Weise wie der Milchsäurebacillus eine Gährwirkung auf einen der im Darminhalte vorhandenen Stoffe ausüben. Ich habe nun eine Reihe pathogener Arten: Milzbrand-, Typhusbacillus, die eiterbildenden Staphylococcen in dieser Richtung untersucht, allein keiner derselben zeigte anaërob auf Milch verimpft ein deutliches Wachsthum, während sie bei Sauerstoffzutritt üppig auf derselben gediehen. Es könnte dieser Umstand wohl zur Erklärung der Immunität der Säuglinge gegenüber manchen Infectionskrankheiten, so des Typhus abdominalis, herangezogen werden. Ja selbst wenn die eine oder andere Art bei dieser Versuchsanordnung sich entwickeln und demnach die Möglichkeit besitzen würde, sich im Darmkanale zu vermehren, so müsste dieselbe noch immer die Konkurrenz mit der gleichzeitig sich einstellenden Milchsäuregährung aufnehmen, aus welcher die für die Verhältnisse meist begünstigte Art als Siegerin hervorgeht. Es scheint mir aber nicht wahrscheinlich, dass unter den pathogenen Arten, ja unter den Spaltpilzen überhaupt ein Mikroorganismus gefunden wird, der auf Milchzucker anaërob eine energischere Gährthätigkeit ausübt als der Milchsäurebacillus.

Es führt uns diese Ueberlegung dazu, dass, wenn man überhaupt eine Beziehung zwischen gewissen Spaltpilzen und bestimmten Formen der Darmerkrankungen annehmen will, die Bedeutung derselben (abgesehen von den ausserhalb des Körpers durch sie bewirkten Veränderungen der Milch) vielmehr eine secundäre, in der Erhaltung und Verschlimmerung an sich rasch vorübergehender

Störungen gelegen sei. In der Regel wird erst eine solche durch
irgend welche Schädlichkeit hervorgerufene Störung der normalen
Secretion, Resorption und Peristaltik, namentlich des Magens und
der oberen Darmpartien, die Veranlassung und Möglichkeit zur Ansiedlung anderweitiger Spaltpilzarten im Darmkanal abgeben, und
eine kurze Ueberlegung ergibt uns, dass die Bedingungen für die
Entwicklung der verschiedensten Bakterien in dem katarrhalisch
afficirten Darmrohre vorhanden sind. Es bietet schon der Inhalt
desselben eine von dem normalen ganz verschiedene Zusammensetzung, indem nicht nur Caseïn und Milchzucker nunmehr in
ganzer Ausdehnung des Darmkanales und noch im Stuhle unverändert angetroffen, sondern auch in dem reichlichen serösen
Transsudate und der krankhaft gesteigerten Darmsecretion nicht
unbeträchtliche Mengen gelösten Serumeiweisses und anderweitiger
Stoffe (Mucin) der Einwirkung der Bakterien dargeboten werden.
Namentlich aber ist das Verhalten des Sauerstoffs ein total verschiedenes, indem in Folge der Hyperämie und reichlichen Secretion,
sowie vielleicht einer verminderten Absorption von Seiten der katarrhalisch afficirten Schleimhäute, Sauerstoff in absorbirtem oder
gasförmigem Zustande den Bakterien in viel grösserer Menge zur
Verfügung steht, so dass wir unter Umständen nicht mehr die Re-
ductions-, sondern die Oxydationsstufe des Gallenfarbstoffes im Stuhle
vorfinden. Dieser letztere Umstand ist es in erster Linie, welcher
den Darmkanal bei katarrhalischen Erkrankungen auf dem Wege des
meist schon vorher erkrankten Magens der Invasion aller möglichen
Spaltpilze preisgibt und ihn zur Brutstätte einer unendlichen Zahl
und der mannigfaltigsten Arten von Bakterien umwandelt.

Unter den in solchen Fällen häufiger angetroffenen Formen will
ich das regelmässige Vorkommen längerer und kürzerer Spiralen in
schleimigen Defäcationen, sowie das Auftreten zahlreicher verflüssigender Spaltpilze bei Enteritis follicularis [1] hervorheben. Es
ist verständlich, dass unter solchen Verhältnissen die Entscheidung,
ob denselben ein, wenn auch constanter, so doch nur secundärer und
accidenteller Zusammenhang, ob ihnen eine causale Bedeutung für
die Fortdauer und den Verlauf der betreffenden Erkrankung zukommt,
eine äusserst schwierige ist und jeder weitere Schritt in dieser
Richtung mit grosser Vorsicht geschehen muss.

[1] Vergl. Vorl. Mittheilung. Fortschr. d. Medicin 1885. Nr. 18. Taf. V,
Fig. 2 c.

In diätetischer Hinsicht ergibt sich vor Allem die Wichtigkeit
der Magenverdauung schon für den Säugling und die Nothwendigkeit im Falle einer künstlichen Ernährung nur eine sehr rasch und
vollständig schon in den obersten Darmpartien resorbirbare Nahrung wie Milch, Eiereiweiss, Pepton, geschabtes rohes Fleisch u. A.
darzureichen. Es scheint, als ob für die empfindlichen und zur
Aufsaugung besonders geeigneten kindlichen Darmwandungen, sowie
den zarten Organismus überhaupt die intensive Fäulniss und Gährung, wie sie im Dickdarm des Erwachsenen continuirlich vor sich
geht, von schädlichem Einflusse sei.

Bei der hervorragenden Rolle, welche die Diätetik in der pä-
diatrischen Therapie im Allgemeinen und speciell der Darmerkrankungen spielt, haben diese Sätze auch in therapeutischer Hinsicht
einige Bedeutung, namentlich aber scheint mir die Thatsache, dass
durch geeigneten Wechsel der Nahrung der Charakter der Bakterienvegetation und alle daran sich knüpfenden Folgen unserem Ein-
greifen zugänglich werden, eine weite und lohnende Perspective zu
eröffnen. Eigene klinische Erfahrungen und Belege stehen mir
leider nicht zu Gebote, doch scheinen zahlreiche, gegen Darmerkrankungen bewährte, therapeutische Erfahrungen und Maass-
nahmen. wie das Aussetzen der Milchnahrung, Verabreichung von
geschabtem rohen Fleisch, der Eiertrank von Hennig, die Eiweiss-
nahrung Epsteins u. A. darin ihre natürliche Erklärung ihrer Wirksamkeit zu finden. Wenn auch Erfahrung und die Praxis hier wie
in vielen Dingen der theoretischen Erkenntniss vorausgeeilt sind,
so wird doch ein weiterer Fortschritt in dieser Richtung nur auf
der Basis einer rationellen, wissenschaftlichen Anschauung über die
Ursache und die Natur der im Darmkanal vor sich gehenden Zer-
setzungsprocesse möglich sein. Die erste und nothwendigste Grundlage einer solchen ist aber das Studium der physiologischen Gährungsvorgänge und der unter normalen Verhältnissen im Darme vorkommenden Bakterien, wie es sich die vorliegende Arbeit zum Ziele
gesetzt hat. Mögen die hier gewonnenen Anschauungen nicht ohne
Nutzen und praktische Verwerthung bleiben für die Therapie der
mörderischsten Seuche des ersten Lebensjahres: der mykotischen
Intestinalerkrankungen.

Erläuterung der Tafeln.

Die Photogramme sind von Herrn Charles Workman M. D. aus Belfast, der seiner Zeit im bakteriologischen Laboratorium des pathologischen Institutes in München sich beschäftigte, mittels isochromatischer Platten angefertigt und durch Lichtdruck vervielfältigt. Die sämmtlichen mikroskopischen Aufnahmen sind mit Zeiss' homogener Immersion $^1/_{18}$ gemacht, als Lichtquelle ist eine Glühlichtlampe von 6 Bunsenelementen Stärke benutzt. Wenn die Schärfe und Deutlichkeit der Bilder hinter den von Koch und neuerdings von Hauser gegebenen Photogrammen zurücksteht, so darf wohl zur Entschuldigung daran erinnert werden, dass hier erheblich stärkere Vergrösserung (840 × linear) als namentlich bei den Hauser'schen Bildern in Anwendung kam, wie dies durch die Kleinheit der Objecte geboten war. Tafel II ist mit Zeiss' homogener Immersion $^1/_{18}$, Ocular V (Vergrösserung 970 × linear) nach in Canadabalsam eingebetteten Deckglaspräparaten direkt auf den Stein gezeichnet.

Taf. I. Abb. 1. Deckglaspräparat aus Mekoniumkoth eines 27 Stunden alten Kindes (Bakteriologische Untersuchung S. 98). Sporenfärbung in heisser Fuchsinlösung, Grundirung mit Kalimethylenblau (Löffler'sche Lösung). Zahlreiche Köpfchenbakterien, in der Mitte des Bildes etwas nach oben eine ovale, gefärbte Subtilisspore, nahe dem oberen Rande mehrere, wahrscheinlich derselben Bakterienart angehörige, dicke cylindrische Fäden. Ausserdem in regelloser Gruppirung Kurzstäbchen und Coccen verschiedener Grösse und Anordnung. Vergrösserung 840 ×.

Taf. I, Abb. 2. Deckglaspräparat (mit Anilinwassergentianaviolett gefärbt) aus normalem Milchkoth. Gruppen schlanker Kurzstäbchen zum Theil paarweise verbunden in unregelmässiger Anordnung (Bacterium coli commune). Vergrösserung 840 ×.

Taf. I, Abb. 3. Ebenso gefärbtes Deckglaspräparat von Bacterium lactis aërogenes aus einer bei Luftabschluss intensiv gährenden, mit kohlensaurem Kalk versehenen Milchprobe. Die mittlere Gruppe weist ganz ausnahmsweise grosse und entwickelte Formen der Bakterien auf. Vergrösserung 840 ×.

Taf. I, Abb. 4. Reincultur derselben Bakterien auf Gelatinereagensglas. Nagelförmiges Wachsthum, Ausbuchtungen am Stichkanal, knopfförmige Endanschwellung. Natürliche Grösse.

Taf. II, Abb. 1. Deckglaspräparat aus normalem Milchkoth mit besonders gut entwickelten Bacillen (die hier in der Abbildung jedoch etwas zu breit ausgefallen sind). Färbung in Gentianaviolett. Die Colonbakterien liegen in kleinen Gruppen, in welchen die Stäbchen mit der Längsachse parallel gestellt sind. Im Centrum zwei hinter einander gereihte Doppelstäbchen von Milch-säurebakterien, links davon ein einzelnes. Vergrösserung 970 ✕.

Taf. II, Abb. 2. Aus etwas dünnflüssigem, jedoch sonst noch normal aus-sehendem Milchkoth. Die Zahl der Bakterien im Ganzen vermindert, Milch-säurebakterien etwas häufiger als normal. Färbung mit Kalimethylenblau. Vergrösserung 970 ✕.

Taf. II, Abb. 3. Punktirte Bacillen aus normalem Milchkoth (vergl. S. 101 und 102). In der Mitte ein Doppelstäbchen (Milchsäurebacillus). Vergrösse-rung 970 ✕.

Taf. II, Abb. 4. Bacterium coli commune von 6 Tage alter Kartoffelcultur; überwiegend kurze, eingeschnürte Formen. Vergrösserung 970 ✕.

Taf. II, Abb. 5. Deckglaspräparat aus dem Stuhle eines 4 Tage alten, gesunden Kindes (Uebergang von Mekonium- zu Milchkoth). Zahlreiche Tetraden-coccen. Vergrösserung 970 ✕.

Taf. II, Abb. 6. Bacterium coli commune von Gelatineplattencolonie (8 Tage alt). Deutlich ausgesprochener Stäbchentypus. Vergrösserung 970 ✕.

Taf. II, Abb. 7. Bacillus subtilis. Gruppe von kettenförmig angeordneten, ziemlich schmalen und kurzen Bacillen aus dem oberflächlichen Netzwerk einer verflüssigten Gelatinecolonie. Im Präparate war noch die zarte Schleimmasse erkennbar, in welche diese Stäbchen eingebettet lagen. Ein Bacillus im Sta-dium der Sporenbildung. Vergrösserung 970 ✕.

Taf. II, Abb. 8. Deckglaspräparat aus dem Mekoniumkoth eines 34 Stunden alten Kindes, in Gentianaviolett in gewöhnlicher Weise gefärbt. Subtilissporen und Fäden, Köpfchenbakterien und schlanke geschwungene Fäden, Coccen u. s. w. Vergrösserung 970 ✕.

Taf. II, Abb. 9. Köpfchenbakterien, geschwungene Fäden, freie Sporen (Bienstock's Eiweissbacillus?) aus einem ungenügend sterilisirten Fibrinkolben (vergl. S. 76).

Taf. II, Abb. 10. Bacterium lactis aërogenes aus 8 Tage alter Cultur in Gelatinereagensglas. Vergrösserung 970 ✕.

Taf. II, Abb. 11. Punktirte Bacillen und Achter-Formen aus der Kälte exponirten Plattenculturen der Colonbakterien (vergl. S. 65). Vergrösserung 970 ✕.

Taf. II, Abb. 12. Bacterium lactis aërogenes von 4 Tage alter schaumiger Kartoffelcultur. Vergrösserung 970 ✕.

Taf. II, Abb. 13. Micrococcus ovalis aus 18 Tage alter Gelatinecultur. Vergrösserung 970 ✕.

Taf. II, Abb. 14. Streptococcus coli gracilis aus 2 Tage alter, verflüs-sigter Gelatinecultur. Vergrösserung 970 ✕.

Taf. II, Abb. 15. Weissgelber verflüssigender Coccus (Streptococcus coli brevis), zum Theil in kurzen Ketten angeordnet. Einzelne der Coccen sind durch Grösse und besonders intensive Färbung ausgezeichnet. Aus dem Boden-satz einer 14 Tage alten, total verflüssigten Gelatinecultur. Vergrösserung 970 ✕.

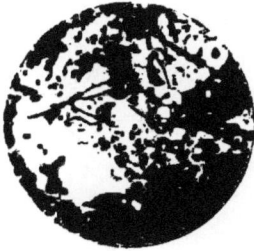

Fig 1.

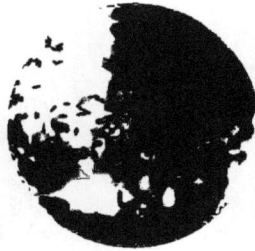

Fig. 2.

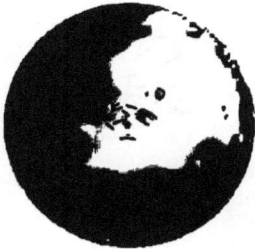

Fig.3.

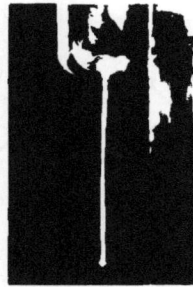

Fig. 4.

Druck v. Deiglmayr & Fuhrmann, München.

Taf. II.

Fig. 3.

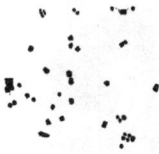

Fig. 2.

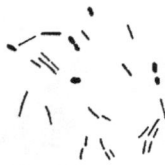

Fig. 1.

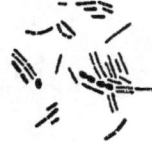

Fig. 4.

Fig. 5.

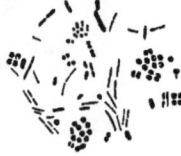

Fig. 6.

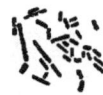

Fig. 7.

Fig. 8.

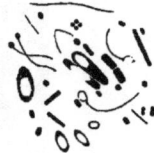

Fig. 9.

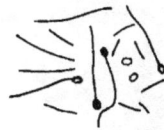

Fig. 10.

Fig. 11.

Fig. 12.

Fig. 13.

Fig. 14.

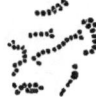

Fig. 15.

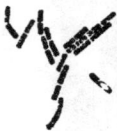

Druck v. 0. Ebenhusen, Stuttgart.

Verlag von FERDINAND ENKE in Stuttgart.

Mittheilungen

aus dem

Pathologischen Institut

zu München.

Von

Professor Dr. v. Buhl.

Mit in den Text gedruckten Holzschnitten und 11 lithographirten Tafeln.

gr. 8. 1878. geh. Preis Mark 12. —

Inhalt: I. Ueber Gewicht und Volumen des Menschen: E. Hermann.
— II. Messungen der Herzventrikel und der grossen Gefässe: v. Buhl. —
III. Ueber Bright's Granularschwund der Nieren und die damit zusammenhängende Herzhypertrophie: v. Buhl. — IV. Studien über Diphtherie und Croup:
E. Schweninger. — V. Bakterien und Tuberkulose: v. Buhl. — VI. Croupöse
und käsige Pneumonie: v. Buhl. — VII. Experimentelle Beiträge zur Lehre
von der Tuberkulose und Skrofulose: Bollinger. — VIII. Der Typhus in
München während der Jahre 1864—1876 nach den Aufzeichnungen im patho-
logischen Institute: E. Hermann und E. Schweninger. — IX. Die Schwankungen des Fettgehaltes des Gehirnes im Typhus abdominalis: v. Buhl. —
X. Ueber die Resorption der gallensauren Salze im Dünndarme: H. Tappeiner.
— XI. Jahresbericht des pathologischen Instituts vom Jahre 1875—1876:
E. Hermann und E. Schweninger. — XII. Seltene Einzelfälle: v. Buhl:
a) Zwei Fälle von Krebs. b) Ein Riese mit Hyperostose der Gesichts- und
Schädelknochen. c) Transposition sämmtlicher Eingeweide, Stenose des Conus
art. pulm., Defekt des Septum ventriculorum, Verlauf der Aorta links an der
Wirbelsäule. — XIII. Untersuchung eines Gehirnes bei Leukämie: Herzog
Carl, Dr. med.

Im gleichen Verlage ist ferner erschienen:

v. Becker, Dr. H. T., **Handbuch der Vaccinationslehre.** Zum
100jährigen Gedächtniss ihrer wissenschaftlichen Erforschung
durch Eduard Jenner. gr. 8. 1879. geh.   6 M.

Buss, Dr. C. E., **Ueber Wesen und Behandlung des Fiebers.**
Klinisch-experimentelle Untersuchungen. Mit 9 lithographirten
Tafeln. gr. 8. 1878. geh.   6 M.

Gerlach, Prof. Dr. L., **Die Entstehungsweise der Doppelmiss-
bildungen bei den höheren Wirbelthieren.** Mit 9 Tafeln.
gr. 8. 1882. geh.   10 M.

Hirsch, Prof. Dr. Aug., **Handbuch der historisch-geographische** Pathologie. Drei Abtheilungen. Zweite, vollständig ne Bearbeitung.

    I. Abtheilung. gr. 8. 1881. geh.   12]

    II. Abtheilung. gr. 8. 1883. geh.   12]

    III. Abtheilung. gr. 8. 1886. geh.   14]

Liebermann, Prof. Dr. L., **Grundzüge der Chemie des Mensch** für Aerzte und Studirende. gr. 8. 1880. geh.   6]

Madelung, Prof. Dr. Otto W., **Beiträge Mecklenburgischer Aerz zur Lehre von der Echinococcen-Krankheit.** Im Auftrag d Allgemeinen Mecklenburgischen Aerztevereins. Mit 8 Hol schnitten, 2 lithographirten Tafeln und 1 Landkarte. gr. 1885. geh.   9]

Pütz, Prof. Dr. H., **Ueber die Beziehungen der Tuberkulose d Menschen zur Tuberkulose der Thiere.** 8. 1883. geh. 1 M. 6

Samuel, Prof. Dr. S., **Compendium der allgemeinen Patholog** für Studirende und Aerzte. 8. 1880. geh.   8]

— —, **Handbuch der allgemeinen Pathologie** als pathologisch Physiologie. gr. 8. 1879. geh.   20]

— —, **Die subcutane Infusion als Behandlungsmethode d Cholera.** 8. 1883. geh.   2]

Schüller, Prof. Dr. M., **Experimentelle und histologische Unte** suchungen über die Entstehung und Ursachen der skr phulösen und tuberkulösen Gelenkleiden. Nebst Studi über die tuberkulöse Infection und therapeutischen Versuche Mit 30 Holzschnitten. gr. 8. 1880. geh.   7]

v. Thanhoffer, Prof. Dr. L., **Das Mikroskop und seine Anwendun** Ein Leitfaden der allgemeinen mikroskopischen Technik f Aerzte und Studirende. Mit 82 Holzschnitten. 8. 188 geh.   6]

— —. **Grundzüge der vergleichenden Physiologie und Histologi** Mit 195 Holzschnitten. 8. 1885. geh.   16]

Toldt, Prof. Dr. C., **Lehrbuch der Gewebelehre** mit vorzugsweis Berücksichtigung des menschlichen Körpers. Mit 195 Hol schnitten. Zweite Auflage. gr. 8. 1884. geh.   14 M

Druck von Gebrüder Kröner in Stuttgart.